强 迫 障 碍
Obsessive-Compulsive Disorder
（第2版）

U0257463

主　编 崔玉华

副主编 闫　俊　路英智　刘建成

编　者（按姓名汉语拼音排序）

崔玉华（北京大学精神卫生研究所）

董汉振（山东省淄博市精神卫生中心）

董问天（北京大学精神卫生研究所）

范玉江（山东省淄博市精神卫生中心）

方明昭（北京大学精神卫生研究所）

孔庆梅（北京大学精神卫生研究所）

李江波（芜湖市第二人民医院）

刘建成（北京大学精神卫生研究所）

柳学华（北京大学精神卫生研究所）

路英智（山东省淄博市精神卫生中心）

马秀青（山东省淄博市精神卫生中心）

潘成英（北京大学精神卫生研究所）

任清涛（山东省淄博市精神卫生中心）

施旺红（第四军医大学）

闫　俊（北京大学精神卫生研究所）

张伯全（山东省精神卫生中心）

张勤峰（山东省淄博市精神卫生中心）

北京大学医学出版社

QIANGPOZHANGAI (DI ER BAN)

图书在版编目（CIP）数据

强迫障碍／崔玉华主编. —2 版. —北京：北京大学医学
出版社，2016.1
ISBN 978-7-5659-1132-3

Ⅰ.①强… Ⅱ.①崔… Ⅲ.①强迫症－诊疗 Ⅳ.① R749.99

中国版本图书馆 CIP 数据核字 (2015) 第 122370 号

强迫障碍（第 2 版）

主　　编：崔玉华
出版发行：北京大学医学出版社
地　　址：（100191）北京市海淀区学院路 38 号　北京大学医学部院内
电　　话：发行部 010-82802230；图书邮购 010-82802495
网　　址：http：//www.pumpress.com.cn
E － mail：booksale@bjmu.edu.cn
印　　刷：北京佳信达欣艺术印刷有限公司
经　　销：新华书店
责任编辑：畅晓燕　　**责任校对**：金彤文　　　**责任印制**：李　啸
开　　本：880 mm × 1230 mm　1/32　印张：11.25　字数：313 千字
版　　次：2016 年 1 月第 2 版　2016 年 1 月第 1 次印刷
书　　号：ISBN 978-7-5659-1132-3
定　　价：38.00 元

内容简介

　　强迫障碍这个古老的病种，近年来又重新被重视，其原因不仅仅是较高的患病率（一般认为在普通人群中其终生患病率为 2%～11%），更主要因为本病多发生在青春期。由于疾病的波动性，患者常反复就医。此病程度不同地、时间长短不一地影响患者的身心健康，也增加了社会与家庭的负担。

　　本书在第 1 版的基础上参考了国内外近年来的科研与临床资料，较全面地介绍了强迫障碍的基础研究和临床诊断及治疗的各个方面，包括强迫障碍的基本概念及基本特点、流行病学、病因及临床表现、诊断及鉴别诊断、药物治疗、心理治疗、护理等。本书还增加了患者对本病的解读和体验，使全书在强调科学性的同时突出了实用性和可读性，是精神卫生工作者较好的学习参考书，同时也对患者及家庭有很好的指导作用。

前　言

人们曾经认为强迫障碍是一种少见疾病，但近年来，这种疾病又被广泛关注。因为强迫障碍不如抑郁症常见，但其多发生在青春期，对患者的心身健康均有严重影响。有报道称，在强迫障碍的患者中，工作困难者占36%，婚姻出现问题者占23%，发生暴力行为者占19%，估计患者在一生中约有3年时间丧失工作能力。

由于疾病的波动性，患者常反复就医，增加了家庭与社会负担。由于其共病多，更增加了患者的痛苦及诊断、治疗的困难性和复杂性。

随着生物医学研究的进步、脑影像学的发展，对脑功能障碍的研究也不断深入，人们对强迫障碍的认识及治疗有了很大的进步。在治疗上，重视药物治疗的同时，心理治疗被广泛应用。在药物治疗方面，氯米帕明的出现无疑是患者的福音。此后，选择性5-羟色胺再摄取抑制剂（selective serotonin reuptake inhibitor，SSRI）等抗抑郁剂用于临床，越来越显示出药物治疗的有效性及重要性。越来越多的患者通过药物治疗进一步提高了疗效，防止或减少了复发。

心理治疗与药物治疗同样重要。因为强迫障碍的发生、恶化或改善，都在某种程度上与心理、社会因素密切相关。心理治疗根据患者的不同情况，采用不同的方法，甚至多种方法并用，即采用心理治疗整合的方法，可取得很好的疗效。

森田疗法自20世纪80年代引进中国以来，在治疗强迫障碍方面卓有成效，所以本书在心理治疗一章中，对其进行了重点介绍。

2008年本书第1版出版发行时，国内尚没有一本较系统讲述强迫障碍的专业性著作。近年来，由于本专业的飞速发展，第1版已脱销许久。为此我们在第1版作者的基础上又增加了在此领域长年从事科研和临床工作的精神病学及心理学工作者。在第1版的基础上，我们更充实了近年来国内外的研究成果和临床实践经验，理论与案例相结合。本版次还增加了部分康复患者的范例。因此，本书不仅是精神卫生工作者及临床工作者有益的参考书，同时对患者及其家庭也有很好的可读性和实用性。

　　本书作者都是承担着教学和科研的临床工作者，他们在工作间隙查找资料和写作，付出许多心血。提供自己感悟和范例的患者也是在工作之余完成文稿的，给我们完成本书以很大支持。本书编写及出版的全过程得到北京大学医学出版社的大力支持，在此一并深深地感谢。书中不当及错误之处恳请同行及读者指正。

崔玉华

北京大学精神卫生研究所

2015 年 2 月于北京

目　录

第一章　强迫障碍的基本概念及基本特点

第一节　强迫障碍的概述

强迫障碍又叫强迫性神经症或强迫症（obsessive-compulsive disorder，OCD），它是一种以反复持久出现的强迫观念或者强迫行为为基本特征的神经症性障碍。强迫观念是以刻板的形式反复进入患者意识领域的表象或意向，强迫动作则是反复出现的刻板行为或仪式动作。患者明知这些观念及动作没有现实意义，没有必要，是多余的；患者有强烈的摆脱欲望，但却无法控制，因而感到十分苦恼。

强迫障碍是位列世界银行和世界卫生组织排名第十位的致残性疾病，在 15～44 岁女性中，该疾病甚至成为前五位致残性病因。美国全国共患疾病调查（national comorbidity survey，NCS）结果表明，强迫障碍是仅次于抑郁症、酒精依赖和恐怖症的第四个常见病。强迫障碍的终生患病率大约为 2.6%。不得不承认这个数据如果在近年再度进行调查，存在着更高的可能性。

强迫障碍对婚姻、职业、情感、社会功能都有影响。一些研究发现强迫障碍患者功能受损程度与糖尿病、抑郁障碍、焦虑障碍及精神分裂症等各种疾病的功能损害相似。英国一项研究显示强迫障碍组自杀风险高于正常对照及其他焦虑障碍。美国 J. L. Eisen 随访研究发现三分之一的患者因为症状而无法工作，生活质量的各个维度都显示出严重的损害，包括工作能力、操持家务、主观健康感受、社会关系及享受休闲生活的能力。M. Masellis 等研究显示强迫思维的严重度影响生活质量，强迫行为的严重程度与职业能力有关，年龄、受教育年限、自知力和病程对于生活质量影响不明显。国内一项研究显示强迫思维得分和强迫症状总分与生活质量的身体方面、心理方面、社会方面、尽职的能力、自我健康意识呈显著负相关。强迫思维对患者生活质量的影响明显高于强迫行为。强迫障碍男性患者更易长期失业和依靠经济援助。

强迫障碍不只对患者致残，也给家庭成员造成重大的负担。强迫障碍患者的家属因疾病带来沉重负担，减少了社交活动，导致隔离感和压抑感增加。

但是在过去相当长的一段时间里，强迫障碍被认为是一种少见病，一直没有引起临床医生的关注。由于患者对症状有部分自控能力，很少引起过度的像精神分裂症或者抑郁症那样的对社会攻击和自杀的危害，并且绝大多数患者保持有一部分的社会功能和生活能力，临床治疗手段比较缺乏等原因，都让这个疾病没有得到各方面的重视。但是近几十年来，随着社会的不断发展，人们生活压力的增加和对自身健康的重视，对强迫障碍的认识在很多方面发生了改变，治疗手段和策略也比之前有了很大的进步，所以这个古老的病种又重新得到临床的重视。

尽管强迫障碍致残性较高，并且目前的治疗方案大大增多，但是很多患者却不寻求医治。流行病调查显示，只有34%的患者寻求医学治疗，从症状出现到确诊大概平均要经历17年。美国调查数据表明，30岁以前发病的患者中有74%可能被延误诊断，而另外一项研究表明50%的患者在就医前的20年就已经出现强迫症状。强迫障碍患者久未寻求专业治疗的原因包括：对疾病缺乏正确认识、认为强迫症状很奇怪但不认为是疾病表现、对于强迫症状感到难堪而隐瞒、认为疾病可以自愈、不知如何求助等。所有这些因素与精神健康知识贫乏及疾病自知力有关。国内针对普通人群特定精神障碍的知晓率调查，发现强迫障碍知晓率最低（22.5%）。

以往的研究和临床中低估强迫障碍的原因可能有：①患者对他们自己稀奇古怪的症状羞于开口，不愿主动地暴露给医生。②医务人员尤其是综合医院的医务人员缺乏对强迫症状多样化的认识。

③误诊。临床的强迫障碍患者常有抑郁症病史，不少还伴有焦虑，这些混合存在的临床表现使他们常被误诊为抑郁障碍、焦虑障碍，而始终没有进入强迫障碍的诊断之列。强迫障碍患者有大量的情绪体验和强迫症状共存，医生有时只是停留在对一些情绪体验的识别上，忽略了对其后隐藏的强迫症状的关注和询问，而患者也就这样延误治疗，对长久病情的恢复和疾病预后产生不良影响。④在常规精神状态检查中，医生没有询问有关筛选强迫障碍的症状，如反复洗手、检查、摆脱重复不必要的观念等，使症状漏诊。

第二节　强迫障碍的历史

强迫障碍是以反复出现的强迫观念（obsession）和强迫动作（compulsion）为基本特征的一类神经症性障碍，这类疾病在神经症性障碍中以病因复杂、表现形式多样、病程迁延为突出特点。

二百多年以前，曾经用"疯"、"妄想"等词汇描述强迫思维，如称为"犹豫不决的强迫思维妄想、情绪性妄想"等。强迫障碍的历史最早来自1838年法国精神病学家Esquirol的一例报告。这是一例强迫性怀疑病例，患者表现出独特的对行为和思维的怀疑性，Esquirol把它称作"单狂（monomania）"。1861年Morel描述了类似的病例，首次创用了"强迫观察"一词，并称之为"情绪性妄想"。之后Morel正式提出了"强迫障碍"这一名称，认为它是一种情感性疾病。1872年德国人称"强迫思维是违背意愿的、闯入正常人大脑的思维过程或者想法"，这种想法是"寄生性的"。Westphal（1878）归纳了前人的看法，并提出强迫观念是一种独立于任何情感之外的疾病，将强迫与情感疾病区分开来。Janet（1903）使用"精神衰弱"一词，其中包括了强迫观念的概念。其后Freud在神经症的分类中，把强迫障碍作为独立的疾病，在地位上和癔症并列，归入精神神经症的一类分类，并对强迫障碍的机制进行了深入的研究，提出了许多关于强迫障碍的精神分析理论。Freud 认为强迫观念是一种变相的自我谴责，它从压抑中重现出来，往往与某些性心理有关；继发的强迫行为，是成功防御/压抑之后内容重现的结果。他强调强迫障碍患者潜意识中的仇恨和施虐性驱力的重要性，并创立强迫障碍是退行到肛欲期的假说。至今精神分析理论对理解强迫障碍仍有十分重要的意义，仍是许多现代学者争论和研究的热点。Foa 等（1985）曾经从强迫与焦虑的关系上重新定义过强迫障碍，他将强迫观念定义为激起焦虑的想法、想象和冲动，将强迫行为定义为用来缓解焦虑的行为与认知反应。以上历史性的研究都代表着不同历史阶段的研究结果。比较趋近于现代认识观点的是 1925 年 Schneider 的定义：一种意识的内容，出现时主观上受强迫的体验，患者无法排除，平静时又认识到是毫无意义的。他从患者的自身体验和表现上都概括了疾病的特点。

第三节　强迫障碍的基本特点

目前公认的强迫障碍是一种重复出现、缺乏现实意义的不合情理的观念、情绪意向或行为，患者虽然力图克制但又无力摆脱的一种神经症。患者自身能体验到冲动和观念来自于自我，并能意识到强迫症状是异常的，但又苦于无法摆脱。

强迫障碍通常有两大类症状：一种是强迫观念，一种是强迫行为。其中强迫观念指的是在一段时间所体验的思想冲动、意向或想象、想法，它会反复地或持久地闯入人的意识之中，以至引起反复并显著的焦虑或压力。这些观念通常为污染、伤害自己或他人、灾难、亵渎神灵、暴力性或其他令人痛苦的内容。这些观念是患者自己的而不是外界插入的。患者会发现这个想法令他痛苦不堪，他努力去压制但它总是会不断再次出现，让患者再次陷入更大的痛苦。而强迫行为是患者通常屈从于强迫观念，力求减轻内心焦虑的结果。它同时也是一种手段,用来减轻不从事这种行为所产生的压力和恐惧。患者通过反复的行为或精神活动来阻止或降低焦虑和痛苦。常见的强迫动作包括反复洗手、检查、计算等。通常认为强迫行为是外显的动作。目前有个别观点认为强迫行为也可以是思维上的,如反复的回忆、计数、祈祷等。强迫障碍患者除了强迫观念和强迫行为之外,又会合并许多情绪体验,如患者通常会体验到严重的广泛性焦虑、反复的惊恐发作体验、无力的回避感觉以及严重的抑郁体验。而且所有这些情绪症状的发生都会与强迫障碍的症状同时发生,并且这些情绪和强迫症状之间又有着相互影响、加重的趋势。两类症状的交叠使患者痛苦不堪。因此对于强迫障碍患者来说,要建立哪怕一点点对生活中危险事件的控制和预测都很困难,并且在平时别人看起来都很简单的事情,患者也会犹豫不决,琢磨不定。这可能就是强迫障碍患者最为外表类似正常,而内心极其痛苦的写照。典型的强迫障碍患者一般具有多种强迫观念,而且也常常具有多种例行习惯,例如对污秽物有强迫观念的人通常有洗手的例行习惯,具有攻击性强迫观念的人倾向于具有检查的习惯。各种观念和行为之间有着不同的症状组合,相对而言症状的组合之间也有着部分的规律性。

　　另外,强迫障碍患者因为强迫症状会出现对一些事物或情景的回避(如害怕没有将门锁上,而避免锁门动作甚至根本不敢离开家等),从而对社会生活造成了影响。再者本身各种重复动作的反复、交叠出现的各种情绪体验都会让患者在社会生活中受阻,一方面患者担心别人看出自己的异常而惴惴不安,另一方面患者为内心的强迫症状而不能预测很多事实,影响生活。症状严重时会明显影响患者的工作和生活能力,有的甚至不能进行正常的个人生活自理。如有的患者因为害怕清洗不干净之后的反复清洗动作,而宁愿选择不再清理个人卫生,选择与污秽共存。这在正常人看起来觉得不可思议,但是这的确是患者选择远离强迫症状干扰的表现。有的患者因为害怕错过某个吉祥的时间,遇到需要如厕的时候,宁愿选择憋尿和解在衣裤之内。这样的生活质量是可想而知的。有的患者需要时间去重复强迫动作，有的因为害怕而不敢从事自己的工作或者社会交往。当然也有强迫障碍影响比较轻的例子。

从强迫障碍的发病年龄上看，更多的研究报告表明强迫障碍多发病于青少年期或成年早期，一般发病于 10～23 岁，平均年龄为 20 岁左右，但较早的报道有 2 岁、6 岁、8 岁儿童。说明强迫障碍波及的人群主要是青壮年人群。这类人群是社会的主要力量，出现强迫症状意味着劳动能力的下降。而部分发病比较早的人群也十分值得关注。性别分布上无显著性别差异。在职业方面，脑力劳动者所占比例偏大。

大多数病例起病缓慢，无明显诱因。就诊时病程往往已达数年之久。54%～61% 的病例逐渐发展，24%～33% 的病例呈波动病程，11%～14% 的病例有完全缓解的间歇期（Black，1974）。所以，一般认为强迫障碍是一种慢性疾病，常有中度及重度社会功能障碍，及时诊治和使用心理、药物治疗可使本病预后改善。但是由于本病本身的一些特点，通常患者就诊年龄平均超过发病年龄 10 年，导致病程迁延，所以强迫障碍是神经症中相对比较严重、比较难治的精神障碍之一。

强迫障碍的强迫症状可以时重时轻，这个时重时轻可以表现在一个患者的病程中，也可表现在不同患者之间。同一个症状在同一个患者病程中，当患者心情欠佳、傍晚、疲劳或体弱多病时症状可以变得比较严重。女性患者在月经期间，强迫症状可加重。而患者在心情愉快、精力旺盛或工作、学习时，强迫症状可减轻。这种波动可以在整个病程中表现得更为突出，如患者可以某个时期内某个症状比较多见，而在另外一段时间内完全是其他几个症状的表现。有的症状可以终生一直伴有，有的症状可能一生只出现一次。所以，在长达一生的症状演变之中，每个患者都有不同的症状经历。当然，同一个症状在不同患者之间的严重程度不同是可以理解的，有的清洗只是几次，有的可以是几个小时甚至一整天。所以在评价一个强迫患者的强迫症状时既需要横向的评价，也需要纵向的评价。评价的本身需要同时注意患者自身的症状体验，也需要注意和其他患者的对比，这样才能更好地理解一个患者的症状。总体而言，强迫障碍的病程可能是持续的或者是波动性的。在整个病程中症状类型可以发生变化，有时则比较单一。病情可能会在几年内波动，也可能会在稳定数年后出现，也可能会自然消失。因为强迫障碍的慢性化病程以及它的高患病率，世界卫生组织定义它为疾病所致残疾的前十位原因之一。

　　轻微的强迫症状是比较常见的，如一首歌会在脑中一直回响，出门后会一遍又一遍地想门有没有锁好。事实上80%以上的正常人承认自己有时会有奇怪的、闯入性的想法，而且关注的方面和强迫障碍患者关注的很像，很多都是关于污秽物或者遭受攻击行为的可能性。与此相似，正常人当中有50%以上的人承认自己有强迫行为的习惯，这些表现和强迫障碍患者的强迫行为习惯并无本质区别。以上这些证据显示正常人和患者之间的主要区别似乎在于程度而不是实质的内容。强迫障碍患者出现的闯入性想法和强迫行为习惯在所有人身上都可以找到，但是强迫障碍患者的出现概率更为频繁，表现更为严重且带来更大的压力，以致出现不能完全地自我消化症状和平衡相关的社会生活。如果强迫症状只是轻微的或暂时性的，当事人不觉得痛苦，也不影响正常生活和工作，就不算病态，也不需要治疗。而如果强迫症状每天出现数次，且干扰了正常工作和生活，就可能是患了强迫障碍，需要外界的力量来帮助治疗。所以在重视强迫障碍的症状内容之外，在诊断有临床意义的强迫障碍时更应关注患者的症状的出现频度、持续时间和对社会生活的影响。

　　以往对强迫障碍特点的描述强调患者对症状的自我认识和抵制能力，强调患者必须要对症状的"不应该性"认识很明确并有明确的抵制意念。目前在临床上不再强调患者对强迫症状的内省能力和抵制来作为诊断的标准之一。事实上患者的内省力和强迫症状信念强度是一个连续体，更能代表强迫障碍患者的实际情况。如果患者的症状信念过于强烈，自然患者对症状的认识和批判能力也就不足；

如果患者的症状信念不很强烈，患者的自我识别能力也就很强。这样去评价强迫障碍，能够把对自己的症状没有清楚意识的患者也包括进来。如果患者还同时患有其他轴诊断的疾病，那么强迫观念和强迫行为的内容将会有所扩展。另外患者的抵制能力也因为症状的严重程度而不同，并且随着病程的进展，有的患者宁愿选择不抵制来减少自身的痛苦，因为越抵制患者也就越可能陷入一个症状循环的怪圈。

关于强迫障碍的临床类型，最常见的分类是把强迫障碍分为强迫观念与强迫行为两大类。但陈远岭等（1994）指出，这种将强迫现象的简单区分仅是一种表面的分类。实际上，强迫思维和强迫动作是相互关联的。Baer（1997）研究认为，强迫动作是对强迫思维的一种典型的行为上的反应。Foa等（1985）曾将强迫障碍划分为八个临床类型，并将患者的临床表现分别列入八个类型中。国内学者李佩宜等（1999）在后来的研究中证实了这八种类型的存在。杨彦春等还进一步探讨了强迫障碍的临床亚型，指出单纯强迫观念组、强迫观念伴强迫行为组及伴有抽动障碍的强迫等。还有学者将强迫障碍分为伴抽动和不抽动两类。许多研究表明，女性患者强迫洗涤比男性显著较多。Arayiorgou等（1991）研究则认为，性腺激素与性别所决定的遗传易感性的相互作用可能与某些类型强迫症状的发生有关。以上的分类只是让我们去了解强迫障碍这个疾病本身的多种临床表现和可能包含的临床异质性，这些都需要进一步的临床和基础研究来证实。

第四节　强迫障碍的诊断分类体系

临床在不断进行着强迫障碍的研究，医生和学者也尝试在不断进行疾病的总结和归类，各类诊断体系也就产生了。每个诊断体系的构建也体现着强迫障碍的诊断要点和疾病的特征。

一、各个体系诊断标准的介绍

目前现有的诊断体系为美国《精神障碍诊断与统计手册》（第5版）（*The Diagnostic and Statistical Manual of Mental Disorders*，5th edition，DSM-5）（2013）、美国《精神障碍诊断与统计手册》（第Ⅳ版）（DSM-Ⅳ）（1994）、《国际疾病与相关健康问题统计分类》（第10版）（*The International Statistical Classification of Disease and Related Health Problems*，10th Revision，ICD-10）（1992）、《中国精神障碍分类与论断标准》（第3版）（*Chinese Classification of Mental Disorder,* Version 3，CCMD-3）（2001）四种，以下逐一进行介绍。

1. DSM-5 分类[①]

A. 强迫思维或者是强迫动作，或者两者都存在。

（1）强迫思维的定义是下列2点：

①在病程中某一段时间内体验的重复性和持久性的思想、冲动或想象，会很不合适地闯入头脑，以致引起显著的焦虑或痛苦烦恼。

②患者企图忽视或压制这些思想、冲动意念或想象，或者用其他思想或行动来中和它们。

（2）强迫动作的定义是以下2点：

①患者感到被迫作为强迫思维的反应或按照应该僵硬执行的规则而不得不进行的反复行为（例如洗手、排次序、核对）或精神活动（例如祈祷、计数、默默地重复字词）。

②目的在于预防或减少痛苦烦恼，或为了预防某些可怕的事件或情景而进行这些行为或精神活动；然而这些行为或精神活动实际上并不能起到所设计的中和或预防作用，或者实际上是明显过分的。

注：孩子可能无法表达这些行为或精神活动的目的。

B. 这种强迫思维或强迫动作产生了明显的痛苦烦恼，有时是费

---

①摘自：American Psychiatric Association. Diagnostic and Statistical Manual of Mental Disorders，Fifth Edition. Arlington, VA: American Psychiatric Press, 2013.

时的（一天花费 1 小时以上）或明显地干扰了正常的日常活动、职业（学业）功能，或平常的社交活动或关系。

C. 此障碍并非由于某种药物（例如某种滥用药物、治疗药品）或由于一般躯体情况所致的直接生理性效应。

D. 其他精神障碍的症状不能很好地解释这个疾病 [例如，广泛性焦虑中的过分担心；躯体变形症的考虑自己的外貌；囤积症的难以丢弃或难与物品分离；拔毛癖的拔除毛发（拔毛症）；刻板运动障碍的刻板行为；进食障碍的纠结于食物；物质滥用障碍的沉湎于滥用药物；疑病症的沉湎于患有重病；性变态的沉湎于性冲动欲望或性幻想；冲动，如破坏性、冲动控制和行为障碍；重性抑郁障碍的反复自责自罪；精神分裂症谱系和其他精神疾病的沉湎于思维插入或妄想；孤独症谱系障碍的重复的行为模式]。

[标注 1]

自知力好或良好：患者认为强迫障碍相关信念明显或可能不是真的。

自知力差：患者认为强迫障碍相关信念可能是真的。

无自知力 / 妄想性信念：患者坚称强迫障碍相关信念是真的。

[标注 2]

抽动相关：患者有现发的或既往的抽动障碍。

2. DSM-Ⅳ：300.3 强迫障碍

A. 具有强迫观念或强迫行为

（1）强迫观念的定义：

①反复出现持久的思想、冲动、意向，在病程中的某些时间体验为闯入的和不适当的，并引起显著的焦虑或苦恼。

②思想、冲动、意向不只是对现实生活问题的过度忧虑。

③患者企图不理会或压抑这些思想、冲动、意向，或者以其他思想或行动来中和它们。

④患者认识到这些思想、冲动、意向是自己头脑的产物（不是像思维插入那样被外界强加的）。

（2）强迫行为的定义：

①患者感到作为强迫观念的反应或按照必须严格遵守的规则而被迫做出的重复行为（如洗手、摆放物品、核对）或精神动作（如祈祷、计数、重复读数）。

②这些行为或精神动作的目的在于预防或减少苦恼，或预防出现某种可怕的事件或情境。但是这些行为或精神动作与打算中和或预防的事件或情境缺乏现实的联系或显然是过分的。

B.在病程的某些时间患者认识到这些强迫观念或强迫行为是过分的和不合情理的（注：不适用于儿童）。

C.这些强迫观念或强迫行为引起了显著的苦恼，也是费时的（每天花费 1 小时以上），或显著地干扰了患者的日常生活、职业（学业）功能、社交活动或人际关系。

D.如果存在另一轴Ⅰ的障碍，强迫观念或强迫行为的内容不限于该障碍所有的。

E.障碍不是由于物质或一般躯体状况的直接生理效应所致的。

自知力不良：目前发作的大部分时间中，患者不能认识这些强迫观念或强迫行为是过分和不合情理的。

3. ICD-10：F42 强迫性障碍

（1）症状特点：

①必须被看成是患者自己的思维或冲动。

②必须至少有一种思维或动作仍在被患者徒劳地加以抵制，即使患者不再对其他症状加以抵制。

③实施动作的想法本身是令人不愉快的（单纯为缓解紧张或焦虑不视为这种意义上的愉快）。

（2）时间标准：必须在连续两周的大多数日子里。

（3）程度标准：影响社会生活。

（4）鉴别诊断：

①与抑郁的鉴别：急性发作时优先诊断首先出现的症状，如果都不占优势，一般最好把抑郁视为原发。慢性发作，出现最频繁的

作为优先诊断。

②偶尔的惊恐发作或轻微的恐怖症状不影响诊断。

③发生于精神分裂症、Tourett 综合征、器质性精神障碍的强迫症状应该视为这些疾病的一部分。

4. CCMD-3：43.3 强迫症

（1）症状标准：

①符合神经症的诊断标准，并以强迫症状为主，至少有下列 1 项：

a. 以强迫思想为主，包括强迫观念、回忆或表象、强迫性对立观念、穷思竭虑、害怕丧失自控能力等。

b. 以强迫行为（动作）为主，包括反复洗涤、核对、检查或询问等。

c. 上述的混合形式。

②患者称强迫症状起源于自己内心，不是被别人或外界影响强加的。

③强迫症状反复出现，患者认为没有意义，并感到不快，甚至痛苦，因此试图抵抗，但不能奏效。

（2）严重标准：社会功能受损。

（3）病程标准：符合症状标准至少已 3 个月。

（4）排除标准：

①排除其他精神障碍的继发性强迫症状，如精神分裂症、抑郁症或恐怖症等。

②排除脑器质性疾病特别是基底节病变的继发性强迫症状。

二、四个诊断体系中强迫障碍的地位

1. DSM-5（2013）

①神经发育障碍

②精神分裂症系列（谱）和其他精神病性障碍

③双相和相关障碍

④抑郁障碍

⑤焦虑障碍

⑥强迫和相关障碍

　　强迫障碍

　　躯体变形障碍

　　囤积 / 贮藏障碍

　　拔毛发障碍

　　抠（揭）皮障碍

　　物质 / 药物所致强迫及相关障碍

　　其他医学状况所致强迫及相关障碍

　　其他特定的强迫及相关障碍

　　非特定的强迫及相关障碍

⑦创伤和应激相关障碍

⑧解离障碍

⑨躯体症状和相关障碍

⑩喂食和进食障碍

⑪排便障碍

⑫睡眠 - 觉醒障碍

⑬性功能障碍

⑭性别烦恼

⑮破坏、冲动控制和品行障碍

⑯物质相关和成瘾障碍

⑰神经认知障碍

⑱人格障碍

⑲性心理障碍

⑳其他精神障碍

㉑药物所致运动障碍和药物其他不良反应

㉒可引起临床关注的其他情况

2. DSM- Ⅳ（1994）

通常在婴儿、儿童或少年期首次诊断的障碍

谵妄、痴呆、遗忘障碍及其他认知障碍

物质有关的障碍

精神分裂症及其他精神病性障碍

心境障碍

焦虑障碍

    300.01 惊恐障碍不伴广场恐怖

    300.21 惊恐障碍伴广场恐怖

    300.22 广场恐怖症不伴惊恐障碍史

    300.29 特定恐怖症

    300.23 社交恐怖症

    300.3 强迫障碍

    309.81 创伤后应激障碍

    308.3 急性应激障碍

    300.02 广泛焦虑障碍

躯体形式障碍

做作性障碍

分离性障碍

性及性别身份障碍

进食障碍

睡眠障碍

未列入其他分类的冲动控制障碍

适应性障碍

人格障碍

可能成为临床注意焦点的其他情况

多轴系统

轴Ⅰ 临床障碍

    可能成为临床注意焦点的问题

轴Ⅱ 人格障碍

    精神发育迟滞

轴 Ⅲ 躯体情况

轴 Ⅳ 心理社会和环境问题

轴 Ⅴ 全面功能评估

3. ICD-10（1992）

F00～F09 器质性（包括症状性）精神障碍

F10～F19 使用精神活性物质所致的精神及行为障碍

F20～F29 精神分裂症、分裂型及妄想性障碍

F30～F39 心境（情感性）障碍

F40～F49 神经症性、应激性及躯体形式障碍

　　F40 恐惧性焦虑障碍

　　F41 其他焦虑障碍

　　　　F41.0 惊恐性障碍

　　　　F41.1 广泛性焦虑障碍

　　F42 强迫性障碍

　　F43 严重应激反应及适应障碍

　　F44 分离性障碍

　　F45 躯体形式障碍

　　F48 其他神经症性障碍

F50～F59 伴有生理障碍及躯体因素的行为综合征

F60～F69 成人的人格与行为障碍

F70～F79 精神发育迟滞

F80～F89 心理发育障碍

F90～F98 通常发生于儿童及少年期的行为及精神障碍

F99 待分类的精神障碍

4. CCMD-3（2001）

0 器质性精神障碍

1 精神活性物质或非成瘾物质所致精神障碍

2 精神分裂症（分裂症）和其他精神病性障碍

3 心境障碍（情感性精神障碍）

三、四个诊断体系中强迫障碍地位对比

按照诊断体系的时间来看，CCMD-3 和 ICD-10 分类都把强迫障碍作为一个独立的疾病类别，最后归类的疾病大类别是神经症，诊断的地位与焦虑症、惊恐障碍、应激障碍和分离转换障碍在一个层次上。

DSM-Ⅳ将其和恐怖性焦虑障碍、惊恐障碍、广泛性焦虑障碍、急性应激障碍及创伤后应激障碍归入焦虑障碍一类。

在 DSM-5 诊断体系中，大家可以发现强迫障碍作为一大类疾病单独排序，和焦虑障碍、抑郁障碍、精神分裂症等疾病是平行的关系，已经不再从属于焦虑障碍之中。

所以，纵观整个诊断体系的发展，强迫障碍最初被归类在神经症的类别之中，之后被更细致地归类在焦虑障碍，而现在地位更得到重视，目前从焦虑障碍中单独分离出来，和焦虑障碍并列。

四、四个诊断体系中强迫障碍的诊断条目对比

1. 从 DSM-Ⅳ到 DSM-5 的变化

（1）强迫定义中，"impulse（冲动）"改为"urge（渴望）"，"inappropriate（不适合）"改为"unwanted（不需要的）"（不同的文化对不适合的定义不一致），"造成显著的焦虑或痛苦"改为"大多数患者会引起显著的焦虑或痛苦"。

（2）"自知力"标注内容增多：包括自知力好/良好、自知力差、无自知力/妄想性信念。患者不需要认识到其强迫障碍、强迫观念或强迫行为是过度或不合理的。DSM-Ⅳ中"过度"和"不合理"未进行定义，且可操作性差，可有不同的理解含义。这样可以更好地区分患者对强迫的认知情况，类似的自知力的特殊标注也适用于躯体变形障碍和贮藏（囤积）障碍。妄想性强迫障碍不再属于精神病性障碍，而是纳入"自知力不良"的标注范围中。

（3）增加"抽动相关"的标注：针对当前或者过去有"抽动"

病史的患者要进行标注，因为共病抽动具有重要的临床意义，并且无论从诊断效度还是临床应用考虑，越来越多的证据表明需要用这种标注来区分。

2. 症状诊断标准

DSM- Ⅳ 和 DSM-5 关于强迫障碍的诊断标准比 ICD-10 更精确，规定必须具有强迫观念或强迫动作，或者两者都有，强调这些观念或动作必须来自患者的内心，并且强迫观念是在整个病程中某一段时间所体验过的想象、思想、意念反复或持久地、不适合地闯入头脑，并引起患者显著的焦虑和痛苦。患者必须试图忽略或压抑这种强迫观念或用其他思想动作来对抗它。强迫动作是为了对抗强迫观念的反应或按照僵硬执行的规则而不得不进行的反复行为或动作，这些行为和动作是为了减轻痛苦，预防一些可怕的事情或情境发生，并且这些行为或动作必须是过分的，实际上并不能起到所预期的中和或预防作用。在诊断条目中对强迫观念和各种行为都有比较明确的定义。

ICD-10 在症状中强调自我的、抵制冲突的、不愉快感的三个症状特点，也说明强迫行为的目的是防止某些客观上不大可能的事件。

CCMD-3 逐一列出症状名称，并强调来源于内心、反复出现、不愉快感等。CCMD-3 除了要求症状是源于自己的，不是被别人或外界影响强加的以外，还强调抵抗和痛苦程度强烈，慢性患者可以抵抗不强烈，但是社会功能受损严重。在临床上，对于慢性、抵抗微弱、退缩、社会功能损害严重者，是否诊断为强迫障碍还存在争议。

3. 症状严重程度的标准

DSM- Ⅳ 和 ICD-10 没有明确提及严重程度的定义，而强迫障碍发病的频率及严重程度是因人而异的（例如，一些强迫障碍患者有轻度或中度的症状，每天花 1~3 个小时在强迫思维或强迫动作上，而重度的患者则持续不断地进行强迫思维或强迫动作）。ICD-10 也不要求对任何症状都加以抵制，有一个症状抵制即可。ICD-

10 对强迫症状引起痛苦的程度不过分强调，提出伴有明显的自主神经性焦虑也很常见。

4. 病程时间标准

关于强迫症状的持续时间，不同诊断标准要求不同。DSM-Ⅳ和 DSM-5 对严重度的要求是一天中至少有 1 小时的强迫观念或行为，或者显著干扰患者的日常和社会生活，表示强迫症状已达到了相当严重的程度。它对每天中症状的影响时间规定比其他诊断标准要明确，其他诊断标准只是强调社会功能的影响，没有对症状每天存在的时间有进一步的规定。

ICD-10 将强迫障碍的病程标准定为 2 周。CCMD-3 定为 3 个月。

通常这个时间标准没有在诊断上造成很大的差异，因为强迫障碍的病程是持续性的，不易缓解，门诊患者的病程通常比较长。但是如果病程时间定得过短，很容易对其他开始以强迫症状为首发症状、急性起病的疾病造成误诊，所以需要慎重对待。

5. 排除标准

DSM-Ⅳ考虑多轴诊断的特点。规定如果同时存在另一种轴诊断，强迫症状就不仅仅限于强迫障碍，例如抑郁症患者出现了强迫观念，并且只出现在抑郁症的病程中，那么这些强迫症状与抑郁有关，而不能诊断为强迫障碍；而如果强迫症状与抑郁没有关系，或者内容不限于抑郁内容，两个诊断可以并存。有的强迫障碍患者在随访期间出现精神病性症状，主要表现为听幻觉和视幻觉，按照 DSM-Ⅳ的诊断标准，强迫障碍可以和其他轴诊断并存，那么这些患者可以继续诊断为强迫障碍。DSM-5 取消了多轴诊断的考虑，但是在自知力方面做了标注，囊括了自知力不良的部分患者和有精神病性症状的患者。而在 ICD-10 和 CCMD-3 中，这些患者出现的强迫症状应该属于精神分裂症或者抑郁症的一部分，因为诊断的排除标准上是首先要排除这些疾病的。

6. 对症状的现实检验能力的要求

关于强迫障碍的诊断标准，ICD-10 和 CCMD-3 强调强迫障碍患者对症状的现实检验能力，强调的是必需性，是患者症状的特点。而 DSM-Ⅳ却认为患者可以在病程的某些时间内对症状的不合理性和过分性不认识，这样诊断的范围就可能扩大。在临床实践中，的确有约5%的强迫障碍患者自起病就不认为自己行为和思维不合理，也不要求治疗，称之为自知力不良型强迫障碍，这是在 DSM-Ⅳ的诊断中单独提出的。对这种类型需谨慎鉴别诊断，如与精神分裂症、抑郁症、器质性疾病等鉴别，也应与由多种抗精神病药所引起的强迫症状相鉴别。DSM-5 在自知力方面做了标注，囊括了自知力不良的部分患者和有精神病性症状的患者，对认知和自知力的评级更为详细。

（闫　俊）

第二章　强迫障碍的流行病学

强迫障碍的流行病学调查，较躯体疾病调查困难，尤其是强迫障碍的流行病学调查更加困难。一方面是因为患者担心自己的奇怪想法，一旦被别人发现就会打上精神病的烙印，因此常常努力控制自己的想法和行为，尤其是强迫思维，可长时间地不被外界发现，包括自己的家庭。另一方面由于强迫障碍的知识很不普及，患者家属即使发现了也常常不认为是疾病，患者不被重视，更不急于就医，即使在症状严重时也乐于求助于心理咨询而多拒绝就诊于精神病专科机构，因此以前的调查中，认为强迫障碍是少见的疾病。

另外由于调查时诊断标准不同，导致国内外的调查结果不同。目前国内外使用的分类诊断标准，重要的有 ICD-10、DSM-5 和 CCMD-3。强迫障碍临床表现多种多样，共病多，给诊断分类造成困难，上述种种原因均会导致国内外调查结果不同。

世界范围终生患病率为 0.8% ~ 3.0%，如加拿大为 1.6% ~ 3%，美国为 1.6%。国内终生患病率为 0.26% ~ 0.32%，最高达 2.5%，香港和台湾地区的报道终生患病率为 0.74% ~ 1.0%。

关于强迫障碍的发病年龄，一般认为多在青春期，20 岁以前超过 50%，平均发病年龄 19 ~ 29 岁，10 ~ 40 岁发病率占 80%，16 ~ 34 岁最高，随年龄增长，有所下降。女性发病比男性稍晚，青年发病率为老年两倍。城乡对比，国内研究报告无明显差异，国外研究里，城市高于农村。

由于强迫障碍的发病多潜隐、缓慢，不被患者及家属所认识和重视，因此其发病初期与初诊相隔较长，有报道平均为 7.5 年，甚至 17 年之久。

　　强迫障碍也是致残性较高的疾病，对婚姻、家庭、职业、社会功能都有影响，尤其是在中学时期发病而影响学业，甚至辍学而影响知识水平。

（崔玉华）

第三章　强迫障碍的病因学研究

第一节　强迫障碍与遗传

尽管强迫障碍的遗传模式尚不清楚，但是大量的研究均显示遗传学因素在强迫障碍发病中有肯定的影响。

一、家系研究

家系研究中有两种确定亲属中强迫障碍患病率的方法：①家系调查法；②家族史法。最早资料来自 Griesing（1968）的家系研究，其结果显示：强迫障碍先证者的父母及同胞具有强迫人格障碍者占 14%～37%。Pauls 等报告强迫障碍先证者的亲属中强迫障碍及亚临床强迫障碍患病率（10.3%、7.9%）均明显高于对照组（1.9%、2%），病例组亲属抽动秽语综合征（Tourette syndrome，TS）的患病率也比对照组明显偏高，分别为 4.6% 与 1.0%。国内杨彦春等报告强迫障碍患者一级亲属中各类精神障碍患病率均高于健康对照组，特别是亚临床强迫障碍、精神分裂症、广泛焦虑症及抽动障碍，两组患病率分别为 34.5%、25.9%、25.9%、23.0% 与 3.6%、0%、0%、7.2%，先证者 51% 的一二级亲属有精神疾病史，而对照组为 13.0%。Rasmussen 等研究了 44 例符合 DSM-Ⅲ 的强迫障碍标准的患者家系，结果有 15.9% 的患者父母具有强迫障碍的指征。有一项对 46 例强迫障碍患者及其家属的 2～7 年的随访研究显示，13% 的一级亲属符合 DSM-Ⅲ-R 的强迫障碍诊断标准。Nicolini（1993）对 27 例强迫障碍的家族进行了研究，对先证者及其所有可见到的一级和二级亲属均进行直接的访谈评估，对无法见到的亲属通过家族史法评估，结果在 268 位一级亲属中有 13 位（4.9%）符合 DSM-Ⅲ-R 中强迫障碍的诊断标准，这一比率明显高于所在国家普通人群 1.8% 的患病率。Hettema 等对一组焦虑障碍相关疾病的流行病学的动态分析显示，强迫障碍、惊恐障碍、广泛焦虑障碍及恐怖症有明显的家族聚集现象。

二、双生子研究

双生子研究在疾病遗传因素的研究中占据重要地位，强迫障碍的双生子研究有力地支持了遗传因素在强迫障碍病因中的作用（Grados 等，2003）。早期的日本和英国双生子研究发现同卵双生子（MZ）中强迫障碍同患率比异卵双生子（DZ）高。Rasmussen（1984）在一项双生子研究中报告 63% 的单卵双生子同患强迫障碍，如果排除诊断可疑者，同患率为 65%，明显高于双卵双生子强迫障碍患病率。Carey 和 Gottesman（1981）报告单卵双生子同患强迫障碍的患病率为 87%，明显高于双卵双生子的 47%。一项使用里昂强迫症问卷对 417 对双生子强迫症状的研究报告显示其遗传度为 47%。Nestadt 等（2000）也报告了类似结果。另外一项使用 Padua 强迫症状问卷对 517 对双生子的研究也显示强迫障碍具有中度遗传倾向，强迫思维与强迫行为的遗传度分别为 33% 和 26%。Jonnal 等（2000）对一般人群中女性双生子强迫症状调查分析结果显示遗传因素起了肯定作用：59% 归于遗传因素，41% 被视为环境危险因素。家系研究与双生子研究结果均显示强迫障碍先证者的亲属中患病率较一般人群高，且 MZ 同患率高于 DZ，提示强迫障碍存在一定的遗传倾向。

三、遗传方式研究

强迫障碍家系的复杂分离分析旨在探讨强迫障碍的遗传方式，已有许多研究发现在强迫障碍发病中起主要作用的主基因位点的证据，认为强迫障碍的遗传是多基因遗传方式，并强调多基因背景下的主基因作用，也有一些研究认为不能排除常染色体显性或隐性遗传。Cavallini 等对由一名强迫障碍先证者获得的 107 个家庭成员的资料进行的隔离分析，得到了一主要基因作用的证据，否定常染色体显性或隐性遗传方式，而具体的传递方式尚不清楚。Alsobrooks 等报道了来自 100 个成年强迫障碍先证者家系的分离分析结果，用 4 个症状因子对样本进行分析，发现只有一个因子（追求完美与整洁）与主基因定位有关，其余 3 个因子没有类似发现，但这一研究也没能肯定一种具体的遗传方式。Cavallini 等对 141 例伴或不伴进食障碍的强迫障碍的复杂隔离分析研究发现进食障碍的易感性与强迫障碍的易感性有关，进食障碍与强迫障碍都符合孟德尔常染色体显性遗传，当把先证者分为伴或不伴强迫障碍的进食障碍两组时，发现不伴强迫障碍的进食障碍组服从常染色体显性遗传，而伴强迫障碍的进食障碍组不服从此遗传方式，在只影响进食障碍基因型的家系中没有发现明显的遗传现象，因此提出强迫障碍与进食障碍的发病可能有共同的生物学基础及主基因作用的假说。Nestadt 等对 153 个强迫障碍家系（病例组 80 例，对照组 73 例）的复杂分离分析提出了 6 种遗传模式，并认为强迫障碍主基因与性别间存在差异，支持多基因在强迫障碍发病中的作用，但不能否定孟德尔显性或共显性遗传方式。

四、强迫障碍候选基因探索

运用相关与连锁分析的方法，已就强迫障碍中许多有关 5- 羟色胺（5-HT）、儿茶酚胺（CA）及多巴胺（DA）神经递质代谢的候选基因进行了研究。临床上治疗强迫障碍的大多数药物均具有抑制 5-HT 再摄取的作用，药物从突触末端回收 5-HT 是通过 5-HT 转运子（5-HTT）中介的，因此认为强迫障碍的发病与 5-HT 系统功能障碍有关，并提出 5-HTT 基因可能是强迫障碍的一个候选基因。目前发现 5-HTT 基因共有 3 种多态性：①第 4 个内含子的一个碱基突变；②第 763 位碱基 C 与 A 的置换导致 5-HTT 蛋白第 255 个氨基酸 Leu 与 Met 的置换，从而影响转运蛋白的功能；③启动子区域 Slc6A4 多态性，该多态性有两个等位基因（L 与 S）可组成 3 种基因型，而影响所表达的 5-HTT 蛋白功能。McDougle 等对 35 个欧美核心家系的传递不平衡检验（transmission disequilibrium test, TDT）显示：5-HTT 基因 Slc6A4 多态性 L 等位基因与强迫障碍呈正相关（$P < 0.03$），说明此基因 Slc6A4 多态性可影响强迫障碍的发病，该多态性的 L 等位基因是强迫障碍的风险因子。Enoch 等对神经性厌食症及强迫障碍与 5-HT$_{2A}$ 启动子多态性 1438G/A 的关联分析显示，在三组独立的人群中 A 等位基因的频率高于对照组，支持 5-HT 系统与强迫障碍发病有关。

Karayiogou 等对 73 例强迫障碍患者和 148 名正常对照组的分析发现，comt 基因的 1 个等位基因与强迫障碍易感性呈显著负关联，尤其是男性患者。Schindler 等运用单倍体相对危险（haplotype relative risk, HRR）及 TDT 对 72 例强迫障碍先证者及其亲生父母的 comt 等位基因及基因型频率的分析研究发现，comt 等位基因的纯合子与强迫障碍之间有一定的关联趋势，也支持 comt 在强迫障碍发病中的作用。

另一些对强迫障碍与抽动障碍关系的研究提出，强迫障碍与 DA 功能缺陷有关。Nicolini 等（1996）对 67 例强迫障碍患者及 54 名对照组的 DRD2 受体基因 TaqIA 多态性的等位基因及基因型关联分析研究发现，二组之间差异无显著性，但伴 TS 的强迫障碍患者 DRD2 受体基因多态性的基因型 A2/A2 频率与对照组有明显差异，认为 DRD2 受体基因 TaqIA 多态性主要影响伴 TS 的强迫障碍患者的易感性，提出伴 TS 的强迫障碍可视为一种特殊遗传亚型。

最近，对其他基因与强迫障碍的关系也进行了探索，涉及 MAO-A（单胺氧化酶）、MOG-2、MOG-4（髓磷脂少突胶质细胞糖蛋白，其基因与 HLA-CAR 及 GA-BA-B 基因位点相邻）、HLA-CAR（人类白细胞抗原）、GABA-A-γ_2 等，例如 Kennedy 等报道 MOG 在强迫障碍的一些亚型例如与链球菌感染有关的儿童自身免疫性疾病（PANDAS）中可以激活补体，并发现 MOG-4 与此类疾病有明显关联，而 MOG-2 及 HLA-CAR 则无差异。

第二节　强迫障碍的生物学研究

强迫障碍以认知与比较复杂的行为症状为主，而自主神经功能失调所起的作用很小，而 DSM-Ⅳ 中其他焦虑障碍则不然。使用典型的诱发惊恐与焦虑的药物例如乳酸、二氧化碳、育亨宾和咖啡因极少增加强迫障碍患者的焦虑与惊恐，研究结果进一步支持了这种观点。日益增多的证据提示强迫障碍存在一定的神经生物学病理基础，大脑皮质 - 皮质下神经通路存在异常，尤其是额叶眶回皮质（OFC）、前扣带回（ACC）、额叶背外侧（DLPC）以及尾状核和丘脑。同样，强迫障碍在神经生化、生理等方面也存在异常。

一、神经生化

1. 5-HT 系统

强迫障碍患者存在该系统方面的异常，这是强迫障碍神经生物学研究中一致性的说服力很强的异常发现。其中最重要的证据来自于作用于 5-HT 再摄取抑制剂对强迫症状具有特效的事实。从 1959 年 Gunont 等发现抗抑郁药治疗强迫障碍有效以来，这类药不断被用来治疗强迫障碍。一些设计严谨的双盲对照研究证实了氯米帕明的疗效明显优于安慰药和其他三环类、四环类抗抑郁药。氯米帕明主要作用于 5- 羟色胺系统，而其他抗抑郁药有些作用于去甲肾上腺素（NE）系统，有些兼作用于 5- 羟色胺和 NE 系统，更具特异性的选择性 5- 羟色胺再摄取抑制药（SSRI）如氟西汀对强迫障碍的疗效明显优于安慰药，此类药物对强迫障碍的疗效并不限于其抗焦虑、抗抑郁作用，进一步证实主要选择性作用于 5-HT 再摄取抑制的药物对强迫症状具有特殊的疗效，提示强迫障碍存在 5-HT 系统异常。一般认为其作用机制是 SSRI 类阻断 5- 羟色胺再摄取，使神经细胞突触间隙中可供生物利用的 5- 羟色胺增多，增强了 5- 羟色胺神经传递而发挥抗强迫效应。但药理学研究显示，5- 羟色胺再摄取抑制药引起的神经末梢突触间隙 5- 羟色胺浓度的变化是在用药后数小时就出现，而抗强迫作用往往在用药后 4~6 周才表现出来。有学者认为这是由于用药后 5- 羟色胺自身抗体脱敏感化的过程需数周才能完成所导致的，但此说法尚有待进一步验证。因此，SSRI 对强迫障碍的作用机制尚需深入地研究。

另外，治疗前脑脊液中的 5- 羟色胺代谢产物 5- 羟吲哚乙酸（5-HIAA）浓度高，而主要作用于 5- 羟色胺系统的氯米帕明治疗后 5-HIAA 浓度下降并与疗效相关，有关脑脊液中 5-HIAA 的其他研究与此研究结果不一致。强迫障碍患者血小板对丙米嗪的结合密度降低，提示 5- 羟色胺转运体异常，不过其他类似的研究结果与此不一致。

SSRI 或氯米帕明治疗有效的强迫障碍患者进行 5- 羟色胺前体色氨酸耗竭实验，患者的强迫思维和强迫行为并没有增加，但是抑郁量表评分显著增加。用 5- 羟色胺前体 L- 色氨酸刺激实验显示强迫障碍患者导致了比对照组有统计学意义的催乳素水平增加，尽管幅度不大。芬氟拉明（一种非特异性的 5- 羟色胺激动剂）对催乳素水平影响的实验结果不一致。5- 羟色胺部分激动剂间氯苯哌嗪（mCPP）对几种 5- 羟色胺能受体亚型有作用，用它刺激的实验发现它不仅能使大约一半的强迫障碍患者的焦虑和抑郁加剧，而且能迅速恶化患者的强迫症状。预先用非选择性 5- 羟色胺受体拮抗剂甲麦角林（metergoline）阻断 $5-HT_{1A}$、$5-HT_{11D}$、$5-HT_{2C}$ 受体，能够减弱 mCPP 引起的行为与神经内分泌变化。用 $5-HT_{1A}$、$5-HT_{2C}$ 受体拮抗剂 MK-212 进行分离刺激实验，结果虽然没有引起行为改变，但可减弱可的松反应。此外，实验还发现尽管与未经治疗者相比，用氯米帕明治疗者催乳素和可的松水平没有差别，但可减轻 mCPP 引起的行为变化。

2. 去甲肾上腺素系统

到目前为止，有关强迫障碍患者去甲肾上腺素（NE）系统异常的证据很少。有报道称用可乐定（clonidine）治疗强迫障碍症状改善。有一项小样本的研究报道静脉注射可乐定能够戏剧化地缓解强迫症状，但是它可能导致非特异性的镇静作用。可乐定也可能是非特异性作用于去甲肾上腺素系统，它能与啮齿动物咪唑（imidazole）受体以及位于 5- 羟色胺神经元上的 α_2 受体结合。可乐定刺激能够降低生长激素（GH）的反应而不影响 GH 释放激素的刺激反应，提示强迫障碍者的 α_2 肾上腺素受体可能存在低敏感性。

二、神经内分泌

已经发现患者在基础或刺激状态下丘脑下部 - 垂体激素水平存在异常。个人史和家族史均没有抽动历史的强迫障碍患者脑脊液（CSF）血管加压素（vasopressin）水平增加，并与当前强迫障碍的严重程度相关。强迫障碍患者 CSF 中 GH 负性调节激素——GH 抑制素浓度升高，这可以解释为什么 GH 对可乐定反应迟钝。近来，人们对 CSF 中促肾上腺皮质激素释放因子（CRF）浓度进行了检查。虽然大多数为阴性结果，但是有一项研究确实发现强迫障碍患者 CSF 中 CRF 浓度升高，高于惊恐障碍、广泛性焦虑障碍，高于正常对照组。另外，众所周知，在 CRF 刺激下周围血中白细胞介素 -6（IL-6）浓度升高，研究发现 IL-6 浓度与强迫行为的严重程度相关（但强迫思维不是这样）。对一组强迫障碍患者的研究也发现血浆基础可的松水平升高，而一项小样本研究也显示 24 小时可的松分泌量增加，并且在经过 8 周氟西汀治疗症状缓解后仍没有改变。

三、神经免疫学

目前有关链球菌感染与强迫障碍的关系已经引起人们的兴趣。A 组 β- 溶血性链球菌感染可能导致 2% ~ 3% 的机会引起风湿热，并且有 10%~30% 的风湿热患者产生。已经报道约 70% 席汉舞蹈症的患者出现强迫症状。用风湿性心瓣膜炎患者的 B 淋巴细胞对鼠进行免疫处理，制造 B 淋巴细胞单克隆抗体——抗 D8/17，用这种抗体对一小样本童年发病的强迫障碍患者或抽动症患者进行了调查，所有 31 例患者，其中 29% 为纯强迫障碍，均显示 D8/17 抗原水平升高，而 21 例对照组中仅有 1 例升高。因此，这种抗原可能是某些类型童年强迫障碍的易感指标。进一步推测，感染或免疫介导因素可能至少在某种亚群的强迫障碍患者中起一定作用。

四、神经电生理

脑电诱发电位是一种大脑生理和心理活动的神经电生理指标，与影像学一样成为当代脑科学的研究手段。Sanz 等（2001）研究 19 个强迫障碍治疗前后的听觉 P300，治疗前的 P300 表现为低波幅，潜伏期延长；治疗后的波幅有所增加，但潜伏期没有变化，可能在治疗后额叶的抑制活动改善，让患者可以更自信地回答任务，所以波幅上升。Mourault 等（1997）对 13 例未治疗的强迫障碍和对照进行研究，发现强迫障碍加快了与刺激相关的过程，表现为短的 N2 和 P3 潜伏期；而在与刺激无关的过程，表现为长的 N1 潜伏期以及降低的 N2 波幅。以上表现在左半球明显。Cieselski（1981）记录从事视空间作业的诱发电位，发现短的 N2P3 潜伏期，尤其当任务难度增加时。Towey（1990）研究 2 个难度的听觉任务刺激，发现强迫障碍随着任务难度的增加，没有表现出 N2P3 的潜伏期延长，相反 P3 的潜伏期变短。他认为是强迫障碍患者认知过程的加快。以上研究的冲突原因可能是由于 P3a 和 P3b 的成分重叠所致。P3a 是个非特异的波在额叶产生；P3b 由颞顶叶产生，与高级的认知功能有关（Molnar 1994，Ruchin 1987）。Mavrogiorgou 等对比 21 例未治疗的强迫障碍和正常对照，发现 P3b 的短潜伏期和高波幅。P3b 由颞顶叶产生，与注意、高级认知功能有关，其异常是过度集中的注意力和更快的认知过程。DiRusso 等（2000）对强迫障碍和

对照进行了执行 / 停止刺激研究，这个任务需要激活和抑制 2 个过程，由额叶控制。他们发现强迫障碍患者在 2 个刺激上均表现活跃，而对照仅在停止的刺激上活跃。推测可能此种条件下的 P3 成分反映的是额叶的反应抑制系统的缺陷，强迫障碍患者表现为错误相关的负向波（error-related negativity，ERN）活跃。ERN 是事件相关电位中参与监测行为和发现错误的一个成分，出现在反应执行后的 50～150ms 的负向波。Dikman（2000）认为该波是额叶扣带回皮质参与的活动，并报告强迫障碍有加强的现象。国内何华等（1996）对 11 例未用药的强迫障碍患者和 20 例正常对照者的听觉诱发电位进行研究，发现患者的负性电活动（N1、N2）增加，认为这与强迫障碍对刺激的过度觉醒和过度专注有关，是额叶皮质的过度兴奋所致。P300 的波幅增加提示过分关注刺激的信息；P300 潜伏期延长提示对感知的信息加工较慢；P300 的波幅与强迫症状对正常功能妨碍程度和对症状的主动抵抗成正相关，而与强迫思维的时间、对强迫思维和（或）强迫行为控制效果以及强迫症状带来的痛苦成负相关；作者还发现 P300 的潜伏期与强迫思维的时间、对症状的主动抵抗、对正常功能妨碍程度、对强迫行为控制效果成正相关，而与症状对正常功能妨碍程度和对强迫思维控制效果、强迫行为的时间和强迫行为带来的痛苦成负相关。庄丽频等（2001）对 36 例未用药的强迫障碍患者和 33 例正常对照者的听觉诱发电位 P300 进行分析，主要的改变有：波形稳定性差，63.9% 病例出现额叶波形变异，潜伏期 N2、P3b 延长，波幅 P2、P3b 波下降，他们认为强迫障碍的认知功能存在严重的障碍，提示额叶和顶叶功能异常。

五、神经心理学

越来越多的研究证实强迫障碍存在神经心理缺陷（Aouizerte 等，2004），其原因可能是由于神经结构或生化异常所致，也可能是由于强迫症状本身干扰了心理功能（Otto，1990）。

大多数的研究主要集中于额叶功能、视空间结构和记忆功能。

报告最多也比较一致的是执行功能与非言语性记忆功能方面的缺陷（Savag 等，2004）。词语流畅测验、延线测验、工作记忆测验、Stoop 测验和威斯康星卡片分类测验（Wisconsin Card Sorting Test，WCST）被用来测量执行功能，而 Rey-Osterrieth 复杂图形测验被用于视觉记忆能力检查。前额叶包括眶额回、脊外侧和前扣带回皮质，以及右中颞叶区域皮质，这些区域与认知功能有关。而 Flor-Henry 等认为不能抑制言语性表达信息可能与主要额区的抑制处理程序有关。眶额区皮质是功能成像显示的强迫障碍患者过度活跃的区域，而此皮质具有调节对生物性刺激以及行为反应抑制的作用。强迫障碍患者 WCST 执行功能缺陷，明显不如正常组（Lucey 等，1997），在 WCST 执行功能测验中所显示的认知转换的困难与额叶执行功能障碍相关（Head 等，1989）。在近后部脑皮质中，左下顶叶皮质和顶枕交界处与视觉想象方面的认知任务操作有关，此区域的低功能可能解释强迫障碍患者的视觉空间处理和视觉记忆的缺陷（Zielinski 等，1991），患者在进行比较复杂的视觉空间任务时对空间信息的处理、整合、操纵有困难。

眼球运动可反映大脑感觉 - 运动的整合功能控制。1991 年 Nicholiff 等首先对 8 例强迫障碍患者进行了眼平稳跟踪和扫视运动研究，未发现异常。1992 年 Tian 等首次报道强迫障碍患者存在眼球运动缺陷，研究者要求被试者按指令扫视靶目标，并抑制非目的性反射性扫视，发现强迫障碍患者在抗扫视任务中错误数增多和扫视准确度下降。随后其他几个研究也发现强迫障碍患者眼球平稳跟踪运动（smooth pursuit eye movement，SPEM）中跟踪增益减少，有的研究还发现方波型扫视和预期性扫视增多。国内张伯全等（2005）的研究发现强迫障碍患者探究性眼球运动（exploratory eye movement）异常，反应性探究评分、认知性探究评分等指标异常，并与强迫症状的严重程度相关。

六、神经影像学

近二十年来，神经影像学的飞速发展加深了人们对强迫障碍神经生物学基础的了解，有关强迫障碍神经病理结构尤其神经生理异常的证据日益增多。

1. 脑结构研究

CT 最早发现强迫障碍患者脑结构异常，如儿童期起病的强迫障碍患者脑室容积比对照组大，尾状核体积减小。但是研究结果很不一致。MRI 的空间分辨率提高，可显示更微小的异常，而且能区分脑灰质和白质。Jenike 等（1996）发现患者的脑白质总量显著减少，胼胝体变长，左侧尾状核体积变小。Choia 等（2004）发现患者左额眶回皮质灰质减少与 ROCFT 操作成绩差相关。

2. 脑功能成像研究

目前，脑功能成像研究工具有正电子发射断层扫描（positron emission tomography，PET）及单光子发射计算机断层扫描（single photon emission computed tomography，SPECT），两者都需要借助放射性造影剂成像。除放射性核素对人体的不利影响外，PET 检查费用昂贵，而且所用的放射性示踪物如 ^{11}C 半衰期只有 20 分钟，既不利于操作（PET 仪器附近需有制造放射性核素的加速器），也不利于详尽的生化研究；SPECT 虽然可以采用半衰期较长的 ^{123}I 作标志物，扩大了研究的范围，但其成像的质量和分辨率都要低于 PET。近年来一种新的大脑功能活动的研究手段兴起，发展迅猛，引起了越来越多的人的兴趣，这就是功能性磁共振成像（functional magnetic resonance imaging，fMRI）。fMRI 结合了传统 MRI 和放射示踪技术如 PET 的长处，不但可以精确地显现大脑解剖结构，对大脑血流动力学及功能活动也可以进行特异性的研究，fMRI 被称为现代化无创伤性活体工具，已经是广泛应用于大脑功能研究的工具。PET、SPECT 和 fMRI 多通过测量静息状态下或刺激状态局部脑血流或代谢状况来判定脑功能是否存在异常。

越来越多的研究发现强迫障碍患者脑功能异常，涉及额叶皮质至皮质下结构，包括额叶眶回、扣带回、丘脑、尾状核等区域。尽管有的研究没有发现变化或降低，但是多数研究报告额叶眶回皮质（OFC）活动亢进，两侧或单侧亢进；另一方面，额叶背外侧（DLPC）皮质反而活动低下；而且这种异常往往伴随着两侧的前扣带回（ACC）、两侧或右侧的尾状核头部、两侧或右侧的丘脑活动的亢进（Aouizerate 等，2004；Chen 等，2002）。并且，研究发现DLPC 低活动与在神经心理测验 stroop 实验中选择性注意缺陷相关（Martinot 等，1990）。在其他认知探察工具词汇生成测验过程中，左额回活动亢进（Pujol 等，1999）。

这些功能异常与强迫障碍症状的严重程度呈正相关。用 5-羟色胺激动剂 mCPP 刺激患者可引起类似形式的脑功能亢进（Aouizerate 等，2004）。Adler 等（2000）用 fMRI 研究显示强迫障碍患者在症状诱发状态下 OFC、ACC、尾状核、杏仁核均活动亢进。而且研究发现不同的临床症状激发所涉及的脑区不同，洗涤相关的图片刺激使强迫障碍患者的额叶腹侧和边缘叶（OFC、腹侧 ACC）及背侧区域（DLPC、背侧 ACC）过度激活，而核查相关的图片使背侧额叶区域过度激活，收集相关的图片过度激活腹侧额叶和边缘叶（Mataix-Cols 等，2003）。这些结果与其他强迫谱系障碍如病理性赌博和抽动症显著不同，后者 OFC、ACC、尾状核、基底节、丘脑功能降低（Potenza 等，2003）。

SSRI 和认知行为治疗（cognitive behavioral therapy，CBT）对强迫障碍的疗效已经家喻户晓。人们采用脑功能成像技术对治疗后的强迫障碍脑功能状况进行了进一步的研究，发现活动过度的 OFC在经过氯米帕明、氟西汀、帕罗西汀、舍曲林治疗后活动均降低，并且这种活动降低程度与疗效成正相关。此外，研究还发现在治疗前 OFC 与尾状核功能状况可以预测药物或 CBT 的疗效（Aouizerate等，2004）。治疗前 OFC 活动较低者可能用 SSRI 效果较好（Brody等，1998；Rauc 等，2002）；相反，左侧 OFC 功能高度亢进者可能使用 CBT 效果较好（Brody，1998）。Hiehn-Saric 等（2001）报告合并抑郁并且在治疗前 OFC 和尾状核活动高度亢进者使用舍曲林效果好。

　　新近发展的磁共震波谱（magnetic resonance spectroscopy，MRS）技术允许人们直接、在活体状态下、非侵入性地对感兴趣的神经生化代谢物进行定位定量检测，这是一种颇有前景的技术，目前可以对脑中氨基酸、肌醇、胆碱、肌酸等分子浓度进行测定。研究显示强迫障碍患者右纹状体和扣带回前部（Ebert 等，1997；Bartgh 等，1998）及左右丘脑，尤其是丘脑中部（Fitzgerald 等，2000），N-天门冬氨酸水平（NAA；被公认的神经元丧失标志物）降低，这种降低与病情严重程度呈正相关。尾状核谷氨酸浓度升高，而且在经过帕罗西汀治疗后下降，这与疗效呈正相关（Moore 等，1998；Rosenberg 等，2000），与此不同的是在 CBT 治疗过程中没有发现神经生化改变（Rosenberg 等，2000）。有关确切的神经生物化学状况还需要进一步研究。

　　总之，虽然由于方法学的差异，研究结果各异，但是所有的研究均提示强迫症状是由于脑通路功能异常引起的，此通路起自 OFC 和 ACC，通路投射到尾状核最后到达丘脑中继站（Aouizerate 等，2004）。另外，强迫障碍患者可能存在 DLPC 异常。

（张伯全）

第三节　强迫障碍的心理及社会因素

一、强迫障碍发病的心理因素

1. 疑病素质

森田正马教授认为，神经质发生的基础是某种共同的素质倾向，即疑病素质倾向。所谓疑病素质是指一种精神上的容易疑病的倾向性，其表现是：具有精神内向性，经常把自己活动的目标拘泥于自身，偏重于自我内省，特别关注自己躯体和精神方面的不快、异常、疾病等感觉，并为此而忧虑和担心，以自我为中心，被自我内省所束缚。其具有一种容易担心患病的倾向，对自己心身的状态十分敏感，总过分担心自己的心身健康出现问题，而产生消极作用。

2. 完美主义人格

（1）追求"十全十美"或苛求完美：一件事做得不完美就不能安心，下面的事就做不下去，有时做事容易分不清主次、轻重，不管重要不重要都仔仔细细、规规矩矩地做，所以做事效率很低，一方面会陷入疲劳的境地，另一方面会总是不满足、不愉快，烦恼也会无止境；世间的事不完美则十有八九，如果事事苛求完美，往往会对事、对人的不完美之处，对缺点、错误、失败、挫折十分在意，十分烦恼，过分关注，通过精神交互作用，容易把烦恼放大，则易于陷入不安、不快、不满之中，对什么都看不顺眼，什么事都不尽如人意，为此会容易处理不好人际关系（包括家庭、邻里、单位）。过高的自我要求会导致过劳、工作效率下降，由于总是达不到自己的目标常常导致情绪低沉。为什么追求完美会容易陷入如此的境地呢？因为追求完美的人会有一种看问题着重看缺点、不足、阴暗面的倾向，把这些枝节的问题当作主要的问题、把小事当大事来对待，在他们看来，解决、克服、改善了这些缺点、不足、问题，事情就会好起来，因此别人看来鸡毛蒜皮的小事，他们却认为特别重大，为此烦恼、生气、纠结，结果是越搞越差、越搞越糟，处处出问题，处处是烦恼。例如某女每到冬天关着窗户和门就嫌房间里空气不好，那就开窗户或门吧，那样又嫌太冷；某男身体不舒服，治病吃药则怕不良反应，那就少吃点药吧，又怕效果不好，不服药吧，又害怕病情恶化，那就锻炼身体为主，怕浪费时间和精力，认为没有一种方法是完美的和可以满足治疗要求的。再如把自己的洁癖当成美德，决不允许一点不干净，把每天的大部分时间都用在整理物品、打扫卫生方面，稍有不如意则需重新开始，并且发脾气，结果卫生是搞得不错，生活的其他方面例如人际关系、工作效率、学习等常常不能如意。

（2）过于循规蹈矩：在一般情况下按规矩办事是对的，但事事都过分循规蹈矩，过分拘泥于形式、章程和次序，对一些生活细节也要求程序化、仪式化。常常有一种强烈的不安全感，害怕批评、害怕出错，过分自我关注、自我克制，在行动上会表现得犹豫不决、踌躇纠结。在情绪表现上过分克制，不苟言笑，缺乏幽默感。这种性格特点容易引起各种问题，被人不理解和疏远，做事效率低，给人古板的印象。这种性格在患病后还会给治疗带来极大困难。

（3）理想主义：做什么事好想当然，理想化，"这件事应该这样，不应该那样"，或者"不应该这样，应该那样"等，否则就无法接受，无法安心。

上述疑病素质、完美主义性格倾向是强迫障碍发病的基础，有了这个基础的人，就具备了强迫障碍的易感性，容易在各种心理社会因素作用下发生强迫障碍。

3. 精神压力因素

生活、工作、学习中的失败、挫折、痛苦、困难随时发生，这些都可以构成对当事者的心理打击，构成精神刺激和压力，精神因素作用在不同的人会出现不同反应，作用在具有上述人格特征的人时，就容易起到发病的扳机或引火作用，从而诱发强迫障碍，一旦引发强迫障碍以后，精神压力和性格因素又会使症状加重、慢性化和难以治愈。

4. 思维方面因素

（1）负向思维：有些强迫障碍常有负向思维的倾向，遇事好往负面或最坏的结局去想，例如万一煤气没有关好就麻烦了，万一手没有洗干净得病就晚了等。

（2）思维偏差：人在判断事物时需要知识信息、经验来作为参考依据，在某些情况下由于获得的信息、情报不一定十分完整和准确，受此影响，经常会出现思考、判断失误或出现思想偏差，甚至出现思维、判断的错误，如果能够及时发现并纠正这些偏差和错误则不会出现大的问题，但是如果缺乏思想偏差的纠正机制，遇到问题时总是寻找外界因素或者找各种理由来辩解，那就容易为此付出代价。人在某些情况下容易产生不安感，例如考试、面试、在领导面前、在众人面前讲话等都可能产生紧张感，但是一部分人认为这种紧张是不正常的，因此对这种紧张不安十分排斥，想排斥这种正常人也会有的紧张不安感，这样当然不会如愿，于是会更加紧张不安。有些人经常分不清什么是正常什么是异常，因而常把正常当异常，如把生活中的紧张、不安当异常，紧张、生气、生病等暂时引起的短暂失眠当失眠症，把偶尔的心慌当心脏病等。由于这些认知上的偏差，因此竭力想排斥这种"异常"，这当然会是徒劳的，结果越是排斥，则越是排斥不了，反而使这些症状越来越重。

5. 情感因素

人都有死的恐怖，包括：①怕得病、怕死、怕脏；②怕被人瞧不起，怕被人贬低、批评，怕被笑话、欺负、欺骗、玩弄、怕丢面子、怕丢人现眼，背后说坏话；③怕被说成是无知；④怕失败、挫折、困难；⑤怕退步，怕财产损失。

死的恐怖是正常人和神经症患者包括强迫障碍患者都会有的一种恐怖情绪，正确区别正常人和神经症在死的恐怖方面有何不同，很有现实意义。神经症患者的死的恐怖情绪比正常人更加强烈，而且特点是围绕着死的恐怖在行动（如怕得病就整天关注身体不适，经常看病，查不到病就不甘心；怕丢面子就关注别人对自己的看法和一言一行等），这样死的恐怖就好像一根绳子把神经症拴在一根恐惧的柱子上，使神经症患者总是不由自主地围绕着这根柱子在做事、在行动，结果时间越长情况越糟。而正常人的死的恐怖是潜移在心底的，其表象和行动是围绕生的欲望在行动和做事的，就是说怕死、怕病就是想活、想健康，那就围绕怎么能活得更好、更健康去行动，如锻炼身体、注意饮食营养平衡、做对身体好和对心情好的事等；怕被人瞧不起，就拼命努力，出人头地；怕失败就设法干事业并取得成功；怕财产损失、减少，就努力赚钱、发家致富等。神经症在发病前也是这样在生活的，某一个原因诱发了潜在的死的恐怖，便把围绕生的欲望的行动转向围绕死的恐怖，于是就会出现一系列神经症的症状（强迫、焦虑、恐惧、失眠等）。

6. 注意的因素

注意是精神活动的窗口，人注意到哪儿，精神活动就会在哪个范畴内展开，往往人的注意与感觉是成正比的，注意越集中在某种感觉上，这种感觉就会越强烈，反之这种感觉就会越弱。注意和感觉就像有相乘的关系，一种感觉乘以一分注意，就会感觉到这种感觉，你不注意的地方感觉就会消失，即感觉变成了零，例如一不注意有时钱包丢了都不知道，而相反高度注意某事时，对这件事的感觉就会增强，会感觉到平时感觉不到的特别感觉，即感觉被特别地加强了，如注意集中到呼吸时可以听到自己的呼吸声，注意心脏时会感到心脏、脉搏的跳动，过分注意躯体不适的感觉时就会使躯体不适成倍增长，这些强烈的躯体不适又会影响患者的情绪、饮食、睡眠，因此注意的因素也是强迫障碍发病不可忽视的因素之一。

二、强迫障碍发病的被束缚机制

在神经质或疑病素质的性格背景下，由于某种契机产生思想矛盾（一种认知歪曲、错误或思想偏差），以致使人的注意集中指向身体某处或某种思想、观念、感觉，越是注意这些就越是使自己的某种感觉过分敏感或某种观念被确定，更加使注意被强烈地吸引到某种感觉或观念上，并使注意不由自主地固着于此，使自己的注意不能像以前一样随意集中指向别处（注意狭窄或固着），这种注意集中 - 感觉过敏 - 注意狭窄或固着的过程，森田疗法称之为精神交互作用，也称之为神经症（包括强迫障碍）发病的被束缚机制。这种机制作用的结果形成被束缚状态，简单说"被束缚"状态形成的过程就是强迫障碍发生的被束缚机制。被束缚机制的形成至少包括两个要素：①思想矛盾（包括思想偏差、思想歪曲、思想错误）；②精神交互作用。由于一些人缺乏常识，常常把正常的现象当成异常，搞不清理想与现实、应该与事实的差距，一些人的判断常常出现偏差，但并不一定能及时发现这些问题，在这种思想矛盾的情况下，某种契机使人的注意向某处集中，于是引起了精神交互作用。例如有人很害怕由于不卫生导致疾病，所以对于吃的东西多清洗几次，这本是很常见的事，如果不在意，并不影响生活、工作，但是有人认为这是不正常的，不应该这样（思想矛盾），于是想排除这种反复清洗的"毛病"（症状受容性低下），可这是一种正常的现象，怎么能排除掉呢？于是还是要洗，洗过了就觉得自己很傻，不应该这么洗，于是想少洗，可是洗得少了又不放心，怕万一没洗干净得病怎么办？这样一来反而更加关注这件事，越发注意到自己洗得不够干净，这样一来越发不安心（精神交互作用），总是注意自己是不是脏，是不是没洗干净，而对这件事以外的事情却很少关注（注意固着），生活、工作、人际关系都受到影响（身体社会功能降低），形成这样一种被束缚状态的过程就是被束缚机制。

三、强迫障碍的精神病理

1. 强迫障碍的精神病理——被束缚状态

神经症包括强迫障碍的精神病理可以理解为被束缚状态的病理。日本东京慈惠医科大学第一代精神科教授森田正马首先观察到神经症的"被束缚"状态的精神病理现象，认为"被束缚"状态是由精神交互作用和思想矛盾的作用而形成，"被束缚"状态是强迫障碍治疗中需要打破的关键，森田的弟子高良武久对神经症"被束缚"状态的特征是这样描述的：①患者有强烈的想要克服症状的欲望；②对自己的状态有反省、批判能力；③症状发生机制清楚；④有疑病素质，它是由精神交互作用、自我暗示、精神拮抗、思想矛盾发展并固定下来的；⑤症状带有主观虚构性，从症状可以看出"防卫单纯化"的机制。近藤章久教授认为森田神经症的"被束缚"

是由于欲望的心像化和观念的固定化而来，因此表现为意识方面病态的过敏性、狭窄性、固执性。河合博教授观察了神经症"被束缚"状态的精神病理现象，指出在患者的注意范围方面，患者注意的中心有意识地增强，同时对周围的注意显示出意识性相对下降，因此注意随意识的流动性低下以致"注意固着"于某些症状。可见神经症"被束缚"状态确实是一种比较复杂的精神病理现象，森田疗法学派的学者们对神经症"被束缚"状态的认识尚有许多不同的理解，有必要深入研究和探讨。森田疗法所说的"被束缚"与我们日常理解的这个词不同，词典上被束缚的意思是：①被抓住；②被某种观念束缚。无论在日本还是我国，似乎大家都懂该词的含义，好像没有必要对其深入探讨，但是事实上森田疗法理论，已经给这个词赋予了特殊的含义，即森田疗法的"被束缚"包含了纠结、烦闷、执迷、心里放不下、心里疙瘩解不开、被束缚等多个含义，可见这个词的含义已大大超过了我们日常理解的范畴。本章作者于1999—2003年在日本东京慈惠医科大学，与中村敬教授、牛岛定信教授、久保田干子教授、黄菊坤博士共同深入研究了神经症"被束缚"状态的理论，提出了神经症"被束缚"状态的精神病理假说。神经症"被束缚"状态包括：精神交互作用、思想矛盾、注意固着、身体社会功能状态低下、症状的受容性低下、完善欲过强。几乎所有神经症（包括强迫障碍）都具有上述特征。掌握了这个特征，就比较容易理解森田疗法的理论。所以下面分别介绍其内容：

（1）精神交互作用：是注意与某种感觉或观念的互相作用所形成的循环状态，是使上述感觉或观念增强的过程。森田理论主要是研究神经症的精神病理，因此注重注意和感觉的恶性循环，如有人在紧张等因素作用下突然心慌，他想该不是心脏病吧，这样一想就容易紧张起来，越是注意心脏，越是感到心慌，反复循环使心慌加重，这就是精神交互作用的过程和结果。其实对这个概念深入思考会发现，这是人人都有的一种心理机制，我们的注意向某方面集中时就会带动精神能量向某方向流动，如果精神交互作用的结果是好事，可以称之为正向精神交互作用，例如，越想越高兴，越想越美，越吃越香，越看越爱看，越看越喜欢，越干越起劲等。在思想矛盾的作用下，发动起来的精神交互作用常常产生不好的结果，可以称之为负向精神交互作用。此时精神能量向负的方向流动，发生负向精神交互作用也叫精神交互作用的恶性循环，例如，越想越怕，越想越后悔，越看越烦，越想越生气，越来越疼，越来越慌等。精神交互作用一旦发动，很多情况下很难控制，如越是害怕手洗得不干净，就越加紧洗手，这个时候常是旁观者清，对当事人劝说：你别害怕，转移注意力就好了。其实当事者何尝不知道这个道理，但常常是越想控制就越是控制不住。因为精神交互作用这个动力系统是需精神能量支持的，这种精神能量的来源就是思想矛盾，思想矛盾不改善，负向精神交互作用也很难得到改善。

（2）思想矛盾：是指思维（包括认知）方面出现的偏差、思想歪曲、思想错误等。原意主要指"应该如此"和"事实如此"之间的矛盾，生活中理想与现实、主观与客观、理论与事实经常互相矛盾或不一致，而本人却没有察觉到其中的问题，即没有察觉到思维偏差、歪曲或矛盾，仍然用这种"问题思维或偏态思维"指导自己的行动和情感而导致出现心理问题乃至心理障碍，那么这种"问题思维或偏态思维"称之为思想矛盾。生活中人们的判断经常会出现错误、歪曲或偏差，但是很快就会被自己或周围人发现并加以纠正，正常人对修正这种思维无论感到多么痛苦、尴尬，都会及时修正，但是由于家庭教育方式、文化水平、性格特点、个人经验等因素的不同，有些人不能马上发现自己的问题所在，直到出现问题才有可能被发现，另一些人没有形成很有效的思维调整、监护、修正机制，又很难及时发现问题，即使周围很多人已经指出了自己的问题所在，也不认为自己思维有错误、歪曲或有偏差（又加一层思想矛盾），因此问题原因总是归结于他人、客观、外界，这样的思想矛盾总是得不到修正，形成一种不正确的思想模式。因此，一方面，思想矛盾直接影响心身健康、人际关系、工作、学习、生活等，使其患某些躯体或心理疾病，搞不好家庭、邻里、单位同事的人际关系，不能发挥自己的才能，不能干好工作等。另一方面，遇到某种契机就容易发动负向精神交互作用。如有人为一个很轻的心前区不适，误认为患了很严重的心脏疾病，越来越觉得问题严重，越关注心脏部位的症状就越感到症状严重，控制不住胡思乱想，不停地四处求医，也得不到解决，因为事实上并不是像他想的那样，但仍固执己见，以至于不能工作，个人生活甚至都需要别人照顾。病情长期迁延，损失钱财，浪费时间，体验痛苦。

思想矛盾的表现特点为：他们在说话时常常一开始说——我认为、我估计、我想、我推测、我寻思、没想到、不可能、不一定、肯定、一定等。自己从不说自己是最正确的，但从不愿接受别人的劝说、建议，似乎自己才是最正确的，对医师的检查结果不轻易相信，医生的治疗意见不轻易接受，或不能维持长期信任关系，生活中各种事实不能接受，基本只相信自己的感觉和想法。

（3）注意固着：是在精神交互作用中使注意长期执著地固着在某种感觉或某种观念时的一种状态，其特点是注意的重点或者在意的中心感觉极度增强，而对其周围的感觉相对减弱，对周围注意的流动性减退，就是对所关注的事件以外的事情不感兴趣，视而不见、听而不闻，大家看来这样做怎么行，这样做一定会失败的，在他看来没有什么，很好啊，别人怎么劝说，听不进去。而对关注的事情时时刻刻放在心上，放在精神活动的中心，注意轻易不容易被其他事物所吸引。这种状态轻者一般只是表现注意不容易集中，干什么事没耐心，注意涣散，而对关注的中心极其敏感，有一点细微的变化都能强烈地感觉到，例如对一点点心慌症状会发生惊恐障碍，对一点疲劳就感到浑身像一摊泥。注意固着严重时注意常不能像平时一样随意指向别处，除了关注的事以外，什么事也干不下去，就好像自己已经不是自己的司令官、已经指挥不了自己了一样，或者注意转移比平时感到费力，有时不由自主地注意又回到所关注的感觉或观念上来，这像一种强迫性关注，而对生活、社交、工作中的事却注意涣散，记忆减退，使当事者十分烦恼，便想极力摆脱这种状态，却陷入更深的烦恼中，难以自拔。对于周围人的劝说，似乎都听懂了，可就是记不住，好像故意在做抵抗。例如有些强迫障碍伴有焦虑不安，因此想方设法要消除焦虑，这时如果别人说你越这样就越焦虑，道理很简单但不容易被接受，仍然按照自己的想法去做；另一些强迫障碍为了消除焦虑就反复思考或者做自己注意的事，反复做自己想确认的事和想弄干净的事，以达到暂时的平静，别人无论怎么劝不要这样做了，都没有用，患者控制不住自己的行为和想法，注意固着能够持续下去的精神动力来源是：①思想矛盾；②性格缺陷，如完善欲过强；③极力想排除这种状态的愿望。

注意固着的表现形式如下：

①周围注意狭窄：注意固着于极少的某件事上，导致对周围事物注意范围狭窄，注意涣散，注意难以集中到自己关注的事物上。

②局部注意增强：由于注意高度关注极少数事物，精神能量大量聚集，导致被关注的事物感觉增强，如能感觉到心跳、脉搏的搏动、周围环境的细小声音等。对关注的事物记忆增强，如关注躯体不适则记得住症状演变的所有细节、感受，而对关注的中心以外的事物则记忆减退。

③注意的调动或者流动性下降：例如，某人害怕自己患了什么严重疾病，时时刻刻关注着身体的每一点不适，稍有不适便迫不及待地查找原因、向别人述说、想办法排除，不能如愿会导致更加高度关注身体的每一个微细变化，对于身体一点点不舒服都极其敏感，而对其他事物不感兴趣，做不下去，注意力难以从关注的身体上主动或被动地转向其他方面，身体的一点点不适都记得十分清楚，而对其他事情记忆明显减退。对关注的事物极其细致，而对其他事物细节的关注很容易出现问题，因此学习、生活、工作很容易出现问题、错误。

（4）症状受容性低下：这里所说的"症状"可能是一种症状（如疲劳、害怕、不安等），也可能是一种现象（如被别人看不起等），症状受容性低下其实也是在思想矛盾和对症状的反感情绪的基础上发生的，是对焦虑不安、烦恼等症状的容忍度或接受度的低下，表现在对焦虑、恐惧、杂念、强迫、烦恼、躯体不适等症状的强烈排斥、对抗、抵制，通过不停地关注、反复地查阅资料、到处就医、请求检查、休息（不去工作或上学）、反复述说等方法试图达到消除上述症状的目的。这种态度和做法一般不可能达到目的，因为这些症状起初不一定都是异常的，正常人在某种情况下也会出现上述症状，企图用个人的努力把正常情况下也可以出现的现象全当作异常来排斥、消除，这本身就是思想矛盾，很容易发动精神交互作用，结果反而使这些症状更加严重。所以症状受容性低下本身就会加重"被束缚"状态，使上述症状更加严重。

症状受容性低下主要表现为对一时解决不了的症状、烦恼无法放下，反复纠结，反复过分关注，竭尽全力除之而后快，不去除之就无法安心。

（5）身体、社会功能下降：身体功能表现为血压、呼吸、心率、记忆、注意、情绪、体力等多方面，如血压升高、呼吸费力或困难、心率加快、记忆减退、注意集中困难、睡眠障碍、食欲障碍、性欲障碍等，这些障碍是功能性的障碍。社会功能表现为工作能力、社交、家庭生活等各方面，如工作常出错，感到工作难以胜任；学习成绩下降；处理不好人际关系，家庭经常吵架；不愿见人，不与其他人交往；不能做家务等。假如有思想矛盾和精神交互作用，也产生了注意固着于症状的现象，但是一点也不影响身体、社会功能，照样可以正常进行工作和过正常的家庭、社会生活，甚至带着症状更加努力地参加工作，积极参加社会生活、家庭生活，就说明被束缚状态还不严重。被束缚状态多影响身体、社会功能，这时虽然身体检查没有发现异常或明显异常，但表现为工作能力、效率、社交能力下降，身体不能适应正常工作，不能料理家务，不能完成自己的角色（如不能尽到丈夫、妻子、父亲、母亲、儿子等角色义务）。这种身体、社会功能下降会进一步引起自我关注和焦虑，往往又加重被束缚状态的严重程度。

（6）完善欲过强：是指人的性格因素，这种性格倾向会使人产生特殊的行为模式。具有这种倾向的人有许多优点，如上进心强、办事认真、细致、遵守规矩等，但缺点是常常对日常生活中正确的、好的、优秀的方面不以为然，认为我努力了这是应该的结果，只要把错误、失败、问题消灭掉就行了，因此对错误的、不好的、低劣的方面及失败、挫折极其敏感，极力排除。例如，对自己考试得了90分不以为然，而对丢掉的10分却十分恼火；对涨了工资不以为然，对比别人少涨了一点十分恼火；丈夫今天休息，打扫了家里卫生，做了饭菜，可是完善欲过强者常常好像看不到这些，却很容易发现门口拖鞋没摆好，菜炒得有点咸，炒菜把屋子搞得烟雾缭绕，为此而不满，结果吵架；工作有点累，回到家这也不舒服，那也不舒服，医院检查没有异常，这本来是好事，但不满意没有发现问题来证明自己的判断，又到别的医院检查，又找更高明的医生诊查，结果越搞越严重；有的患者患病后经过治疗，病已经好了很多，但是不为此高兴，而是看到、感觉到留下来的那些症状，就不满意，越不满意就会使状态越糟。另外还有一种倾向，什么事不做得完美就不满足，非要持续地做下去直至满意为止，这样当然有好的一面，会使一些事情做得很好，领导满意，大家满意，但是实际上并不是所有的事都能使自己满足的，那样一来就会经常处于不满足、不愉快之中，处于一种疲于奔命之中。好像这单位、这个岗位、这个家离开自己就玩不转一样。完善欲过强会容易使人成为焦虑、恐惧、强迫、紧张、躯体化不适的易感者。这些症状一旦出现，过强的完善欲会使症状进一步加重。

2. 强迫障碍的精神病理——神经质

神经质是人的一种性格特征，是容易患神经症的素质因素，一旦具有神经质性格的人患了强迫障碍，那么这种性格特征就变成了精神病理的一部分，因为这种性格特征便成为患者强迫障碍症状持续存在的精神动力和难治的原因之一。理解这些特征，把它纳入治疗的体系中，对强迫障碍心理治疗具有重要意义。具体神经质表现在前面已经介绍，这里就省略了。

3. 强迫障碍的其他常见精神病理

（1）精神拮抗作用失调：人的精神活动有一种对应和调节的现象，这种现象类似人体中作用相反、彼此制约、相互调节的拮抗肌的作用，因此森田教授称为精神拮抗作用。例如发生恐怖感时，又会出现"不要怕"的相反心理；被表扬，则谦虚起来说"不行，不行"；被批评时，马上想到辩解"这不怨我"；对异性出现欲望时，有时会出现"下流"等念头。这些所谓相对观念是精神领域中的一种自然现象，是一种自我防卫机制，常常无法随意自行消除的。适度的精神拮抗作用，可以保持我们的欲望和抑制之间的平衡，保证人的精神和行为的安全。但是这种精神拮抗作用过弱、过强都会引起精神活动、行为的异常。

如果缺乏这种拮抗作用，就容易出现缺乏抑制的冲动行为，在幼儿或病态人格身上，常可以见到这种现象。若精神拮抗作用过强，则容易丧失精神活动的自由，就像肌肉的拮抗作用过强而导致肌肉强直或肌肉痉挛一样。例如，站在高处时，任何人都有害怕跌落下去的恐怖心理，产生别害怕的心理也是正常的，但是用别害怕的心理去除掉害怕的心理是徒劳的，反而更害怕，以致吓得两腿发抖，这是因为拮抗作用过强所致。

（2）情绪本位的行动准则：是指以情绪的好坏为行动准则或者是说以情绪为第一位的行动方式或生活态度。这是一种不健康、幼稚的行动方式或生活态度。常常表现为喜欢做的事不分好坏、轻重就愿意去做，不喜欢的事不管怎样也不愿意去做。例如，有些人喜欢玩电子游戏，就整天沉浸于游戏中，不管谁的劝阻都不听；而不喜欢上学就不去，不喜欢参加社交活动就不去；不喜欢运动，不管是否身体需要都不去运动，结果身体越来越胖，却在所不惜；不喜欢的人和事就回避，不管是否需要。这种情绪本位的行为准则会助长不良习惯、不良行为，而不利于良好习惯的养成，一旦患了强迫障碍，也很容易坚持自己的病态行为方式和生活方式，这种情绪本位容易使病情慢性化。

（3）负向思维倾向：是一种遇事总往坏处想的思维模式。如给朋友打电话，对方没接，认为"他可能特意不接我电话，不理我""他可能看不起我"；稍有心慌就认为"自己是患了心脏病"；稍有睡眠不好就害怕患失眠症。负向思维也是一种自我防卫的思维方式，本意是使自己避免被骗、生病、事故、受损失等，但总是这样想问题就容易导致情绪低沉、焦虑、烦闷、强迫性地胡思乱想，成为症状的一个部分。

（4）负向情绪：它是相对正向情绪而言的，负向不仅带有负的意思，还带有可以进一步向负的方向发展，以致于负性的情绪越走越远，死的恐怖就是一种负向情绪。它又是消极防卫本能，常伴有负的精神能量，产生消极的精神动力，因为这种精神动力会产生消极的防卫行动。死的恐怖越强烈，伴随的消极的精神动力也越强大，所产生的行动对人的负面影响也就越大。死的恐怖的另一面是生的欲望，这是一个事物的两个方面，两种不同表现形式。死的恐怖越强烈，说明生的欲望也越强烈，这种本能的情绪是不能被消除的，但可以互相转化，就是说按照生的欲望去行动的人在某种情况下可以被转变成围绕死的恐怖去行动，相反围绕死的恐怖在行动的人也可以被转变成围绕生的欲望去行动。一个正常人在正常情况下表现为按照生的欲望来进行具有建设性意义的行动和生活。建设性行动所收获的成果越大，生的欲望相对的死的恐怖所怕的结果就越不容易出现。因此生的欲望就像一个数学公式，我们如果能够灵活地掌握它，灵活运用它去解人们生活中的各种题目和问题，就会发现许多问题迎刃而解。如果我们生活中遇到难题没办法解决，不知如何是好了，那么说明我们还没有真正掌握这个公式（围绕生的欲望展开的建设性行动），这并不奇怪，当我们学会一种数学公式时，也许我们用这个公式可以解很多过去不会做的题，但100分并不那么容易，有时还是出现错误，这时回头再去重新理解这个公式，也许你会有新的发现、新的理解。具有神经质倾向的人或具有疑病体验者在遇到挫折、失败、痛苦、打击等契机时，就容易发动负向精神交互作用，情绪容易由正向转为负向，按照生的欲望行动如果转变为围绕死的恐怖而行动，则使伴随生的欲望的精神能量转向死的恐怖，死的恐怖在其强大的精神能量支持下占了上风，人的行动会转向围绕死的恐怖来进行。而他们就是不善于运用建设性行动来解决生活中困境、烦恼的人，患病以后这种倾向就会成为症状的一个部分。

（5）思维监督和修正机制不健全：由于思维活动的信息来源、本人知识面、经验多少等原因，思维多数情况下不可能达到十分准确无误，有时思维出现偏差、歪曲、错误也是在所难免的，正常情况下人们会根据事实、经验、亲友的意见、电视广播书刊杂志等新闻媒体的信息，对自己的思维不断修正，纠正那些偏差和错误。而一部分人缺乏这种思维监督和修正机制，轻易不会信任事实、别人经验、亲友的意见、电视广播书刊杂志等媒体的信息，不去修正自己的思维，因此在偏差或错误的思维基础上很容易出现各种问题，一旦问题出现，常不愿意也很少从主观、从自身找原因，那么这种思维监督的问题就无法发现，也得不到修正，思维偏差、歪曲、错误就会不断影响自己的一切精神活动。

这些精神病理都是强迫障碍难以治愈的障碍，是在森田心理治疗中一定要设法纠正的重点。

（李江波）

第四节　强迫障碍的病因理论模型

强迫障碍的病因尚未明了，学者基于心理学、神经生物学等研究结果提出了多重病因机制模型。在此主要介绍以神经生物学研究结果为依据的神经通路模型（Aouizerate 等，2004）。

一、Modell 模型

这个模型支持 OFC- 丘脑中部 MD- 基底节 / 纹状体神经通路异常学说（Modell，1989），通过内囊前支兴奋性交互连接于这两个结构之间。MD 的活动受来自腹侧苍白球输出的调节，已经明确腹侧苍白球的功能是抑制性的，并通过 γ- 氨基丁酸（GABA）调节。腹侧纹状体接受：①多巴胺能投射纤维，来自黑质和毗邻的腹侧被盖（VTA）；② 5- 羟色胺能投射纤维，它发送抑制性的 GABA 能投射纤维至腹侧苍白球。

Modell（1989）认为强迫症状是由于在 OFC 和 MD 之间异常的正反馈环路所导致，由于正常的边缘系统纹状体 - 苍白球输入信号调节下降所引起。额眶回和丘脑之间正反馈交互环路可以解释强迫障碍的临床表现，表现为患者在对具体情境做出反应时的过度重复的认知性、情绪性和动作处理方面的异常。

二、Baxter 模型

这个模型是基于直接的纹状体和间接的纹状体通路拮抗而提出的。纹状体是由一些相互离散的细胞群或小纹状体矩阵构成。这些小纹状体优先刺激直接基底节通路，同时矩阵可能包含有间接通路。因为小纹状体在纹状体腹侧中部数量繁多，它们是额眶回和扣带回神经通路的一部分，这些区域便于日常事务调节。另一方面，额叶背外侧皮质（DLPC）发送大多数投射纤维到这些矩阵，而且通过这些投射纤维对间接通路发挥重大的影响（Baxter，1999）。这些直接通路被认为促进日常事务执行，而强迫障碍患者这些直接通路功能行使过度，同时这些作为转换开关的间接通路没有发挥作用。这样导致某些日常事务被反复在环路中处理。

因此，一方面，强迫障碍的临床症状可能是由于这些环路之间的失衡，导致额眶回和扣带回通路的活动亢进；另一方面，DLP C

神经通路的功能不能充分行使（Baxter，1999）。额眶回通路可能持续活动，导致闯入性强迫思维"难以控制的担心、怀疑、过度的自罪"，重复处理日常事务的强迫行为或仪式动作，例如反复洗涤和检查（Insel and Winslow，1998；Baxter，1999）。而扣带回的过度活跃导致非特异性的与"关注"相关的焦虑（Baxter，1999）。

三、Schwartz 模型

在这个模型中，纹状体，特别是尾状核头部，起着重要的作用（Schwartgz，1999）。TAN 的活动被任何对个体有重要意义的信息调节，在学习过程中这种调节是通过纹状体调节信息流来实现的。换句话说，在纹状体它们可允许选择和产生新的活动方式对重要信息做出反应。任何这一系统的控制障碍可能通过皮质下 - 皮质环路相当程度地修改皮质活动。另外，来自腹侧纹状体的投射纤维在到达丘脑中继站前主要到腹侧苍白球，然后回到 OFC 和 ACC。

这两个皮质区域在错误监测方面起着重要的作用。如果它们不能正确地行使功能，则错误监测系统无效，结果个体觉察环境变化的能力被削弱。如果这种现象发生，这种类型的信息处理反应就会变得重复和低效率，从而导致行为的固执（Schwartz，1999）。另一方面，强迫思维或行为可能被认为是错误监测系统的活动亢进，导致对具体情境重复、不合适地反应。临床表现的活动亢进可能是由于"出了问题"感，这是强迫障碍患者常有的体验。这种情况导致闯入性和病理性的思维出现，并导致反复出现的强迫行为。

四、整合学说

皮质 - 基底节 - 丘脑神经通路异常在强迫障碍的病因中起十分关键的作用。然而，神经影像学技术所见到的代谢异常方式是因是果？此外，临床症状与功能异常的联系仍然是假说性的，所以整合生理学解释功能异常是一个不错的策略。

因为多巴胺能神经元可能参与了个体对新的和潜在的刺激状况下的反应，中脑皮质边缘系统的活动亢进可能在对事情过于考虑的强迫思维形成中扮演重要的角色。此外降低 5- 羟色胺活动可加重强迫行为或动作，5- 羟色胺再摄取抑制剂对强迫障碍的疗效支持了这种假说。5- 羟色胺神经递质对行为的影响可能通过 5- 羟色胺 - 多巴胺相互作用实现的，已经发现来自中缝核的 5- 羟色胺能投射纤维具有强有力地抑制性控制纹状体和皮质多巴胺活动的作用（Kakuvas，1993）。

五、结语

强迫障碍可能是由于从额叶到基底节相互联系的神经通路中信息处理过程紊乱导致的。然而，仍存在两个关键的问题：第一，目前还不知道强迫障碍是由于特定脑区之间的神经通路某种联系出现功能失常还是由于 5- 羟色胺能和多巴胺能系统失去平衡导致的；第二，对这些现象的本质仍不清楚，它们是由于大脑特定区域的某些结构缺陷引起的，还是心因影响的病理性的多种因素共同作用而导致的结果？

（张伯全）

第四章　强迫障碍的临床表现

一、概述

强迫障碍的基本特征是反复出现的强迫思维（obsession）或强迫动作（compulsion）。90%以上患者既有强迫观念，也有强迫行为；而单纯表现为强迫行为者少见。

强迫症状应具备以下特点（ICD-10）：

（1）必须被患者看作是自己的思维或冲动。

（2）必须至少有一种思想或动作仍在被患者徒劳地加以抵制，即使患者不再对其他症状加以抵制。

（3）实施动作的想法本身应该是令人不愉快的（单纯为缓解紧张或焦虑不视为这种意义上的愉快）。

二、强迫思维

强迫思维是以刻板形式反复进入患者头脑中的反复出现的持久的观念（thought）、冲动（impulse）、表象（image）。这些症状常常给患者带来痛苦和烦恼，但是痛苦程度因人因症状内容而异，如乱伦、猥亵、暴力内容方面的强迫思维，患者常常非常痛苦，而习惯性的穷思竭虑却痛苦不明显。病程很久，或因为患者认为其内容毫无意义，患者往往试图抵制强迫思维，但往往不成功。有些患者抵制不明显，在病程漫长的病例，抵制可能十分微弱。虽然强迫思维是闯入性的并非自愿的，而且令人反感，患者认为它是自己的。患者似乎感到有两个自我，而且这两个自我是"失和谐的"，一方面感到其思维内容是不合理的、错误的，同时又感到有其合理性。例如，一位强迫怀疑的患者称"理智上"或"实际上"感到他的同学不会害他，但是"感觉上"总担心他可能会害他，两种思想或两个"我"在打架，常常分不清哪个对，哪个错，不断找所谓的证据，有时似乎搞明白了，但是很快又推翻，越想搞清楚越搞不清楚，多少次想放下不解决了，却难以摆脱。这种情况尤其在对立思维的强迫障碍患者更加明显。

强迫思维的表现形式与内容繁杂，均归于强迫思维欠妥，如强迫情绪似乎归于情绪症状，而强迫意向似乎属于意志方面的异常，有些症状则难以归类。临床上为了简便起见，除了强迫行为以外的症状都归于强迫思维。强迫思维的内容，可以说包罗万象，例如日常工作、学习、生活内容、躯体伤害、性、宗教、传染病，有的则无具体内容，说不清内容的"念头"。内容可以容易理解的，而有的则非常荒谬。例如，某强迫障碍患者难以摆脱一种非常怪异的念头：担心他曾经咀嚼后吞到腹中的小纸条从大便中排出体外，被人发现了其隐私会被曝光；某强迫障碍患者自己的手只要接触其保险柜的钥匙，马上恐惧不安，因为她脑中冒出来一种"幻觉"，她的钥匙似《西游记》中孙悟空身上的毛可以变成了无数把，被人拣后果不堪设想，她知道不可能，但是却难以摆脱。强迫思维的常见类别如下。

1. 强迫表象

在头脑里反复出现过去感觉到的体验（例如视觉、听觉或复杂的感知觉情境），常常具有令患者不愉快甚至厌恶的内容，例如前不久看到的恐怖场面，过去与别人发生口角的情景，讨厌的人的脸。有的内容本身不讨厌，但是由于患者感到对其工作学习有影响，而极力排斥，而成为强迫症状，如一位过去很喜欢听歌曲的同学，当他开始努力学习时脑中浮现歌曲的声音，他感到影响其注意力并干扰学习，而极力排斥，结果越排斥越重。一位女性强迫障碍患者，脑中不断闪现她刚刚看过的广告字牌、路标、行人、小鸟等，像放幻灯一样播放，极力控制不想，却越控制越频繁闪现，为此非常苦恼，无法摆脱。

2. 强迫性穷思竭虑

患者对日常生活中的一些事情或自然现象，寻根究底，反复思索，明知缺乏现实意义，没有必要，但又不能自我控制。例如，反复思索：为什么1加1等于2，而不等3？树叶为什么是绿色，而不是其他颜色？有时达到欲罢不能，以致食不甘味，卧不安眠，无法解脱。

3. 强迫怀疑

患者对自己言行的正确性反复产生怀疑，明知毫无必要，但又不能摆脱。例如出门时怀疑门窗是否关好了，虽然检查了一遍、二遍、三遍……还是感到没有关好。又如寄信时怀疑信中是否签上了自己的名字，信封是否写错了地址，是否贴了邮票等。怀疑刚刚说过的话有伤害同事的内容而焦虑不安，因而反复思考是否错了。自己的手明明刚刚洗过，却感到好像没有洗。刚刚看过的句子，明明看得清清楚楚，但是总感到没有看清楚，而反复读。感到自己的脑子变笨了，记忆迟钝，实际上记忆如常，但是总难以摆脱这种想法。

4. 强迫性思维反刍（ruminate）

对同一问题或事件的反复思索，尽管觉得没有必要，但是控制不住地一遍遍想。

5. 强迫联想

患者脑子里出现一个观念或看到一句话，便不由自主地联想起另一个观念或语句，感到没有必要这样想下去，可是控制不住，并为此烦恼。

6. 强迫回忆

患者不由自主地在意识中反复呈现经历的事件，无法摆脱，感到苦恼。多数为过去不愉快的事件，例如与同学、同事的矛盾，工作的不如意，也有的内容不曾给患者造成烦恼，但因为干扰了目前的工作、学习，故极力控制不回忆，却无法控制。心胸狭窄的患者，如果并不想忘掉并寻求报复的心理很强，则不属于强迫，只有想忘掉，或想控制住不想，并为此焦虑不安才考虑强迫。临床上两者交替或并存的情况不少见。

7. 强迫性犹豫不决

患者总考虑自己的想法或计划是否合适而考虑很久，仍难以决断，为此苦恼，如上述情况比较轻或本人认为这是一种习惯且对日常工作学习影响很小，达不到强迫障碍的程度，而考虑为人格方面的问题。

8. 强迫性赘述

不少强迫障碍患者，言语沉溺于细节，啰唆，患者常常解释为"担心说不清楚"，对此患者意识到过分了，但是似乎不由自主。想控制却做不到。

9. 强迫性对立思维

两种对立的思维同时出现，患者为此不安，难以摆脱。例如一位曾经刻苦学习成绩优秀的中学生，在高考前出现一种症状，只要一学习马上矛盾紧张起来，一面想好好学习，同时出现另外一种想法"不要学了"，而一旦出现"不要学了"的想法，马上感到"如果真的不学了，我就完了"而焦虑不安。患者因为这种对立思维，难以集中精力学习。

10. 强迫意向

患者反复体验到，想要做某种违背自己意愿的动作或行为的强烈内心冲动。患者明知这样做是荒谬的，不可能的，努力控制自己不去做，但却无法摆脱这种内心冲动。例如，站在凉台，有一种想跳楼的冲动，因为怕真的跳下去，而非常恐惧，并极力回避；抱着自己心爱的孩子走到桥上，出现想把小孩往桥下扔的意向等；看到刀子，出现想捅人的冲动，并出现鲜血淋漓的幻想场面，担心真的这样做了，为此恐惧不安。一般说来，患者不会付诸行动，但是患者可能做一些没有很大危险的动作，如有从高处跳下的意向的强迫障碍患者反复地跳比较矮的台阶、矮墙，自称这是为了证明他（她）有胆量。另外，伴有冲动人格的患者可能出现强迫意向略轻的伤害他人或自伤的行为，例如一患者经常见了刀出现杀其父母的强迫意向，为此恐惧，患病期间经常情绪暴躁打骂父母，有时自伤。一位被强迫性乱伦并伴有强迫表象而痛苦不堪的女患者，却经常放纵自己的性行为与许多男性发生不正当性行为，以此来满足其性欲望、获得提升利益等。

11. 强迫情绪

表现为对某些事物的过分担心或厌恶，明知不必要或不合理，自己却无法摆脱。若看到棺材、出丧、某个人，立即产生强烈的厌恶感或恐惧，于是极力回避，明知不合理，却无法克制，又称强迫性恐怖（obsessional phobia），与恐怖症的不同之处在于：患者在离开刺激物或场景时这种恐惧的情绪或伴有恐怖的表象久久不能驱除。

12. 难以归类的强迫思维

例如一强迫障碍患者经常感到好像某种思绪或事情萦绕心头，似乎"有心事"，虽然说不出具体是什么，也许是一种说不清的忧虑或伤感，但是却挥之不去，使其注意力难以集中，为此非常苦恼。没有此"心事"出现时，患者情绪正常。当忙于工作或玩耍时上述症状减轻或消失。

三、强迫行为

强迫动作或仪式是一再出现的刻板行为。这些行为或精神动作的目的在于预防或减少苦恼或预防出现某种可怕的事件或情境，但是这些行为或精神动作与打算中和或预防的事件或情境缺乏现实的联系或显然是过分了。从根本上讲，这些既不能给人以愉快，也无助于完成有意义的任务。患者常将其视为能防范某些客观上不大可能的事件，且他们认为事件对患者有害或者是患者造成的危害事件。这种行为通常（但并非总是如此）被患者认为是无意义的或无效的，且反复企图加以抵抗。

强迫行为有的为外显性的，如能看见的仪式动作或行为；有的为隐匿性的，例如默默记数或祷告，有的为了消除强迫思维而用另外一种思维来抵抗或消除，又称精神性强迫行为（psychic compulsion）。常见的强迫行为如下。

1. 强迫检查

患者为减轻强迫性怀疑引起的焦虑，所采取的措施。如出门时反复检查门窗是否关好，寄信时反复检查信中的内容，看是否写错了字等。

2. 强迫清洗

患者为了消除对受到脏物、毒物或细菌污染的担心，常反复洗手、洗澡或洗衣服。有的患者不仅自己反复清洗，而且要求与他一道生活的人，如配偶、子女、父母等也必须按照他的要求彻底清洗。有些患者的强迫洗涤并非为了消除脏或病菌，而有潜在的其他心理机制。例如，某患者多年来反复洗手、洗澡，但否认是怕脏，仅仅感到"不洗难受，洗后舒服"，心理分析发现患者病前曾经被冤枉贪污，不知不觉形成了反复洗的毛病，其洗涤的潜在意义是洗掉冤屈；而另外一患者认为洗涤是为了消磨时间，但不断加重，直到发现浪费了太多的时间和精力才想到求医；还有一患者称为了消除乱七八糟的想法。

3. 强迫询问

强迫障碍患者常常不相信自己。为了消除疑虑或穷思竭虑给患者带来的焦虑，常反复要求他人不厌其详地给予解释或保证。有的患者可表现在自己头脑里，自问自答，反复进行，以增强自信。

4. 强迫性仪式动作

这是一些重复出现的动作，他人看来是不合理的或荒谬可笑的，但却可减轻或防止强迫观念引起的紧张不安。例如，患者出门时，必先向前走两步，再向后退一步，然后才走出门，否则患者便感到强烈的紧张不安。又如患者就座前，必先用手指触一下座位，才能坐下，这一动作对消除强迫观念或许具有象征意义。此类患者常常有超迷信或超自然观念，有惧怕发生不幸而进行仪式动作或行为，反复强迫仪式加重患者的恐惧担心。

5. 强迫性迟缓（compulsive slowness）

可因仪式动作而行动迟缓。例如，早晨起床后反复梳洗很长时间，使患者迟迟不能出门，以致上班经常迟到。但也可能是原发的，例如，每当患者看书时，目光常停顿在第一行第一个字，不能顺利阅读以下的内容。这种现象可能源于患者不能肯定自己是否已看清楚或看懂了这一行字，因而停滞不前。这类患者往往并不感到焦虑。缓慢的可能原因有：①重复所致：归强迫性核查；②仪式化动作所致：归强迫性仪式动作；③单纯缓慢，不是重复和仪式化动作所致；④混合。

6. 强迫性计数

计数台阶，计数窗格……本身并无现实意义；患者完成计数，只是为了解除某种担心或避免焦虑的出现。有的患者只在自己头脑里计数，或重复某些语句。患者往往存在对某些数字吉利或不吉利的信念，而强迫计数加重这种信念。这种症状并不少见，往往被忽视。

7. 强迫性整理

患者反复整理其日常物品，不整理则不安，每天浪费大量时间，但难以控制。例如一女性强迫患者，病前喜欢整洁。结婚后与丈夫没有共同语言，闲时间即整理床铺、衣服、打扫卫生等，这种毛病日益严重，近2年来，常常不能按时上班，每天花去3~4个小时，不这么做，即感到不舒服，曾经多次试图控制，但很快又整理起来。

8. 强迫性回避

这是强迫障碍常见的一种行为，患者因为惧怕强迫的思维或行为或情绪出现，而采取回避行为，这种回避行为反过来加剧了其强迫。例如一位强迫怕传染病的患者，看到大街上外观身体不健康的人即担心他们有传染病，而从很远即躲避，严重时不敢出门。因为她怕脏念头出现，又洗刷半天，太痛苦了。另一位怕手接触物体传染上疾病的男性患者，竟然半年来不敢自己吃饭，需要家人喂饭，理由是这样避免自己染上传染病给家人带来麻烦，同时也免去自己洗涤的痛苦。

9. 强迫性注视

患者强迫性注视自己认为不该看的物体，例如上课看黑板旁边的一黑点，学习时注视眼镜框，与人交往时注视他人的某私处等，"越控制越想看"，结果严重妨碍正常学习、工作和交往。

10. 强迫性收集行为

患者热衷于收集没有多大用处的物品，如报纸、杂志、烟盒、烟头、废的塑料桶等，有的各种各样，堆积如山，患者知道没有实际用处，但常常觉着"万一用得着""可能有用""没有坏处"等，虽然想控制，却控制不住这样收集下去。如一患者5年来坚持购买第一期《生活杂志》，自己净手后才可以接触，不准任何人碰，自己几乎不看，一旦错过，千方百计也要买到，否则寝食不安。患者也说不清为什么做，有时感到为此苦恼，想控制，但做不到。

11. 强迫性抠皮

患者对身体某处皮肤反复抠，不这么做，不自在，不想这么做，好像控制不住。常常导致被抠处皮肤反复破损、结痂。抠鼻孔则导致鼻部出血。

[附]案例

医生：告诉我，什么时候感到最困难？

患者：去年圣诞节后。

医生：你那时几岁？

患者：13岁。

医生：情况最坏是什么时候？

患者：主要是我明知到自己在做愚蠢的事，也没有什么意义，但是我仍要去做，如不做，便觉得似乎害怕会出事。

医生：做什么蠢事？

患者：早晨穿衣服时害怕衣服和其他东西上有细菌，便站在那里将衣服和东西抖动半个小时。做任何事情之前我都要洗手，如洗脸前要洗手，穿衣服之前也要洗手。后来甚至更严重，洗手还不够，还要用酒精擦手。冬天天气很冷，洗得手都裂口出血了。我将手放在水里，血染得到处都是，看起来真可怕。人们都认为我有病或发生了什么事。

医生：你洗手这么频繁，每天要花多长时间？

患者：6个小时左右。早晨还要上学，因此没有更多的时间，只好尽可能穿好衣服。甚至没有时间梳头，来不及吃饭，因为洗手，其他的事情几乎什么也做不了。

医生：除了怕脏、洗手外，还有什么苦恼

患者：只要与细菌和疾病有关，我都认为是坏事，但是我已经准备应付这些坏事的办法，以便消除他们。

医生：什么办法？

患者：一些具有保护性的数字或言语。

医生：具体谈谈。

患者：开始是3和3的倍数。接着为"肥皂、水"之类的事物，后来3的倍数增高到123，真是太糟糕了。

医生：你真的相信不做这些事会发生什么坏事？你是真的害怕，还是仅仅是一种感觉？

患者：我害怕一些事情会真的发生。它是不可思议的，因为大家都说我多么明智和聪明，却这么做，难以理解。我为了使别人理解我而解释，但是他们都说"这是愚蠢的"，我也知道是愚蠢的。当我与朋友在一起时，我几乎忘掉这些事；而当我一个人独处时，则想各种事情，如新计划、新仪式和新的念头，并开始愈来愈关心我会受到伤害的事，如果不这样，即担心事情可能真的会变坏。

医生：你最担心谁？

患者：家人。

医生：具体是谁？

患者：我祖母，她83岁了，我真担心……我知道她老了，不会活很长时间，我担心自己做的一些事情引起她生病或出现某些事情。

医生：以前相关的事？

患者：让我想想……。我母亲和她的家人很爱整洁，这可能对我有影响，因为我是在这种背景下长大的。我喜欢整洁，家人也从来不准我穿带泥土的鞋在室内走动或做类似的事情。

医生：因为你的病，妨碍你做事情吗？

患者：很多事受到影响。例如打算与朋友在 11 点出发到某地，可是由于想出发前洗澡，而从早晨 6 点起床，有时洗了 5 个小时还没有洗完。

医生：你曾感到你有其他外来力量，能神奇地控制事物或被控制吗？

患者：我非常害怕超自然事物，我不喜欢说我迷信，但是我猜想真的有些迷信，因为超自然的事物让我害怕。在小时候这些事情不困扰我，但是现在我尽可能回避它，例如，在遇到数字 13 时，虽然不会困扰我，但是我会尽量回避而用 7 替代。

医生：那么你是迷信的了。曾经听到有特殊的声音对你讲话？

患者：是的，我曾经听过，它像什么来着……如果我讲出来，人们会觉得我看到小人到处跳舞或某些事情，但不对，因为它不像是声音，只是一种思想。

医生：更像是能听到自己的思想？

患者：对。

医生：你现在好多了。目前这些强迫行为还影响你吗？

患者：我知道每个人在一定程度上都有强迫行为，我明白我将来不会做什么太出格的事了。像某些事情我仔细检查 3 遍，因为这是特殊的数字；阅读某些东西，如果真的不理解它，可能再看 1 次，或者再看 2 次，甚至 3 次。这都不是什么大不了的事。真是太好了，我现在外出淋浴、穿衣服、洗脸、刷牙用不了半小时，这太好了，因为我过去根本做不到。

分析讨论：这位少女清晰生动地描述了一种严重的强迫障碍。

患者有强迫观念和强迫行为，并构成了苦恼，干扰了她的社会功能。

强迫观念是闯入意识的及被体验为不恰当的（至少在病程的某个时间）一些观念。例如患者觉得她可能做了使祖母生病的事，觉得衣服上有细菌而重复做一些强迫行为或用另外一些想法"中和"其苦恼的思想。虽然这些行为本来是预防不适或预防某些可怕的事情，可是这与现实并无联系，显然是过分了。理智上觉得不合理（朋友说这么做是愚蠢的，她也觉得这样）。少数病例在病情严重时可能认为强迫观念和行为不是过分或不合情理的，这时需要标明自知力不良（DSM-Ⅳ），而在ICD-10，虽然明确指出自知力不良的状况，但是它并不要求患者对所有的症状有很好的现实检验能力，而表明至少有一项症状被患者认识到是不合理的。

患者有些近似精神病的症状，如好像有幻视（看到跳舞的小人），但是仔细询问则发现这并不是真正的幻觉；有些超自然思想，但是并未达妄想的程度。这些症状与患者的强迫观念和行为有关，在严重的病例几乎达到精神病程度，有的病例可存在妄想（DSM-5）。

四、强迫障碍的伴随症状

患者常常伴有明显焦虑，甚至抑郁，尤其在发病初期，在现实问题刺激下，开始以焦虑与抑郁等适应不良症状为主，逐渐出现典型的强迫症状。发病后，当患者情绪不良时强迫障碍症状加重。有时抑郁显著，个别有重症抑郁发作，但出现自杀者少见。

在临床上常常见到强迫障碍患者伴有一些分裂型症状，但国内尚无有关的专门研究报道。已经见到一个有关的病案争鸣（许又新，2003）和一篇读者来信中关于分裂型障碍诊断的建议（崔玉华，2005）。张伯全等对强迫障碍与分裂型症状的关系进行了研究，提示可能存在分裂亚型强迫障碍。分裂型症状的出现使强迫障碍复杂化。据报道伴有分裂型人格者对心理治疗、药物治疗反应差，预后不良（Jenike，1986；Minicheillo，1987；Baer，1992；Ravizza，1995）。可喜的是已经有报道显示低剂量的抗精神病药对阳性分裂型症状有效（Coccaro，1998；McDougle；Stein，1900）。有报道称合并分裂型人格的强迫障碍患者，其强迫症状较重（Mavissakalian等，1990）。有研究报道分裂型人格与强迫障碍患者的自知力差有关（Fear，2000；Jenike，1986；Matsunaga，2002）。

五、自知力

过去认为强迫障碍症患者的现实检验能力良好，但实际上患者的自知力处于有与无两极之间，部分患者几乎自知力丧失。

（张伯全）

第五章　强迫障碍的诊断与鉴别诊断

第一节　强迫障碍诊断的各种不同观点

对于典型的强迫障碍诊断并不困难，也比较容易识别，无论哪个诊断系统的诊断标准都可以适用。但是一些症状不是很明确，患者表达症状的特点不太突出，一些模糊的症状，以及各个诊断系统中定义不太一致的地方就会造成诊断的困难。有学者说，总是有一些病例很难明确诊断，始终都会有困难。

就目前而言，强迫障碍的概念国内外仍存在不统一之处。多少年来，精神病学家一直致力于如何将其与精神病（如精神分裂症、抑郁症等）区分开，尽管做出了诸多努力，但至今强迫障碍与这类（些）疾病的界限也不十分明确。目前对强迫障碍的自我反复纠缠、违背自己的意愿、自我的强迫而非外力所致等基本原则认识一致。但在自知力、对症状的抵抗与痛苦体验程度方面，国内外诊断要求是不一致的，另外在症状的不合理性或内容荒谬性方面仍然标准不太一致。

总体来讲，目前我国的诊断标准严格，而美国和国际诊断标准则较宽泛，尤其 DSM-5 对自知力的标注出现后，诊断范围也相应地扩大。标准严格常导致部分患者被排除在此病的诊断之外，造成漏诊或误诊；宽松会使此病的诊断扩大化。所以还应进一步合理分型、全面、完整、客观地分析疾病的总体，这样才有利于诊断治疗方案的最佳选择。

目前强迫障碍常常与症状各异、病因与机制也可能各异的其他病症重叠，值得注意的是不少强迫障碍患者存在被注视或妄想性信念、躯体性妄想症、视幻觉和视错觉等。当患者合并了这类症状时，诊断就会出现很大分歧。将精神分裂症与伴有"分裂型"症状的强迫障碍区分开来的确有相当大的难度，目前在这方面研究还很少。当强迫障碍合并了这类症状时诊断分歧很大，此类问题一直困扰着精神科医生。对于具有分裂型症状的诊断国内外存在分歧，DSM-Ⅳ、CCMD-3 归为人格障碍，ICD-10 归为分裂型障碍。在我国诊断标准中没有分裂型障碍的分类，而临床上这类患者并不少见。强迫障碍患者出现的分裂型症状比较多见的是无明显内在阻力的强迫性思维，内容古怪、离奇，常常涉及迷信巫术思想，患者为此问题纠缠不休。但患者对这些症状坚信程度并不像妄想那样牢固，而近似于超价观念。

部分患者有短暂的幻觉或妄想样信念，如恐怖画面、令患者讨厌的某些物体，并对此有强烈的情绪反应，如逃避、要求保护等行为反应，这类表现归于强迫性表象似乎更合适。有些患者出现类似妄想一样的信念，如怀疑父母是否要害他或抛弃他的想法出现时，恐惧、紧张，反复询问父母是不是真的要这样做，得到父母肯定回答后，患者害怕、紧张情绪减轻，但仍然反复询问。这种信念与典型的迫害妄想是不同的，他具有明显的强迫症状的某些特征。还有些强迫障碍患者变得孤僻，脱离社会正常生活，对周围人疏远，社会功能明显受损，但在某些方面与精神分裂症阴性症状有着本质的区别。这些表现有时的确难以区分，为此，有必要对此类患者进行长期随访追踪。

也要注意的是，每个患者基础人格特点和对待事物的方式不同，所以症状就可以是多种类型的，态度也可以是很不同的。临床上常常见到患者在抵抗，但对症状的态度与反应方面，每个患者从很强烈到微弱程度各异。自知力方面也是如此，从认识很明确到含糊不清，甚至几乎没有认识，患者之间差别很大，每个患者在不同时间认识程度也不一样。另外，患者强迫症状内容的可理解性与荒谬程度差别也相当大，思维内容和强迫行为往往与现实生活有一定联系,有一定的可理解性,但是部分患者却难以理解。症状荒谬、难以理解的这类患者,尽管有时承认想法与行为不合理,但是患者在症状出现时几乎丧失判断力而完全沉浸于其症状中,甚至他人也难以制止。

第二节　强迫障碍的分型

对于一种疾病进行分型的目的是便于阐明病因与机制,而最终的目的是为了寻找更好的治疗措施。强迫障碍是一种具有各种强迫症状的异质性疾病组合状态,患者常常带着各种各样的强迫症状以及伴随的非强迫症状前来就医,医生对他们的治疗措施的选择和预后的评价也千差万别。这促使研究者与临床医生开始寻找其可能存在的亚型,提出了多种分型的设想。这些设想反过来有力地推动了为亚型寻找病因和治疗方法的探索。

在强迫障碍的分型研究中,有的主要集中在临床描述方面,有的则集中于实验室研究,有的则注重家系研究,但目前关于强迫障碍的分型探索主要集中于第一阶段,即临床描述阶段。

1. 依据强迫症状分型

根据临床表现以强迫思维还是强迫行为为主,将强迫障碍简单地分为以下几种类型:强迫思维或者强迫性穷思竭虑为主型,强迫行为动作为主型,强迫思维与强迫行为的混合型,以及未定型。临床发现强迫性穷思竭虑为主型往往伴有对日常生活中的细节无法做出必要的决断,与抑郁障碍关系密切。强迫思维型和强迫行为型治疗方法不同,因此这种分型是有必要的。但实际上强迫障碍患者以两种症状同时存在者居多,而单纯强迫思维者较少,单纯强迫动作者更少。

2. 按照强迫症状内容分型

强迫思维的内容繁杂,多种多样。常见的有怕脏、怕污染,身体被伤害，有关伦理道德、宗教、性的问题，准确性等，有的毫无意义而难以归类。强迫行为也是千变万化，患者可能采取各种各样的强迫行为动作来抵抗或中和其强迫思维，如洗涤、核对、检查、整理和不外显的强迫行为（默默沉思、计数等）。各种动作组合让人难以理解，有时患者自己也说不清楚这样做的理由，回避行为也很常见。

3. 根据自知力分型

传统认为强迫障碍患者的自知力应该是保持良好的，并常将自知力不良者排除在强迫障碍诊断之外，而误诊断为精神分裂症，但是实际上不少强迫障碍患者对症状认识不良，有的几乎没有自知力。国内虽然未见到相关研究报道，但是对强迫障碍患者自知力的临床认识状况也大致如此。有报道自知力不良的强迫障碍患者有更多的强迫症状，病情更严重，治疗效果差。对自知力不良的原因尚未深入研究，有研究发现自知力差与重症抑郁有关，并认为严重抑郁将强迫观念转变成超价观念从而使自知力下降。同时也发现这种强迫障碍患者与分裂型人格障碍有关。目前 DSM-5 直接将自知力的情况做了标注，也更提醒医生对自知力的关注。总之，因患者临床症状种类繁多且复杂，部分症状难以归类。有的患者各种类型的症状交替出现，更重要的是不同的症状主题可能反映不同的病理机制，因而以症状分型的意义有限，把自知力差的强迫障碍独立出来是一个重要的进步，对病因与临床研究很有价值。

4. 按照有无抽动障碍分型

抽动障碍和强迫障碍共病的情况非常多见，并且目前状态下是否还在伴有抽动障碍，以及是否还同时需要治疗抽动障碍，都需要关注。并且一些资料表现，共患有抽动障碍的强迫障碍，可能对抗精神病药物治疗更为有效，所以值得去关注。DSM-5 专门把抽动作为标注的一个特点，更是希望临床医生引起重视。

第三节　强迫障碍诊断中需要注意的问题

作为临床医师，专业知识和临床经验是非常重要的，它与临床实际工作能力和对疾病的正确诊断是紧密相关的，但是往往有时不重视甚至忽视临床思维方法。临床思维方法指的是临床医生认识疾病的客观理性的思维方法，即临床医生根据工作收集到各方面的感性材料，运用专业知识和经验，按思维的客观规律给予判断，找出本质的特征，确定诊断和处理原则的逻辑思维过程。多数临床医生在诊断上出现问题，常仅在本人专业知识和临床经验上找原因，很少从思维方法上总结教训，很少有人考虑自己做出诊断的判断推理过程是否有问题。根据调查研究，在精神科临床误诊中，思维方法在很大程度上起到决定性的作用。缺乏严格的专业知识训练和必要的专业培养的临床医生中，思维方法存在的问题更为明显。由于有些医生普遍对方法论问题的重要性缺乏自觉的认识，不能从方法论的高度提高认识，往往在诊断上发生错误。精神病涉及最高级、最复杂的精神心理功能，目前客观的、定性的理化检查方法还不能满足和适应精神疾病的诊断需求，临床诊断主要依赖观察，特别是精神状况的检查，结合病史、病程等特征做出。医生提问的方法、患者的回答、对患者的观察等，都很难完全避免主观因素的影响。另外，患者对症状的叙述主要凭借主观感觉。这些材料还需要由临床医生根据自己的经验加以分析。在此过程中应自觉避免思维方法上的漏洞，这对精神科医生在临床诊断方面有着特殊的必要性和重要性。

第四节　强迫障碍的鉴别诊断

一、精神分裂症

从临床症状及患者的临床表现来看，强迫障碍与精神分裂症的关系十分复杂，精神科临床医生已经注意到强迫障碍与精神分裂症重叠的现象。精神分裂症在发病早期、症状活跃期或者恢复期常出现强迫症状，因此给诊断和治疗带来很大困难。从随访研究及临床追踪观察中发现，一部分强迫障碍患者后来诊断为精神分裂症也常伴有强迫症状。强迫症状与精神分裂症症状关系的研究发现：一部分精神分裂症患者以强迫症状为前驱症状，即在典型的精神分裂症症状出现以前，强迫症状可以持续数月甚至更长时间；一部分患者的强迫症状与精神分裂症症状同时存在；也有部分患者的强迫症状在精神病性症状缓解后出现；精神分裂症伴发强迫症状还可以是与抗精神病药物治疗有关的强迫症状。文献报道及临床观察已发现，如长期使用氯氮平治疗后出现强迫症状，或药物导致不明显的强迫症状加重，其机制目前并不十分清楚，可能与这类非典型抗精神病药对 5- 羟色胺受体的影响有关。非典型抗精神病药物诱发或加重强迫症状的作用有待进一步地深入研究。精神分裂症伴有强迫症状，首先具备精神分裂症的诊断标准，同时伴有强迫症状。当然，对于不典型的患者，因为临床症状的多样化，特别是在疾病的早期，诊断精神分裂症似乎有些疑点，但又有强迫症状的存在，究竟诊断精神分裂症还是诊断强迫障碍，的确让临床医生感到疑惑，有时请教专家或进行病例讨论，其意见也是众说纷纭，各持己见，可见诊断难度之大。

1. 精神分裂症与强迫症状的关系

强迫症状可以作为精神分裂症的一个症状出现，这方面国内外均有报道，但国外报道精神分裂症出现强迫症状的比例差异较大，有人报道为 15%，有人报道为 25%，也有人报道为 1.1%。国内报道结果也同样如此。但无论强迫症状在精神分裂症中发生率存在怎样的差别，有一点是无可争议的：精神分裂症病例中可以出现强迫症状。为了有助于鉴别诊断，深入了解强迫障碍的症状表现与精神分裂症的症状表现以及相互关系是非常必要的。有些精神症状与强迫症状类似，易发生混淆，常见的有以下症状。

（1）强迫性怀疑与妄想：妄想如果已经固定了，鉴别上一般不会困难，问题是当妄想还处于形成初期的半信半疑阶段，此时就容易与强迫性怀疑混淆起来，为此要谨慎做出判断，要从多方面综合考虑，否则易出现诊断上的问题。

（2）强迫思维与强制思维：强制思维是精神分裂症的常见症状，如能明确辨别，有利于诊断的确立。强制思维的出现具有偶然性或突发性，患者对此感到陌生和意外，内容多样，不由自主地突然涌出来，患者会体验到或暴露出是受到外力的影响或控制，思维不属于自己。强迫思维与强制思维区别在于：①经常出现，并非是偶发的、突然的；②内容较重复，并不是千变万化；③认为思维是属于自己的而不是受外力影响或控制；④有强烈的抵制愿望，经常为此而感到烦恼，摆脱的欲望强烈。有强制思维的患者有时也存在一定摆脱愿望，同时也可以伴有烦恼情绪，但与强迫思维比较，显得不强烈，通常在强制思维出现烦恼一阵过后就变得若无其事，也没有强烈的求治愿望。

（3）强迫性表象与假性幻觉：有位患者长期以来诉说，"我感觉脑子里经常会出现音乐声，想到时出现，做其他事情不去想时不出现。"有的医生诊断假性幻觉，按精神分裂症治疗，效果不佳。我们不妨对这个患者的症状细细分析，可得出如下特点：①脑内的音乐声是"我感觉到的"，而非听到的，出现在他"想到"之时，与他的注意力有关；②所谓音乐声是"感觉"而非"听到"；③有强烈的摆脱愿望，患者主动就诊，要求医生给予治疗，并愿意承受"一切痛苦的方法"；④社会功能保持良好，除上述异常感受外，生活和工作都能正常进行。因此这个患者的精神症状属于强迫性表象，应诊断为强迫障碍。

（4）强迫意向与冲动行为：有些精神分裂症患者在急性精神症状消失之后，持续存在不能控制的冲动行为，如打人、毁物等，发作前还会主动要求医护人员将他保护约束起来，发作过后，请求可以解除约束，这种行为确有一定强迫特点。与强迫意向不同点在于：①强迫意向是经常、反复的存在，而非发作性的；冲动行为多是突然发生的。②强迫意向仅保留在意向阶段，而能够克制不付诸行动，如怕把孩子从楼上扔下，怕用尖刀伤人等；冲动行为的冲动是克制不住而会造成后果的。

2. 强迫障碍与精神分裂症伴强迫症状在临床鉴别中需重视的几个实际问题

（1）强迫障碍内容的荒谬程度在鉴别诊断中的价值：许多学者已注意到这点并持有不同观点。这项特点在两病鉴别上的价值是相对的。因为有些强迫障碍患者的强迫形式和内容，表面看来十分荒谬离奇，但一经追溯其发生根源却是可以理解的，所以当我们遇到有荒谬内容的强迫障碍时，一定要追溯一下其发生的根源，从内心深处了解一下患者对该种状态的真实认识和态度，患者是引以为苦，还是相安无事。

（2）客观评价强迫障碍患者的行为表现：强迫障碍患者症状严重时，可以出现生活懒散，不主动料理生活，不愿参加工作或学习，因为有时强迫症状的严重存在已妨碍他的正常活动，使他无法完成，那么干脆就不去做了。如有些患者强迫性洗手及仪式动作使其难以按时上班，难以完成日常工作，有时感到上班时因强迫行为无法实施而心情郁闷，或以为自己的怪癖会被人取笑而不愿见人，闭门不出。这种怀疑被人注意的想法如果不从其心理实际分析，易被认为是关系妄想，结合以上行为表现很容易被误诊为精神分裂症。

（3）强迫障碍患者是否都积极主动地要求治疗：应该说绝大多数患者如此，但也有例外，如患病多年的强迫障碍患者，长期在门诊治疗，多次住院，但效果不明显，为此失去了信心，感到没希望了，甚至产生消极的想法，决定拒绝治疗，即使家属强行送进医院，住院后也不合作，拒食、拒药，所以要认真分析其内心深处的想法。

二、器质性强迫症状综合征

所谓综合征就是多种疾病伴发强迫症状，多为躯体疾病和脑器质性疾病所致，特别是颅内的器质性病变可以在临床表现上出现强迫综合征，但结合病史、体检和实验室检查，做出诊断并不困难。

三、恐怖症

恐怖症可以伴有强迫症状，也可以没有强迫症状，两者因症状的影响，均可伴随焦虑障碍。恐怖症的焦虑是由客观环境中特定的事物、情景或场所诱发并伴有回避行为。常见的有社交恐怖、广场恐怖、特定的环境恐怖等。但如果患者对客体的恐怖性体验具强迫的性质，即反复出现难以抵抗的恐惧，同时采取强迫行为以缓解焦虑，这时，这种强迫症状的内容以病理性恐怖为主，有人用强迫恐怖症，或只用强迫障碍做出诊断。如患者认为自己的手被某一污物碰脏，并经手而传到手碰过的地方，所以反复洗涤。

如患者对恐怖对象的体验只是在暴露于实际的情景时出现，并经回避行为后消失，不应诊断为强迫障碍。如两种情况均存在，可做强迫障碍合并恐怖症的诊断。

四、疑病症

疑病症患者在对自己躯体某个部位或器官的不适感做出错误解释的基础上，反复认为自己患了某种严重疾病，并对此深信不疑。患者会四处求医，并做各项检查，以寻找自己患病的依据。即使检查结果正常，患者仍可以找到各种理由，否认检查结果的准确性。疑病症可以被认为是一种反复涌入的患有严重疾病的强迫观念，但多数患者并无自我抵抗，并不认为这种疑病的观念是没有必要的，而不构成强迫观念的核心症状，因此目前疑病症被认为是强迫谱系障碍，如果患者同时有仪式性检查、洗涤以减轻疑病带来的焦虑，这时可以给予强迫障碍合并疑病症的诊断。

五、广泛性焦虑障碍

广泛性焦虑障碍患者主要表现为对日常生活中的事件过分担心。焦虑障碍易与强迫障碍混淆，因为强迫障碍患者往往伴有不同程度的焦虑，鉴别的关键是这种担心、焦虑、紧张的体验是否具有强迫观念的性质。广泛性焦虑障碍的内容大多数不固定，主诉担心的内容比较强烈，而患者较少有强迫障碍患者的自我抵抗、强烈摆脱等特点，结合广泛性焦虑障碍的其他特征，如自主神经系统症状和运动行为方面的特征可以鉴别。

六、抑郁症

强迫障碍与抑郁症有密切的关系，有学者研究，住院的精神分裂症与抑郁症相比，强迫症状在精神分裂症中的发生率为2.8%，在抑郁症中为40.5%，在抑郁症中的发生率明显高于精神分裂症。而抑郁症的强迫症状以强迫思维为主，精神分裂症以强迫行为为多。可能因抑郁症患者以抑郁为主要症状，大多数患者行为处于抑制状态，本身绝望，行为受到抑制，使患者无能力用行为减轻强迫思维带来的不快。关于抑郁症伴有强迫症状，不少学者认为是一种共病现象，或为伴随症状。两者的关系一直受到专科医生的关注，但通过临床研究观察，一般不会影响抑郁症的诊断。可以得到共识的是伴有强迫症状的抑郁症治疗更困难些，预后也会受到不同程度的影响。从临床角度观察，抑郁症可有强迫症状，而强迫障碍患者也常合并抑郁情绪。应从发病过程分析，区别原发和继发的关系。抑郁症患者的强迫症状可以随抑郁情绪的消失而消除，而强迫障碍患者的抑郁情绪也可以因强迫症状的减轻而好转。如抑郁症的临床症状在整个病程中占主要地位，应诊断为抑郁症。抑郁症状和强迫症状均达到临床诊断标准，应做出两种诊断。

强迫障碍在临床表现中，合并抑郁的非常常见，可以是轻性抑郁，也可是重症抑郁，而且表现形式不一。抑郁可以发生在强迫障碍发病之前或强迫障碍发病之后，甚至于延续整个病程。关于强迫障碍与抑郁症之间的关系有不少研究。有些研究提示强迫障碍与抑郁症之间有些共同之处，如睡眠脑电图研究发现，强迫障碍有相似于抑郁症的快动眼（REM）潜伏期缩短，三分之一的强迫障碍患者有地塞米松抑制试验脱抑制反应；但也有对强迫障碍的神经内分泌研究未发现有地塞米松抑制试验脱抑制表现，对强迫障碍的睡眠脑电图研究也未发现有抑郁症的特征性 REM 潜伏期缩短。因此尚无一致资料支持强迫障碍是抑郁症的等位症。强迫障碍与抑郁症的联系在于两者都与 5- 羟色胺能神经递质系统的功能异常有关。临床上选择性 5- 羟色胺再摄取抑制剂均能治疗强迫障碍和抑郁症，但非选择性 5- 羟色胺再摄取抑制剂如地昔帕明有明显的抗抑郁作用，但不具抗强迫作用，提示强迫障碍与抑郁症有生物学上的联系，但并非是同样的病理生理过程。

七、强迫障碍常见的合并症状

1. 焦虑

焦虑是精神心理包括功能性疾病最常见的精神症状，但对强迫障碍焦虑症状的研究发现，强迫障碍焦虑的特点是精神性焦虑为主，躯体性焦虑评分并不高，缺乏突出的自主神经系统症状（如心慌、心跳、手脚出汗）和运动性不安。强迫障碍可以合并多种焦虑障碍，强迫障碍患者合并社交恐怖症较多见，而单纯恐怖症、广泛性焦虑障碍、惊恐发作相对较少。

2. 抽动障碍

强迫障碍与合并抽动秽语综合征（TS）的强迫障碍及抽动障碍（Tics）之间的现象学联系已有许多报道。研究发现 8.8% 的强迫障碍合并有慢性抽动。对于强迫障碍与 TS 或 Tics 的病因学关系目前看法并不一致，有些研究者提出强迫障碍与 TS 是同一基因的不同表现形式，并有不同的性别表达方式，男性患者更容易表现为 TS 或 Tics，女性易表现为强迫障碍，但没有更多的研究结果支持这一结论。在遗传学方面的研究发现，强迫障碍的同胞中 Tics 患病率明显增高（41.2%），且均为男性患者。强迫观念者一级亲属中 Tics 患病率并无明显增高。合并抽动障碍的强迫障碍一级亲属中 Tics 患病率为 90.9%，提示合并抽动障碍的强迫障碍与 Tics 存在遗传学和现象学上的联系。

3. 人格障碍

在对强迫障碍患者的临床研究中发现，28% 合并人格障碍，但从临床实践方面的观察来看，有人格方面问题的患者还会更多一些。此类患者以合并强迫性人格障碍者为多，占 18.9%，其次是分裂型人格障碍，占 12.2%。这使我们了解到强迫障碍与人格障碍之间的密切联系。在这点上临床医生都会达成共识。从治疗方面看，合并人格障碍的患者，在治疗效果上比没有人格障碍者要差。

对强迫障碍的 MMPI 特征研究发现，强迫障碍患者的 MMPI 测图为 2.7/7.2 测图，7 量表（PT）分值升高，提示精神衰弱的人格特点突出。2 量表分值升高支持本病常合并抑郁心境。此外，强迫障碍的 MMPI 特征还包括 1、3、6、8 量表分值升高，提示强迫障碍的 MMPI 既有反映神经症特质的 Hs、D、H 量表分值升高，也有反映精神衰弱的 PT 量表分值升高，又有反映精神病特质的 Pa、Sc 量表分值升高。

4. 精神病性症状

有研究者发现强迫障碍患者在慢性的病程中有 13.3% 出现了一过性精神病性症状。这些精神病性症状包括幻视、非评论性幻听、牵连观念、被害妄想、现实解体，但没有一例符合其他任何精神病的诊断。从精神病性症状存在的时间看，病程最长不超过 3 个月，最短 2 周，具有可逆性，并且没有长期使用抗精神病药物治疗。这些提示强迫障碍中的精神病性症状不同于精神分裂症的精神病性症状。强迫障碍与精神病的联系是临床研究中较多争议和分歧的问题之一。随访研究发现，与其他神经症相比，强迫障碍伴精神病性症状的发病率要相对较高。大部分研究发现，强迫障碍患者出现的一过性精神病性症状并非是精神分裂症的特征性症状，而且是可逆的，没有出现精神分裂症的精神衰退现象，因此没有证据支持这些患者的精神病性症状是精神分裂症的变异或先兆。但也有人认为当强迫障碍患者出现了典型精神分裂症症状并达到精神分裂症的诊断标准时，应做出强迫障碍及精神分裂症的诊断（两个疾病诊断标准都能满足时）。从治疗角度看，单纯抗精神病药物并不能满意地治疗强迫症状，而抗强迫药物也不能满意地治疗患者的精神病性症状。两种药物的合并治疗是较为理想的选择。

（闫　俊　刘建成）

第六章　强迫障碍的治疗总则

第一节　强迫障碍的治疗目标

根据疾病的严重程度和治疗情况，决定适合患者的治疗目标：

（1）强迫症状消失，社会功能恢复，能够有效地应对压力，防止复发。

（2）症状减轻到对社会功能和生活质量影响较小。例如，在强迫症状上尤其是强迫动作上每天花费的时间少于 1 小时；强迫症状伴随的焦虑在可以耐受的范围内或几乎没有焦虑；能够带着"不确定感"生活；强迫症对日常生活的影响很小或几乎不造成痛苦；患者能够应对压力，防止症状有大的波动。

（3）对于难治的患者，应最大限度减少症状的频率和程度，尽可能让患者接受带着症状生活，尽量减少疾病对生活质量和社会功能的影响。患者愿意接受持续治疗。

显著的临床改善、恢复和完全缓解可能会出现，但不会迅速发生。因此，持续治疗目标包括减少症状的频率和严重性，改善患者的功能，以及帮助患者改善生活质量（在家庭、社会、工作 / 学习、居家、为人父母和休闲方面）。治疗目标还包括提高患者配合护理的能力，提供帮助和支持来处理应激，检测患者精神状态和必要时进行干预，使治疗的不良反应（药物不良反应）最小化，以及对患者和家庭进行有关疾病（强迫障碍）及其治疗方面的教育。

第二节 强迫障碍的一般治疗原则

一、建立医患治疗同盟的原则

强迫障碍患者的治疗存在一些比较特殊的地方，尤其是患者的依从性会受到这个疾病特点的影响。总体来讲，患者治疗的依从性比较差。首先，强迫障碍的波动性病程特点使患者在症状轻的时候依从性会变差，患者会忽略此时再治疗的必要性，忽略适当的心理治疗是对日后长久的康复起决定性作用的；而当患者在症状加重的时候，又会积极地追求治疗，强调治疗的快速性，而这种治疗的快速性也可能意味着患者只看重药物的治疗效果，而和心理治疗擦肩而过。再者，强迫障碍相对比较慢性化的病程在没有给予患者足够的心理支持的时候，患者的依从性下降，治疗很不容易达到足够的疗程。第三，强迫障碍患者本身有着自己的性格特点，例如犹豫不决、重复、刻板等，在临床的应对上都需要医生有足够的耐心，当医生不能够从容地应对和把握患者这种心理的时候，那么患者的性格会影响他们对治疗的判断，治疗的依从性自然不足。第四，部分患者的症状治疗困难，在充分的前期药物治疗下，如果患者反应差，也可能不愿再接受随后的治疗，失去治疗信心。

所有的诊断和治疗开始前，建立和维护一个强大的治疗联盟是重要的，因为这样一来，治疗的计划和实施可能就更连贯，因此也更有效。因为要做出正确的诊断，制订和实施有效的最适合该患者的治疗方案，保证治疗过程的顺利完成，都需要了解患者的需求和影响诊断治疗的有关因素，如果不能建立一个让患者和家属觉得舒适、轻松、开放地表达内心体验和思想的氛围，来讨论患者的恐惧、关切的事物、对治疗计划的看法和偏好、治疗过程中出现的新问题，就很难消除诸如患者的无助感、对家人的内疚、患病的羞耻感、既往治疗和现在治疗过程中的负性体验、和他人的距离感、医患之间的移情和反移情等影响诊断和治疗的因素。在制订治疗方案中，医师要与患者共同讨论决定，充分考虑患者及家属的意见。在这个过程中，由于患者对治疗方案常有自己的倾向性，所以精神科医师需要了解患者所希望的治疗方式，并与其讨论，在可能的有效治疗方案中做出选择。患者的家庭成员也应参与讨论患者的病情和制订治疗方案，当家庭成员参与时，他们可能在改善患者的治疗依从性上起到积极的作用。医师在选择治疗方案时也应尊重患者的文化和宗教信仰，因为文化和宗教因素可能影响患者对强迫障碍的认知，从而影响患者对治疗的接受程度以及对治疗形式的选择；也要给患者额外的时间考虑治疗决策和重复解释（一个限定的时间），也需要提高对患者一些特点的关注，如过度担忧药物不良反应、完美主义等。因此，要建立有效的治疗模式与医患间的良好氛围，医患治疗同盟的建立是基础。

二、定期评估的原则

诊断、治疗的全面评估要贯穿整个治疗过程，包括定期的全面精神状况检查、强迫障碍症状的特点及严重性、强迫障碍与共病的进展和严重度、患者安全性的风险度、疾病对患者功能和生活质量的影响、治疗的效应及不良反应、合并躯体病及其治疗、治疗环境是否符合目前病情的严重程度、患者生存环境中的应激因素（尤其是与强迫症状相关的应激因素）、患者的应激应付方式、家庭成员对强迫障碍症状的适应水平、家庭或照料者对症状的卷入等。要根据评估检查的结果及时调整临床治疗方案。医生除了应仔细监测患者对治疗的反应、测评共病情况之外，制订和改进个体化的治疗方案也非常有必要。评估的间期根据患者的情况而定，一般来说，急性期治疗期间应该保证至少 2 周一次；长期治疗最好保证每月一次；每次修改治疗方案前一定要进行评估，必需的随访频率取决于患者症状的严重性。

三、综合治疗的原则

强迫障碍的治疗主要是三个方面：药物治疗、心理治疗，以及药物和心理治疗的结合。这三者是本病治疗的三个支点，哪个治疗为主，哪个为辅，何时进行转换治疗，改变治疗的重点等是治疗的策略。总体来讲，目前所有的治疗都没有脱离开这个框架，但是如何组合这个框架结构，需要治疗上进行更为详细的评价。一般来讲，建议把 CBT 和 5- 羟色胺再摄取抑制剂（SSRI）作为安全有效的一线治疗方法。是否使用 CBT 或一种 SSRI 或联合治疗，取决于患者症状的性质和严重程度、共病的精神障碍和躯体疾病的性质及治疗史、CBT 的可获得性、患者当前的药物治疗、承受能力和倾向。对于没有太过抑郁和焦虑情绪、对某种治疗方式没有表示出强烈厌恶，或不愿意采用药物治疗而有意接受 CBT 治疗的患者来说，建议把单独使用包含暴露和反应阻止法的 CBT 作为初始疗法。对于不能配合 CBT、先前对给药反应良好，或愿意采用单独 SSRI 的患者，建议单独使用一线的 SSRI。药物与心理治疗联合疗法建议应用于以下情况：患者对单一疗法反应不满意、患者有共病或者有明显的应激因素等。

四、个体化治疗的原则

强迫障碍的治疗过程往往比较长，完全缓解可能会出现，但不会迅速发生。并且每个患者的症状、疾病的自我认知、能接受的治疗条件都不尽相同，因此需要根据患者的个体情况来决定相应的治疗方案，应根据患者情况使用最小有效剂量；在治疗强迫症状的同时进行相关共病的治疗；避免使用可能加剧躯体疾病的药物；同时要考虑所有正在使用的药物间相互作用。许多中老年强迫障碍患者合并与代谢综合征相关的疾病，此时的治疗应充分考虑这些相关疾病的治疗，如治疗强迫障碍合并高血压的患者，不仅要考虑降压治疗，还可能要进行降脂、抗凝等治疗，同时从药物代谢学和药效学角度考虑这些药物的交互影响和交互作用。从药物代谢的角度看，很多心血管药物均是通过 P450 3A4 酶代谢，而治疗强迫障碍的药物如氟伏沙明是 P450 3A4 酶的强抑制剂，可能影响心血管药物的代谢。高血压患者使用 5- 羟色胺 / 去甲肾上腺素再摄取抑制剂（serotonin and noradrenaline reuptake inhibitor，SNRI）可升高血压，且与使用的抗抑郁药物存在剂量相关；或心血管药物导致的不良反应如男性性功能下降可能进一步影响患者的情绪或导致对强迫症状严重程度的误判。因此，需要从疾病、药理、药效、药物代谢等多方面认真权衡并做出抉择。对儿童、老年、妊娠期妇女的强迫障碍患者，更要因人而异制订个体化的治疗方案。

五、多学科制订方案的原则

强迫障碍患者经常有共病的情况，尤其是躯体疾病共病。因此要高度关注这些共病的存在，和其他相关专科的医师一起协调治疗方案，使数种疾病的治疗相互不冲突，来提高疗效，防止治疗的不良反应。例如决定是否在孕期或哺乳期开始或停止某一精神治疗药，则要与患者及其重要的人进行风险 - 利益的评估；如果能够提供明确的信息，向产科医生咨询，和提供几个阶段的咨询意见来帮助患者接受风险的不确定性，则可以加强治疗的效果，也较少不良反应。

六、治疗环境的选择原则

患者应在既安全又有效的环境中治疗，可以是住院或者部分住院、门诊治疗。一般来讲，患者最好是在熟悉的环境中接受治疗，例如尽可能接受门诊治疗，但出现以下情况时应考虑住院治疗：自杀风险、对他人构成危险、不能提供充分的自我照料、不能忍耐门诊药物治疗的不良反应、需要加强认知行为治疗、因共病严重的精神障碍而需要住院治疗（例如严重的抑郁和有自杀行为的抑郁、精神分裂症、双相障碍的躁狂发作）、对治疗有严重抵触的患者；在其他地方长时间的药物 / 心理 / 联合治疗没有效果；患者昼夜节律颠倒，不可能参加任何白天的治疗；强迫行为和回避行为十分严重或成为一种习惯，使得患者不能从事正常的日常生活。

第三节　强迫障碍治疗中的注意事项

一、选择适合的药物

按照治疗的流程实施药物治疗是强迫障碍的最主要治疗方法之一。按照治疗流程，每次选择治疗药物前均要进行评估，考虑诊断的正确性、病情的特点和严重程度、共病与其他治疗药物相互作用的情况、依从性、存在的应激因素、药物的不良反应、药物的剂量等。

选择药物应从推荐的一线用药的药物开始，氯米帕明、氟西汀、氟伏沙明、帕罗西汀和舍曲林是由美国食品和药物管理局（FDA）批准的用以治疗强迫障碍的推荐药理学药剂。如经过一个疗程的治疗无效，应考虑增加药物到最大治疗量，如无效，再考虑进行换药或者联合治疗。选择治疗药物时，应考虑到患者的安全和对某些药物不良反应的耐受性，包括考虑任何相关的 FDA 给予警告的、潜在的药物相互作用，以及既往治疗效果和当前的共患躯体疾病。对于患者个体来说，可能会对其中一种药物反应好，而对其他反应不好。

最佳剂量的一线药物效果不佳或难以耐受药物不良反应的患者，可以更换另一种一线药物。如果依然无效可以考虑联合治疗。不过，有些患者在首次治疗获益甚微的情况下，在治疗早期增加二线、三线药物的剂量也许有效。抗精神病药单药治疗不作为强迫障碍的常规治疗。

二、足量足疗程治疗

每一种 SSRI 都有各自的起始剂量、常用有效剂量、最大推荐剂量。一旦开始治疗，则应仔细询问和积极处理药物不良反应。大多数患者在治疗 4~6 周后不会有显著效果，有些患者甚至到治疗

10～12周才有改善。一般建议急性期治疗10～12周，效果好可以进入维持期1～2年。疗效不佳者首先考虑增加药物至最大治疗量，无效者才考虑换药或者选用其他治疗方法。应注意，不宜一种治疗药物短期使用无效而频繁换药。要是考虑减量或是停药的话，一定要逐渐减量。

三、监测和及时处理药物治疗的不良反应，停止治疗需要评估

密切监测和及时处理任何可能的药物不良反应。对处于剂量调整期的患者所出现的任何新的症状或状况恶化，均应及时处理。停药需要考虑逐渐停药，同时要观察症状复燃或恶化。停药前要进行全面的评估，并定期随访。

四、提高治疗的依从性

强迫障碍的治疗，主要有心理治疗、药物治疗及药物 - 心理联合治疗三种形式。在有关治疗疗效的研究中，严格的随机对照试验证明了这三种形式均对强迫障碍有良好的疗效。其中，药物治疗及心理治疗中的认知行为治疗因为研究控制条件较好，提供了较多的循证依据。但是，由于实际临床工作千变万化，除了来自患者、治疗师以及治疗技术方法三方面的因素起作用外，无论是心理治疗、药物治疗还是药物 - 心理联合治疗，其效果在一定程度上取决于患者的依从性。依从性指患者执行医师、心理治疗师医嘱或治疗建议的程度。

精神科医师应让患者及其家属了解和识别疾病的症状，治疗开始前，要和患者进行仔细的沟通，包括告诉患者药物的基本特点，一般起效的时间，特别是在治疗的最初几周中可能出现的不良反应，正常服药下不会出现对药物的渴求和耐受，停药、漏服或减量可能会有撤药综合征的风险。防止患者拒绝治疗或在治疗完全起效前放弃治疗。其次，应告知在治疗过程中症状改善的规律，如抗抑郁药物治疗中可能先出现不良反应，然后是自主神经系统症状的改善与

恢复，最后才是强迫情绪的缓解。第三，应详细告知服药的时间及频率；服药提醒系统，如药片盒、警报等；症状改善后要坚持服药；停药前一定要咨询精神科医师。最后，应告知强迫症状复发及预防的相关知识：由于强迫障碍有慢性和波动性的特点，患者及其家属应学会识别症状波动的早期表现和可能引起复发的诱发因素。当疾病有复发迹象时，患者要知道尽早寻求专业治疗以降低完全复发和合并其他并发症的概率。

鼓励患者表达出影响依从性的相关问题（如不良反应、治疗花费、时间安排的冲突、缺乏交通工具或子女照料等），并联合患者及其家属共同努力将这些影响减到最低，同时向患者及其家属强调依从性对治疗和预防成功的重要性。

还可以让很多强迫症患者和家属从相关的治疗团体和正规书籍中去获益。

五、心理治疗的加强

强迫障碍的心理治疗也有很多方法可以采用，但是拘泥于治疗当地的水平，可以采取的方法不同。

1. 最为重要的是支持性心理治疗。它包括对强迫障碍患者进行耐心、细致的解释和心理教育，使患者了解其疾病的性质，指导患者把注意从强迫症状转移到日常生活、学习和工作中去，帮助减轻患者的焦虑；帮助患者分析自己的人格特点和发病原因，树立治疗信心，尽力克服心理上的诱因，以消除焦虑情绪；认真配合医生，找出心理因素，进行系统心理治疗或药物治疗等。以上这些支持性心理治疗的内容需要时刻在总体和细节的治疗过程中体现。

2. CBT 治疗强迫障碍的有效性得到了对照研究的支持。传统的行为治疗包括暴露和反应抑制。暴露是反复持续地应对强迫观念的刺激，反应抑制是抑制强迫行为。认知行为治疗是通过改变认知来减少症状。这些治疗能减少 60%～70% 的强迫症状，治疗优势是短期的有效性，长期方面有利于治疗效果的维持，并且操作相对简单化。但是行为治疗也存在着缺陷，首先是患者必须要面对诱发恐惧的刺激，这种苦难让许多患者难以主动去承受，如果没有恰当的引入治疗或者没有适当的铺垫，有的患者会抵触这种治疗，或者以过早地结束治疗来逃避相应的痛苦，这样就失掉了治疗的机会。最近的研究表明，15 次连续的暴露疗法和反应阻断疗法比每两周 1 次共 15 次的治疗更为有效。所以，推测集中进行强度比较大的治疗比分散进行治疗更有收益。

3. 无对照研究证实动力性心理治疗或精神分析治疗强迫障碍有效。精神动力性心理治疗仍在用于向患者阐明他们之所以想保持原样的原因（例如最佳适应、再度获益），来帮助患者克服对推荐疗法的阻抗，也用于说明强迫障碍症状的人际关系后果。动机性晤谈也有助于克服对治疗的抵抗。

4. 集体治疗的形式能增加患者之间的凝聚力，患者之间的相互支持能够给其新的力量和动力以坚持有效的治疗，但缺点是针对个别患者的症状，在集体治疗中治疗师可能没有办法全部给予足够的重视，能够针对的只是患者之间的共性。

5. 家庭疗法可缓和家庭内部加剧患者症状的紧张因素，或者改善症状相关的家庭弊病。

六、治疗的一些影响决定因素

1. 年龄

与青年和中年患者相比，老年人和少年、儿童患者对治疗的依从性会下降。体现在药物方面，药物剂量的量少或者量多都会导致治疗收益差和药物风险性增加，尤其是在药物治疗上氯米帕明的不良风险更多。5- 羟色胺再摄取抑制剂（SRI）与其他治疗并用的时候尤其要考虑到，在这些特殊的患者中，生物利用度的情况及药物之间合用的问题。所以 CBT 对这类人群可能是最好的选择，这样可避免药物的不良影响。临床实践也证明这一点。通常多数患者和儿童的家长更愿意接受心理治疗，因为担心药物治疗的不利因素。

但是儿童的心理治疗有时会受到家庭内部冲突的干扰，影响儿童接受 CBT 治疗的效果。老年人通常对心理治疗缺乏信心，对症状的控制能力下降，更愿意接受药物治疗，而不是门诊的心理治疗。所以这些因素需要和患者、家长进行公开的讨论。

2. 性别

调查表明患者可能更愿意接受同性别医生的治疗，尤其是当患者有不愿被人知晓的，或者社会接受困难的有关性的强迫观念和行为的时候。所以治疗的选择也应该考虑在内。

3. 人种

国外研究结果显示少数民族可能不愿接受治疗，可能有的耻辱感很强烈，这主要和文化影响有关，他们可能更愿意接受药物治疗。但是国内目前没有针对少数民族的研究调查。这种文化因素可能干扰 CBT 的实施，部分患者不会诉说出全部症状。

4. 家庭对治疗的关注程度

专家提倡家庭应该积极地参与到治疗当中，但是有的患者本身可能不愿家人知道自己得病，或者不愿拖累家人，有的则认为这种指导的帮助性不大。相反，有的家长则不恰当地加入治疗中，或改变了治疗角色等。

5. 教育和认知水平

成功的 CBT 需要患者对该心理治疗的理论有适当的理解和运用，另外也需要患者能够加固所学的知识和理论。治疗前需要了解患者是否为适合心理治疗的对象，是否有自我意愿参与治疗，有无自我的内省性。针对不同能力的患者可以采取不同的心理治疗。对于那些理解能力有困难，很难接受治疗理论的人来讲，进行 CBT 的进展就会很慢。相对于针对个人来讲，集体 CBT 治疗的速度的协调很必要，需要针对患者的能力调整进度。对于认知和理解能力损害严重的患者，可能药物治疗更适合，收益更大。如对能力不足的患者可以进行集体心理治疗和支持治疗，能力高的患者可以进行精神分析疗法和认知行为疗法等。

6. 治疗的可获得性

地域特点和经济情况对治疗的可获得性也有着很大的影响。在偏远地区，通常患者很难或者需要更大的投入来接受正规有效的治疗。通常药物治疗的可获得性是最广泛的，在最基础的地区患者首先会接受药物治疗，但是这样也使患者失去了接受 CBT 治疗的可能性。另外，现在一些比较容易被患者接受的日记式心理治疗形式和患者自助式治疗很实用，在一定程度上也改善了缺乏心理治疗的局面。

7. 考虑患者的喜好

严格意义上讲，不应该绝对地让患者去选取治疗方式，相反应该是医生和患者进行沟通，共同商议整个治疗的进程和细节。其中医生应该根据患者的实际特点优先决定治疗的倾向性，在商议和讨论的过程中有意识地引导和带领患者进行可能对患者有意义的治疗。通常如果患者没有任何治疗的知识和经验的时候，总会接受医生的意见，并对这种讨论性的过程感到非常的信任和满意，为以后治疗关系的建立打下基础。而对那些可能有过某些治疗经验或者某些倾向性的患者，医生应该评价这种经验和倾向的由来，对患者获得这些前提的条件进行探讨，最终决定治疗。当患者倾向性过强的时候，注意如何对患者进行引导。

8. 支持系统的考虑

强迫障碍患者的家庭成员对待患者和症状的态度能影响到患者的症状的表达，对患者的治疗也有着相当大的影响。进行暴露治疗训练时，家属也起着必要的协助作用，包括家庭的应对等。坚强、不焦虑的家属能够协助起着良好的效果。如果患者家庭的态度是批评、自责、生气或者认为患者自己应该能够控制症状，这样的家庭将容易引起症状的复发和患者的抵触。情绪的过度卷入、批评、敌意等更容易使患者脱离治疗。所以评价家庭的相互作用十分重要。如果是不良的家庭，可以选择住院治疗，避免家庭的过度卷入。对于婚姻状况很糟糕的患者，后果通常不良。

9. 治疗优先次序

通常医生倾向于推荐心理治疗优先于药物治疗。原发的、严重的、对社会功能影响很大的强迫症状或者合并其他共病的患者，可以先进行药物治疗来减轻症状。因为 CBT 需要患者专心地投入和需要花费时间的代价。如果患者受症状影响而不能离家或者干涉了他人的生活，住院治疗就十分必要。对于接受心理治疗，如果有可能，门诊的 CBT 治疗更好，能够给患者提供更多样化的环境、更贴近现实的治疗，能够让患者在不影响正常生活的条件下进行充分的治疗，而且这种治疗就在现实生活中，收益更大。

10. 症状内容

只有强迫观念或者行为较少的患者，通常要比行为过度外显的患者治疗效果差，但是对暴露治疗效果较好。强迫性贮藏对现有的常规治疗效果欠佳，应该尝试多种治疗方法的结合或者新型的治疗方式。

11. 症状自知力和对症状后果的恐惧性

对症状后果恐惧心理严重的患者对暴露疗法的效果较差，对症状自知力差的患者效果也差。这类患者应该首先进行认知心理治疗，改变患者对症状的认识，增加患者的合作性，然后再进行暴露疗法。

12. 共患疾病

共患疾病具有轴 I 诊断的患者对行为疗法效果欠佳，但是药物治疗能够起很大的作用。伴有重症抑郁和广泛性焦虑的患者尤其对暴露疗法效果不好，应当把 SRI 作为首选。而伴有抑郁症者，应着重治疗抑郁症；伴有精神分裂类型的症状，需要使用抗精神病药；如继发于器质性疾病者，则要治疗其原发疾病，只有这样才能根治。一般在对轴 I 疾病进行治疗有所缓解后再进行心理治疗。对合并有轴 II 疾病如人格障碍的患者建议要同时开展心理和药物治疗，单一治疗很难取得效果。

13. 既往治疗历史

以往经过足够疗程和剂量的 SRI 治疗，如果效果不好，对其他 SRI 和合并治疗的效果预计也不会特别好。所以对已经接受药物治疗的患者最好选择暴露和反应阻断（exposure and response prevention，ERP）治疗。对于以往曾接受过 ERP 治疗的患者，如果疗效不好应该讨论一下治疗失败的原因，如疗程是否充分、暴露治疗的手段是否恰当等。如果患者对以上治疗效果都非常不好，可以进行支持性的心理治疗如自助小组活动等。

14. 强迫障碍的亚型

有人将 OCD 分为三个亚型：①以强迫重复及计数等强迫行为为特点；②强迫症状伴有明显的焦虑症状，强迫症状主要由污染观念及洗涤、检查的强迫行为组成；③纯强迫观念型，包括大量的攻击、性和宗教的强迫观念。有资料表明三个强迫症状亚型与药物或行为治疗结果有关。1 型患者行为治疗效果好，3 型患者药物治疗效果好、行为治疗效果较差，2 型患者行为治疗困难，药物治疗效果也不及其他两个类型。

总之，在决定治疗的时候，需要事先进行大量的信息收集和各方面的仔细评价，包括对强迫行为和观念详细分析，询问对问题的认知、仪式行为、回避行为、情绪和生理等各个方面。对每个问题的发生、发展过程，包括素质、促发因素和维持症状的因素等要深入了解，确定干预的具体目标，了解既往治疗历史的各种缺陷和强度等，可以让患者邀请亲近的人加入，鼓励他们对治疗的提问等。然后根据我们的经验和临床资料给予患者必要的知识和理论体系的支持，并共同决定治疗。

第四节　强迫障碍治疗的评估

一、安全性的评估

医生应当评估患者及他人的安全性，包括评估潜在的自伤或自杀行为。因为疾病对患者的影响还是需要考虑的。患者极少对干扰其进行强迫性仪式动作的人使用暴力，但查问患者是否曾有攻击行为这一点仍然十分重要。因为还是有一小部分患者会对阻止其强迫症状的人有攻击的行为，尤其共患其他疾病，可能会增加自杀或者攻击性行为的可能性。因为强迫症状也妨碍父母对子女的养育，医师也许需要同那些没有此症状的父母或社会机构合作，以减轻强迫症状对患者子女的影响。

二、共病的评估

应当特别重视过去或目前正在发作的抑郁症，包括其发作频率及与自杀观念和自杀行为之间的联系。探究是否共病有双相情感障碍和双相情感障碍家族史，对于评估使用抗强迫障碍药物是否有诱发轻躁狂或躁狂的风险十分重要。其他的焦虑症在强迫障碍患者中也十分常见。还有抽动障碍的存在也会使治疗方案变得复杂。其他疾病可能更普遍，并且同样会使治疗方案变得复杂，如冲动控制障碍、神经性厌食症、神经性贪食、酒精使用障碍和注意缺陷多动障碍。此外，既往有惊恐障碍发作史、情绪波动史、物质滥用及物质依赖史也与之有关。

三、其他信息的评估

1. 记录患者症状变化和治疗史非常重要，治疗史包括精神病住院治疗、药物试验（要有详细的适应性、剂量、时长、疗效和不良反应），以及心理治疗（包括治疗性质、程度和对所有治疗的反应）。

2. 评估患者的个人发展史、社会心理和社会文化历史，包括他或她之前的支持团体和社会文化支持资源、潜在的心理社会性压力源、受教育和工作情况、性行为史、度过个人发展转型期的能力和建立稳定和谐的家庭和社会关系的能力

3. 评定强迫症是如何对学术和职业成就、家庭关系、社会关系、性关系进行妨碍的，完成对症状及其对个人幸福、功能和生活质量的影响的评估。还需要评估患者的社会支持团体在促进治疗、维持

或者使症状恶化方面的作用。

4. 目前医学状况、相关住院治疗史，及任何头部创伤病史、意识丧失或者癫痫发作史；并记录躯体或心理症状的发作和严重程度，因为这些有可能会和药物治疗的不良反应混淆。为评估潜在的与精神科药物有关的药物代谢动力学和药效动力学相互作用，要记录当前的药物治疗和剂量，包括激素疗法、草药或"天然"疗法、维生素和其他非处方药物。应当记录药物过敏史。应当对包括自知力和判断力在内的精神状态进行检测，以系统地收集和记录患者在访谈时呈现出的疾病症状的资料。

四、治疗环境的评估

合适的治疗环境可以是医院住院治疗或者部分住院项目、以家庭为基础的治疗，或门诊治疗。治疗的环境至少具备安全和有效性。门诊治疗对治疗大多数的强迫障碍通常来说就足够了。住院治疗适用于有自杀风险、不能提供充分的自我照料、对他人构成危险、需要不断地督导或支持、不能忍耐门诊药物治疗的不良反应、需要加强 CBT、在药物治疗初期出现躯体疾病必须住院观察，或因共病需要住院治疗，如严重或自杀性抑郁、精神分裂症或躁狂症。住院治疗也适用于严重抵抗治疗的强迫障碍患者。部分住院可适用于需要每天做 CBT，并需监测行为或药物治疗或联合其他心理社会干预的支持性环境。对于有囤积行为的患者，或起初有污染恐惧或其他严重到使患者不能去办公室或诊所的症状的患者，可能有必要进行基于家庭的治疗。

五、定性评估

症状评定量表能有助于监测强迫障碍的治疗反应、合并的抑郁或合并的焦虑障碍，或对于起始治疗无效的那些患者保持一种客观记录。虽然在常规实践中并不希望使用量表，但对于很多患者而言，保留治疗的客观记录可能是有帮助的。

　　强迫障碍患者的症状严重程度通常使用耶鲁 - 布朗强迫量表（Yale-Brown Obsessive Compulsive Scale，Y-BOCS）进行评估，评价临床治疗效果通常依据 Y-BOCS 评分的减分率和临床疗效总评量表（Clinic Global Impression，CGI）评定。强迫障碍的临床研究中，疗效评估通常采用"临床痊愈（remission）"这一指标，Y-BOCS 评分≤16 分或≤8 分是常用的两个临床痊愈标准评估指标。有的临床疗效评估通常以 Y-BOCS 评分减分率≥35% 为有效或显著有效，<35% 为部分有效，一种 SRI 充分治疗症状没有改善为无效，至少 2 种 SRI 充分治疗没有反应者称为难治性强迫障碍。前者"临床痊愈"疗效评估属于定性评估，后者 Y-BOCS 评分减分率属于定量评估。在临床实践中，各种治疗的目标是病理症状消失，即达到临床痊愈的程度，而非临床症状的部分改善。强迫障碍的临床治疗或研究采用"临床痊愈"这一定性评估的方法有两个好处：①该评估方法有利于和其他焦虑障碍研究接轨，可增加强迫障碍与其他焦虑障碍治疗反应的直接可比性，有助于为强迫障碍诊断的最终预后提供直接证据；②有助于改变临床医生在强迫障碍治疗中只求症状改善，不求消除症状的治疗短视现象。但由于目前该方面的研究较少，缺乏统一的可操作性评判标准和具体的衡量标准，所以目前强迫障碍的"临床痊愈"界定为 Y-BOCS 评分≤16 分或 8 分。其依据是临床实践中常根据 Y-BOCS 评分对强迫障碍进行分级（Y-BOCS 评分<16 分为轻度或亚临床状态，16～22 分为中度，23～31 分为重度，>31 分为极重度）。目前有关强迫障碍的科研临床研究中研究对象的入组标准往往是 Y-BOCS 评分≥16 分；Y-BOCS 评分≤8 分意味着症状严重程度可能与常人无异，可视为正常。当然在部分研究中也有其他学者提议使用：① Y-BOCS 评分≤10 分；②条目 1（每天强迫思维占据时间）和条目 6（每天强迫行为占据时间）评分≤1 分，意指强迫障碍患者强迫思维和（或）行为每天持续时间不足 1 小时，这样程度的强迫不足以诊断强迫障碍。

　　除了量表的评估，还要积极地评估患者的生活质量、对症状的应对程度、个人情绪的处理等方面。

第五节　强迫障碍特殊人群的治疗

一、强迫障碍患者孕期的治疗

　　对于想要妊娠和正在孕期的患者，应该考虑单一 CBT 治疗。在妊娠决定开始或终止精神药物治疗需要做完全信息的风险 - 受益评估。当胎儿、婴儿和母亲发生危险时，需要评估药物治疗是否要开始或终止，因为母亲的健康将影响妊娠预后和产后婴儿的看护。在这种情况下，有人提出整合和权衡决定要素的模式。由于强迫障碍患者常常十分焦虑、感到怀疑和因要求完美或需要确定而痛苦，因此帮助患者及其亲属达成知情决定可能需要几次会谈，记录提供的信息和临床合理选择治疗方法是可取的。

　　据报告在已妊娠的强迫障碍妇女中有 13%～39% 出现强迫障碍症状。妊娠前存在的强迫障碍的严重程度不受妊娠的影响，但有报告强迫障碍患者在妊娠期症状有 8%～17% 恶化和 14% 改善。

　　有关整个妊娠期使用三环类抗抑郁药（TCA）或 SSRI 的长期影响的资料很有限，资料也有互相矛盾的地方。所以需要医生和患者、亲属一同商议和应对。在妊娠头 3 个月暴露于 SRI 的新生儿可能出现新生儿行为综合征，包括中枢神经系统、运动、呼吸以及胃肠道症状。虽然要保证监测暴露于药物的新生儿，但行为综合征通常是轻度的，并且可以使用支持性照料而得到控制，一般在出生 2 周内消失。

二、强迫障碍患者哺乳期的治疗

　　关于在哺乳期母亲摄入 SRI 对婴儿的影响，现有资料非常有限，并且药物暴露的长期不良影响尚无报告，并缺乏大样本对照试验或观察研究，对此应予以适当注意。建议告知哺乳的母亲其婴儿可能暴露于母体的药物。最好的可以避免的方式是不哺乳，这样可以专心开始患者的治疗。

三、老年强迫障碍患者的治疗

SSRI 类药物是老年期强迫障碍患者治疗的一线药物。因为其特殊的身体状况，医生要调整药物的剂量和注意药物的选择。例如有帕金森症的老年患者，SSRI 类药物会恶化其运动不能和临床症状。另外，药物的选择还要结合患者以前的用药情况和药物的不良反应。在用药剂量方面，要考虑与患者肝肾功能相关的药物动力学因素。肝肾功能和患者年龄有关，影响着血浆中药物浓度。由于老年患者更有可能正在服用治疗躯体疾病的药物，因此，医生在处方药物时通常更加需要考虑这些患者潜在性药物代谢动力学与药效动力学的相互作用。

四、儿童青少年强迫障碍患者的治疗

对于儿童与青少年，通常应该以 CBT 治疗或心理治疗和 SRI 的联合疗法。药物说明书黑框警告，SSRI 类药物在治疗的第一个月，能增加共病重度抑郁障碍和其他精神障碍的儿童青少年及年轻患者自杀的风险。所以应该监测患者的症状恶化情况、自杀倾向和不寻常的行为改变。使用黑框警告的药物时，对患者应该有更多的关怀照料，记录药物的评估和随访也很重要。不过，应用 SRI 治疗患强迫障碍或重度抑郁症的儿童和青少年可能是必要的，并且在有临床适应证时不应回避使用。

目前很多药物还没有被 FDA 批准用于儿童强迫障碍的治疗。氟伏沙明、舍曲林、氯米帕明被美国和中国的食品和药物管理局批准用于治疗儿童 OCD。

儿童青少年患者进行 SSRI 与包括家庭或照顾者在内的认知行

为治疗。儿童和青少年患者开始使用 SSRI 治疗时应该经常仔细地监测和适当规律地进行复诊。这些必须经过患者、其家人或者照顾者以及医疗专业人员的同意，并记录在案。初始药物剂量应该从小剂量开始，特别是在年龄比较小的儿童中。第一周时可以考虑给予正常初始剂量的一半或四分之一。加量应缓慢并且要考虑到治疗反应的延迟（长达 12 周）以及患者的年龄。儿童和青少年患者的最高剂量建议不要超过推荐的高限。在儿童和青少年 OCD 或 BDD 患者药物减停过程中应该继续心理治疗，因为心理治疗可能会降低复发的风险。儿童和青少年患者的常规治疗中不应该单独使用抗精神病药治疗，但是可以考虑作为增效策略。

五、难治性强迫障碍患者的治疗

难治性病例应该评估与躯体疾病和精神疾病共病的状况（如甲状腺功能低下、甲状腺功能亢进、隐蔽的物质滥用、双相障碍），这类情况可能会影响治疗效果。如果患者对一种首选的一线、二线单独或合并用药的足量足疗程治疗没有效果时，三线药物可能有效。艾司西酞普兰没有获得适应证，但是已经有相当的文献证实有效。对于使用 SRI 部分缓解的患者，可以快速转为强化治疗。然而，因为换药和强化治疗在强迫障碍治疗中没有直接做过比较，因此在做此类决定的时候向精神科医生咨询是很重要的。

已有一些研究是关于 SSRI 强化治疗方案的。最强有力的研究支持要使用低剂量的非典型的抗精神病药（第二代抗精神病药）作为强化治疗方案，例如使用奥氮平、喹硫平、利培酮、阿立哌唑在一些研究中已经证实有一些效果，可以考虑为强迫障碍的增效治疗。在短期疗程中患者对非典型的抗精神病药耐受性较好，虽然这类药物往往带来长期的不良反应，包括代谢综合征。早期有资料表明这些药物对于共患抽动障碍的患者有特异性的疗效。现在这些药物在治疗强迫性障碍上的应用都已得到认可，也能用于除共病抽动障碍的患者。不过，Meta 分析结果表明只有大概 1/3 到一半的患者受益于抗精神病药作为增效剂的治疗方案。那些对于增效剂方案没有反应的患者，应该停止使用抗精神病类药物，以减少服药风险。

CBT 也可以作为一种强化治疗的方案，也可以增加 SSRI 的剂量，这种方案是被广泛接受的。具体介绍和其他不常见方法，见难治性强迫障碍的章节。

第六节　强迫障碍初期常见的治疗失败相关因素

虽然 OCD 的治疗成功率被认为有 60%～70%，但是在目前临床中，医生面临治疗失败的感觉仍比较多，这其中有很多的相关因素需要进行考虑。治疗失败的常见因素有：①误诊，一部分病例的诊断可能具有比较大的难度，患者的临床症状可能不典型，也可能病史的报告不详细，如伴有强迫症状的精神分裂症或强迫性人格障碍等疾病，按照普通的强迫障碍治疗很难有较好的效果；②治疗不适当或不充分，包括治疗药物选择的不合适、治疗剂量不足、治疗时间相对短以及未经行为治疗；③不遵医嘱，部分患者没有遵照医生的意见进行治疗，治疗部分中断，导致效果反复，其中有医生没有明确地告知患者治疗方案的初步构架，也有患者自身对治疗犹豫不决的因素。

第七节　强迫障碍治疗的长期性问题

决定长期治疗时需要了解疾病的病程是如何变化的，是否持续用药能防止症状恶化，停药之后患者的病情是否会复发。另外目前复发的定义缺乏一致性，导致医生和患者对治疗效果的理解不同。不同研究中使用的复发标准有：基线后 Y-BOCS 恶化≥50%，Y-BOCS 总分≥19，Y-BOCS 恶化 5 分，CGI-I 评分"很差"或者"非常差"等。患者有的涉及停药后的"早期停药反应",有的可能有更缓慢的复发。长期治疗中涉及的问题多种多样。

对于疾病的长期预后到底如何,有一些临床上的研究结果可以借鉴。Skoog 等对 251 例强迫障碍患者平均随访 47 年,结果显示约 20% 的患者完全恢复,28% 的患者部分恢复,35% 的患者有所改善。这说明强迫障碍在数年的病程中,多数患者具有临床或者亚临床症状。这也表明强迫障碍是一种慢性精神障碍,由于长期存在许多临床症状,长期的治疗是必需且必要的。长期治疗不但能维持急性治疗期间的治疗疗效,从长期角度有时还能增强疗效,促进疾病的进一步康复。一项对 85 例强迫障碍患者的回顾性研究表明,用 SRI 治疗 1~3 年后,绝大多数患者的症状改善得以维持或增强;相反,断药可致复燃。还有研究显示,将 SRI 治疗 6 个月并有治疗效果的 130 例强迫障碍患者分为 3 组,即 1 组维持原剂量,1 组维持原剂量的一半,1 组断药,随访 2 年后发现,原剂量组和半剂量组的疗效优于断药组。Koran(2002)的研究涉及 223 名患者,使用舍曲林治疗 52 周治疗成功后,进入舍曲林和安慰剂的双盲持续治疗 6 个月。使用安慰剂的患者 35% 出现复发,使用舍曲林的患者 12% 出现症状波动。在以往的一些研究报道中氯米帕明的复发率为 90% 左右。这些数字的差异可以认为是长期治疗的收益。研究者认为可能舍曲林长达 1 年的治疗已经给了患者很大的治疗收益,而以往氯米帕明的治疗没有这么长时间的治疗,所以在停药之后复发率很高。这也可以片面地推测长达 1 年的治疗能给予患者很大的收益。Mundo(1997)的研究中,有患者使用 1/3、2/3 的治疗剂量持续 3 个月的治疗资料,没有明显症状的波动和复发。所以对于不能耐受药物不良反应的患者可以考虑减少部分药物剂量,而对减少剂量出现症状波动的患者可以考虑增加剂量。也有研究表明,30%~60% 的患者可以对 SRI 有效果,但是当急性治疗停止后复发率是 65%~90%。所以长期治疗是十分必要的。有的研究者提示在成功的治疗后应该维持至少 1 年的治疗。

还有研究报道舍曲林或氟西汀治疗 6 个月至 2 年会获得持续改善。长程氯米帕明治疗显示一半以上的患者不再是诊断时的状态，而使用安慰剂的患者改善率为 5% 以下。在对 SSRI 治疗有效的患者中进行预防复发的研究，将其随机分到药物治疗或安慰剂治疗组中，研究显示帕罗西汀、舍曲林、氟西汀组复发率减少。

强迫障碍患者共病的普遍性也增加了治疗的长期性。2000 年涉及 8580 名个人的调查中发现，114 名患者诊断强迫障碍。62% 的强迫障碍患者有共病现象，比其他神经症高 10% 左右。其中共病重症抑郁的为 37%，广场恐惧和惊恐障碍的为 22%，社交恐惧的为 17%，特殊恐惧的为 15%。20% 的患者有酒精依赖，药物依赖达 13%，1/4 的患者曾经试图自杀。复杂的共病情况需要多方面的应对，说明疾病治疗的艰巨性及长期治疗的必要性。

一些证据证实低剂量的维持治疗可能是有效的，但药物应该小心减量谨防复发。2 年开放性随访的患者，之前对氯米帕明、氟伏沙明或氟西汀有效，发现与中断治疗相比，用最大量或半量治疗时对于减少复发率同样有效，而在不同药物治疗组间并没有显著性差异。同样，在一项随机对照试验（RCT）中，氟伏沙明逐渐减 2/3 的剂量（在之前治疗有效的患者中）能够维持有效的治疗而不致强迫障碍恶化。想要逐渐减量必须严密监测患者的情况。

目前比较一致的专家观点是：急性期治疗后继续服用药物至少 3~6 个月，随后的长期治疗仅仅是为了预防复发。也有人建议，维持服药时间需要 2 年以上，而 2~4 次的复发后可能需要终生服药。目前的治疗观点强调长期治疗的必要性，推荐对治疗有效的患者应持续服药至少 1~2 年。如果必须停药，应该缓慢停药以使停药反应降到最低。

强迫障碍的表现是波动性的，临床表现是多样的，患者会有各种不同程度的临床损害、不同病程的演化、不同的临床治疗效果，以及各异的合并症状。对于那些患者初始症状严重的，合并人格障碍的，有多种合并症状的，症状表现是储存、性和宗教类观念的，病情自知力不好的，病程长的，起病早的，治疗前抑郁明显的，治疗动机不足的，污染和清洗仪式表现的，治疗上更要做好长期疗程的准备。

（闫　俊）

第七章　强迫障碍的药物治疗

第一节　抗抑郁药物的临床应用及不良反应

一、概　述

药物治疗的方便性表现在不需要患者的个人努力，使用相对方便的药物可比较快捷地改善患者的症状和减少痛苦。而药物治疗的不利方面就是可能存在药物的不良反应，使部分症状存在残留的可能性，40%~60%的患者可能没有改善，并且患者终究要面临停药的问题，其中最为繁琐的是在停药后，患者可能有撤药反应，甚至部分症状可能会很快复发。一部分研究认为氯米帕明比其他 SSRI 药物治疗的效果要好，但是 SSRI 之间的效果没有明显的差异。也有研究认为在氯米帕明和 SSRI 之间没有更多的疗效差异，可能更主要的是药物不良反应的区别。Kozak（2000）研究认为，ERP 的有效率是 85%，比药物有效率 50% 要高很多。而药物和 ERP 的合并治疗有效率是 71%。但也并不尽然，Balkom（2012）研究了118 例 ERP 治疗无效的强迫障碍患者，随机分到氟伏沙明药物治疗组和认知治疗组，12 周对照研究结果表明接受氟伏沙明药物治疗的患者有效率显著高于认知治疗组，故建议如果 ERP 治疗无效的强迫障碍患者应换药物治疗，而不是认知治疗，在临床实践中，鼓励这样的患者接受药物治疗非常重要，这会显著改善他们的预后。

目前强迫障碍的一线治疗药物是 5-羟色胺再摄取抑制剂（SRI）。SRI 类药物包括氯米帕明及选择性 5-羟色胺再摄取抑制剂（SSRI），如氟西汀、舍曲林、帕罗西汀、西酞普兰及氟伏沙明。美国食品和药物管理局已批准这 6 种 SRI 治疗成年强迫障碍，其中 3 种（氯米帕明、氟伏沙明和舍曲林）治疗儿童和青少年强迫障碍。另外，欧盟等国家已批准艾司西酞普兰治疗成年强迫障碍。SSRI 治疗强迫障碍的有效率为 65%～70%，但症状仅改善 30%～60%，且有明显的残留症状。而抑制去甲肾上腺素再摄取的药物，如阿米替林并无治疗效果，并可能与 SRI 相互作用或减弱其疗效。大量文献报道证明，无论是急性期治疗还是长期维持治疗，SSRI 药物对强迫障碍均效果良好且不良反应很小。此类药物目前已经作为治疗强迫障碍的首选药物。如果患者在治疗 8 周后对现行药物无效，应该考虑换用另一种 SRI，这其中包括氯米帕明。

二、三环类抗抑郁剂

氯米帕明对强迫症状和伴随的抑郁症状都有治疗作用。20 世纪 60 年代，第一个非对照病例的系列研究表明氯米帕明治疗成功。1991 年，美国一项 500 例氯米帕明与安慰剂对照试验的结果表明，氯米帕明日平均剂量为 200～250mg 时，患者的强迫症状平均减轻了 40%，约 60% 的患者临床上获得明显或显著好转，安慰剂的有效率仅 2%，表明强迫障碍这种慢性疾病自发缓解的机会很少，而氯米帕明的治疗十分有效。一般氯米帕明首次治疗剂量可以从 25mg 睡前服开始，以后逐日增加 25mg，一周内日剂量达 150mg，可分 2～3 次服。而对抗胆碱能不良反应明显的患者，治疗日剂量可稳定在 150～200mg。对氯米帕明的不良反应能耐受者，治疗日剂量可增加到 250～300mg。一般在达到治疗剂量 2～3 周后开始显现疗效。在达到最高剂量之后 3～4 周仍无效果者，可考虑改用或合用其他药物。有的患者显效较慢，直到治疗开始后 8～12 周才达到最大效果。治疗有效的病例，整个治疗时间不宜短于 6 个月。过早减药或停药常导致复发。部分患者需长期服药才能控制症状。氯米帕明常见的不良反应有：口干、震颤、镇静、恶心、便秘、排尿困难和男性射精不能。日剂量达 250mg 以上的少数患者，可引起全身抽搐发作。

此时宜减低剂量或加用抗抽搐药物，以预防抽搐发作。部分氯米帕明和氟西汀的对照研究表明氯米帕明在减低强迫症状方面优于氟西汀，但氟西汀的不良反应较少，适应性高。文献表明氯米帕明治疗OCD 的有效剂量为每日 150～250mg，症状明显改善至少需 6～8 周，治疗的有效率为 70%。氯米帕明治疗 10 周后，多数患者的强迫观念和强迫行为减轻 35%～60%，患者的生活质量、职业功能也明显改善。氯米帕明对以强迫观念为主、血小板 5-羟色胺（5-HT）含量显著升高的患者，疗效较好；对以强迫行为为主、血小板 5-HT 含量升高不明显的患者，疗效较差。对于那些 40 岁以上的患者，要在排除异常脑电图和闭角性青光眼等眼科疾病后使用本药。

对氯米帕明和其他药物的疗效一直有争议，有的人认为氯米帕明的疗效要突出一些，而有的人认为没有差异。但是一直被公认的是氯米帕明的不良反应是不能够让临床医生乐观对待的。因为氯米帕明的不良反应，使患者的治疗依从性降低，患者中断治疗的比例升高。在一些对照研究中，氯米帕明由于不良反应的脱落率高达17%，而帕罗西汀的脱落率为 9%。

目前也有研究证实了氯米帕明 300mg 左右剂量的安全性和耐受性。但是超过剂量用药的风险还是存在的，专家建议可以改变用药途径来进行尝试。如静脉点滴氯米帕明能够起效更快，比口服药物不良反应要小，对于口服药物没有反应的患者可以使用，研究表明 4～5 天后患者可以出现明显的疗效，此方法在美国已经受到重视。操作方法，初始剂量 25mg，第 10 天增至 250mg，维持这个剂量到第 14 天。Fallon 等（1998）将 54 例口服氯米帕明效果不好的患者随机分配到两组，分别静脉点滴氯米帕明和安慰剂。整个试验及 CGI 量表评定均采用双盲的方法，接受完 14 次静脉点滴后，29例接受静脉点滴氯米帕明的患者有 6 例效果明显，而 25 例接受静脉点滴安慰剂的患者无 1 例有反应，两者差异有统计学显著性。

氯米帕明治疗强迫障碍的机制是什么？有学者认为强迫的核心本质是反复行为和感觉运动门控缺陷，$5-HT_{1B}$ 受体激动剂会恶化强迫症状，诱发小鼠出现反复行为和感觉运动门控缺陷。Shanahan（2011）发表的基础研究结果显示，小鼠接受持续 4～8 周氯米帕明治疗后减轻强迫症状，而接受去甲肾上腺素抑制剂地西帕明则无效。这一研究提示长期服用氯米帕明可以治疗 5-HT$_{1B}$ 受体诱发的强迫样行为和眶额皮质下 5-HT$_{1B}$ 受体敏感性。

三、单胺氧化酶抑制剂

单胺氧化酶抑制剂（monoamine oxidase inhibitor，MAOI）无论从抑郁障碍的治疗角度，还是从强迫障碍的治疗角度，都在淡出临床医生的选择视野。原因之一是更多的治疗有效而且不良反应少的药物出现，使医生优选其他药物治疗。原因之二是 MAOI 药物本身的不良反应和相对使用的禁忌比较多，应用不方便。但是对于一部分伴有惊恐和恐怖症状、比较难治的强迫障碍患者仍然可考虑 MAOI 治疗。Malejo 等（1992）所做的双盲对照研究揭示 MAOI 治疗难治性强迫障碍有效，26 名强迫障碍患者随机分配到两个组接受苯乙肼（n=12）和氯米帕明（n=14）治疗，氯米帕明最高剂量为每天 225mg，苯乙肼最高剂量为每天 75mg，结果发现苯乙肼的治疗效果与氯米帕明相当。但是近几年的研究有限。

四、SSRI 类药物

这类药物能减少症状的 20%～40%。一般说来这类药物的抗胆碱能不良反应较小，其治疗日剂量较用于治疗抑郁障碍时为高；宜晨间给药。有些人认为氯米帕明比 SSRI 更有效，但多数人认为 SSRI 与氯米帕明疗效相当，且更容易耐受，故推荐 SSRI 为治疗强迫障碍的首选药物。根据临床分析 SSRI 类药物在强迫观念和强迫仪式方面的疗效相当。由于具有更好的安全性和耐受性，其在长期治疗中更具有优势。

SSRI 的风险：惊厥（氯米帕明高达 2%，而高剂量 SSRI 仅为 0.1%～0.5%）；心脏毒性和认知功能的损害也比较低；性功能损害方面，所有的 SSRI 均存在，但是氯米帕明最高达 80%，而高剂量的 SSRI 最高为 30%；其他还有乏力、失眠、恶心等。

由于 SSRI 能升高氯米帕明血药浓度达 2 倍以上，而血药浓度的升高可引起谵妄、癫痫发作或心脏传导阻滞，故当 SSRI 联合氯米帕明时，氯米帕明剂量不得超过 50mg/d，且要分次服用。因为氟西汀、氟伏沙明和帕罗西汀对肝 P450 酶影响比较明显，故容易引起氯米帕明血药浓度的升高，少数病例氯米帕明的血药浓度可突然急剧升高，引起 "5- 羟色胺综合征（serotonin syndrome）"，出现高热、意识模糊、大汗、抽搐等严重症状。因此，开始用药剂量宜小，加药不宜太快，并注意临床观察。一旦出现严重反应，宜立即停药，给予降温、输液、控制抽搐发作等对症处理和营养支持疗法。相反，舍曲林和西酞普兰、艾司西酞普兰的药物相互作用轻微，故联合氯米帕明较安全。这些药物联合应用可能仅在难治的部分患者中使用。

研究报道及国外说明书推荐治疗强迫障碍的药物剂量如下：

（1）氟西汀：治疗日剂量为 40～80mg。常从每日 10～20mg 开始，2 周内达到每日 60mg。

（2）氟伏沙明：治疗日剂量为 100～300mg，可从每日 50mg 开始。

（3）帕罗西汀：治疗日剂量为 40～80mg，可从每日 20mg 开始。

（4）舍曲林：治疗日剂量为 100～300mg，可从每日 50mg 开始。

（5）西酞普兰：治疗日剂量为 40～80mg，可从每日 20mg 开始。

（6）艾司西酞普兰：治疗日剂量为 20～60mg，可从每日 10mg 开始。

治疗剂量上，研究表明高剂量（如氟西汀 60mg，舍曲林 200mg）可以产生更好的抗强迫效果。一些对照研究也证实了氟西汀高至 80mg 的疗效和耐受性。但是一般还是应该使用中等剂量，只有在治疗一段时间后方可逐渐增加至最大剂量。临床医生增加剂量的原则应该重视疗效、不良反应之间的平衡，目标是患者能耐受的治疗剂量下，给予患者最合适的治疗。专家一般建议，以平均剂量水平持续治疗4~8周，如果还是没有什么改善，可以加到批准的最大剂量。在部分出现改善的病例建议在逐渐加量之前可以继续等待5~9周观察疗效。当加到最大剂量的时候，最好维持治疗至少3个月（有的需要更长的时间）。研究也提示长期药物治疗可以有效预防强迫障碍复发，2007年发表了关于艾司西酞普兰开放剂量治疗强迫障碍16周有效（Y-BOCS≥25%）的患者，随后进行为期24周的随机、双盲、安慰剂对照研究，艾司西酞普兰组剂量为10mg或20mg；结果显示安慰剂组复发风险是艾司西酞普兰组的2.74倍，艾司西酞普兰组患者复发率23%，远低于安慰剂组52%的复发率。通常药物治疗的起效十分缓慢，症状的改善也在稳定几周后明显。所以治疗前应该和患者有充分的交流。另外部分患者可能对治疗后症状的改善很难察觉，这时需要知情人员提供报告，有的病例甚至需要几个月的时间，所以需要医生面临换药或者更早加量的压力。

哪些因素会影响SSRI治疗强迫障碍的疗效呢？根据文献研究提示，可能与下面几个因素有关：

1. 临床特点

研究提示一些临床特征和人口学资料特点与SSRI的疗效差有关，如长期未接受治疗、症状严重程度、童年起病、以囤积和对称为主的强迫症状。

2. 基因药理方面

目前已经被广泛接受的观点是强迫障碍受基因影响，如谷氨酸转运体基因 *slc1a1* 以及某些五羟色胺能、多巴胺能和其他候选基因。对抗抑郁药物治疗抑郁障碍的疗效研究，发现疗效与某些药理基因有关。对强迫障碍的药理基因学研究相对较少，已有的一些对强迫障碍药理基因的研究是基于对抑郁候选基因如 *htr2a*、*slc6a4*、*bdnf* 和 *comt* 的研究。但这些研究结果一致性差，另外也有对影响抗抑郁药物代谢酶的某些药理基因研究。

许多研究提示细胞色素P450（CYP450）可能会影响抗抑郁药的疗效，CYP450基因多态性是构成药物代谢个体差异和种族差异的基础，通过测定基因突变可以预测表型并预测个体差异，可指导临床适宜的用药剂量，使用药个体化，从而提高用药的安全性。CYP450家族有7种同工酶，其中包括CYP1A2、CYP2C19、CYP2D6、CYP3A4。

研究发现，CYP2D6参与异喹胍、抗心律失常药物、抗精神病药物、抗抑郁药物等50多种临床常用药物的代谢，是最具有遗传多态性的酶系。CYP2D6的基因多态性与药物代谢强度的四种表型有关：快代谢型、慢代谢型、中间代谢型、超快代谢型。

CYP2D6与阿米替林、西酞普兰、度洛西汀、米氮平、文拉法辛、帕罗西汀等抗抑郁药物代谢有关；CYP2C19主要与西酞普兰、艾司西酞普兰、阿米替林、舍曲林等抗抑郁药物代谢有关。

不同抗抑郁药抑制人体肝细胞线粒体CYP450 2D6代谢的作用*

SSRI 类抗抑郁药	抑制常数 K_i（μM）
帕罗西汀	0.15
氟西汀	0.60
去甲氟西汀	0.43
舍曲林	0.70
西酞普兰	5.1
氟伏沙明	8.2

* 以金雀花碱转化为脱氢金雀花碱的转化率作为CYP2D6酶的活性指数。
抑制常数数值越小，抑制作用越强。

尽管抗抑郁药物在治疗抑郁时可能会受CYP2D6和CYP2C19的基因变异影响，但是在治疗强迫障碍时未发现类似的影响。Brandl（2014）分析了184例接受抗抑郁药物治疗强迫障碍白人患者CYP2D6和CYP2C19的代谢型，这些抗抑郁药物包括氟西汀、舍曲林、氟伏沙明、帕罗西汀、西酞普兰、艾司西酞普兰、文拉法辛、米氮平、度洛西汀、氯米帕明。研究分析显示不同CYP2D6和

CYP2C19 的代谢型与 SSRI 药物治疗强迫障碍疗效无明显相关。但与 CYP2D6 快代谢型的患者相比,其他代谢类型的患者退出研究较多,提示 CYP2D6 的代谢型可能会影响药物的疗效或耐受性。由于研究的样本量少,而且仅有两项关于这方面的研究,不足以排除 CYP450 基因多态性对抗抑郁药物治疗强迫障碍疗效的影响。

近年药物基因组学和遗传药理学对 *abcb1* 基因感兴趣,它位于染色体 7q21.12,也称为多药耐药基因 *mdr1*(*abcb1*),ABCB1 可以作为药物转运蛋白在肠上皮细胞和血脑屏障的内皮细胞中表达。肠上皮细胞的 ABCB1 可以活跃地从细胞膜转运药物,而且防止药物进入血流中,而血脑屏障的 ABCB1 则可以阻止药物进入中枢神经系统。对于敲除 *abcb1* 基因小鼠的研究发现西酞普兰和艾司西酞普兰、帕罗西汀、舍曲林、文拉法辛、去甲文拉法辛、瑞波西汀、多塞平、阿米替林和曲米帕明受 *abcb1* 基因调控,而氟西汀、米氮平、安非他酮和美哌隆(melperone)则不受影响。换句话说,如果某患者服用前面几个药物无效可以考虑换后面四个药物。*abcb1* 基因多态性可以预测 SSRI 药物治疗抑郁的疗效。例如有研究发现携带 rs1045642 TT 罕见基因型患者获得痊愈率需要艾司西酞普兰的平均剂量为 11mg,而携带 rs1045642 TC 基因型和 CC 基因型患者获得痊愈率需要艾司西酞普兰的平均剂量分别为 24mg、19 mg,携带 rs1045642 C 常见基因的患者比 TT 罕见基因型患者获得痊愈率需要两倍的艾司西酞普兰剂量。但是目前没有研究该基因多态性对 SSRI 药物治疗强迫障碍是否也会有类似的影响。

Qin 等(2015)通过全基因组关联研究(GWAS)系统分析 OCD 治疗应答预测基因,发现排名第一的单核苷酸多态性(single nucleotide polymorphism, SNP)为 rs17162912,位于 1q41-q42 上靠近 *disp1* 基因,该区域环绕 *disp1* 启动子。*disp1* 表达的蛋白质对建立胞间联系及脊髓发育有重要作用。*disp1* 位于 1q41-q42 位点,存在一个微缺失,此微缺失被认为与明显智力缺陷、行为问题、癫痫及特有同质异性特点的症状有关。其他可能的 SNP 包括 rs9303380、rs12437601、rs16988159、rs7676822、rs1911877 及 rs723815。研究也表明谷氨酸能神经传递系统及 5-羟色胺能系统中的多个基因可能共同影响 OCD 患者的 SRI 治疗应答。

3. 皮质纹状体丘脑环路

功能影像研究发现如果过度活跃的皮质-纹状体-丘脑环路（cortico-striato-thalamocortical circuit）正常化与治疗疗效好有关。Hoexter（2012）研究了 38 例未接受治疗的强迫障碍患者接受氟西汀或 CBT 治疗前和 12 周后的环路各脑区部位的灰质体积。同时 36 例健康对照者也接受相同的检查。结果发现没有接受治疗前的强迫障碍患者左侧壳核、双侧眶皮质、左前扣带回比健康对照者小。但治疗后发现左侧壳核与正常对照无差异，而且服用氟西汀治疗的患者左侧壳核比接受 CBT 治疗的患者明显增大。

Hoexter（2013）基于体素分析的功能磁共振成像（fMRI）的结果显示，氟西汀对强迫障碍的疗效与外侧眶额回灰质体积有关，而认知行为治疗对强迫障碍的疗效与内侧前额叶灰质体积有关。这也进一步证明内侧前额叶在恐惧/焦虑消退中的作用和外侧眶额回在调节氟西汀对强迫障碍疗效中的作用。

Shin（2014）研究了 25 名没有接受过药物治疗的强迫障碍患者接受静息状态功能磁共振成像，16 周后 17 名服 SSRI 药物的患者再次接受磁共振成像，另外 23 名健康受试者做对照，其中 21 名 16 周后再次接受磁共振成像检查。研究发现患者治疗后强迫症状和脑功能均得到改善，而且强迫症状改善与治疗后右腹内侧前额皮质连接程度改变有关。

另外 Sanematsu（2010）采用功能磁共振成像研究评估强迫障碍患者对氟伏沙明治疗反应的预测因子，针对后脑功能研究，结果表明治疗前右侧小脑和左侧颞上回的激活与强迫症状严重程度的改善相关，fMRI 可以成为预测治疗反应的工具。

4. 5-羟色胺转运体可利用率

Zitterl（2009）通过 SPECT 研究 28 例不伴有抑郁的强迫检查

患者，服用舍曲林（175mg/d）之前和治疗 14 周后 5- 羟色胺转运体（SERT）数量。发现治疗前丘脑 - 下丘脑的 SERT 可利用率越高，可预测转运体结合率越高，舍曲林的疗效越好。

目前因为药物间对比的研究还不充分，很难说明各个药物的优势和差异性。所以在治疗的时候，可以从不同的药物不良反应上对患者进行选择。如涉及不同药物之间的相互作用，氟西汀、帕罗西汀能抑制代谢三环类抗抑郁药、抗精神病药物、抗心律失常药物以及需要经过肝 P450 酶 CYP2D6 代谢的药物。而氟伏沙明同时抑制 CYP1A2、CYP3A4，这两个酶主要是清除华法林、三环类药物、苯二氮䓬类药物，以及某些抗心律失常药物。西酞普兰、艾司西酞普兰与肝酶的作用比较小。氟西汀的半衰期长并且停药反应比较少，适用于忘记服药的患者。对于性功能的影响应该事先进行评估。如果引起性功能障碍，应该降低药物剂量，或定期停药（停止治疗后患者可以康复），也可以考虑服用相关的对症药物。

SSRI 的早期不良反应（如恶心、躁动）可以通过最开始几周的缓慢加大剂量来减少。而持续时间比较长的不良反应（如睡眠障碍、头痛）也和剂量有关，需要监测剂量 - 反应关系。

中等程度的抑郁不会干扰抗强迫的效应。一般因为 SSRI 对 5- 羟色胺的选择性，它对伴有或者不伴有抑郁的病例的疗效没有明显的差异。另外强迫障碍通常也会伴有双相情感障碍，有时高达 30％的共病存在，医生也面临着用药转躁的风险。因为 SSRI 的转躁风险低于其他药物，目前研究也比其他药物要多，所以推荐优先使用 SSRI。

在 SSRI 之间转换的治疗数据不是很多，但还是可以接受这一点的存在，所以很多医生仍然可以选择在 SSRI 药物之间进行换药。有时建议让改善不明显的患者坚持服用原有的药物也是可以的，因为延迟的疗效可能出现在 6 个月或者更长的时间之后，如果在经过 8～12 周的最大剂量的治疗后疗效还是很不完全的话，可以考虑更换。March 认为 40％的患者可能对第二种 SSRI 有效，但是对第三种则机会更小。所以建议在 2 ~ 3 种 SSRI 的治疗失败后可以考虑使用氯米帕明治疗。Denys 的研究认为 73% 的患者可以在 SSRI 的转换中获得部分的疗效。

必要时 SSRI 的疗效也可以通过改变用药的途径来增加疗效，如静脉使用西酞普兰等。Pallanti 对 39 例病情中至重度、病程 1 年以上、Y-BOCS ≥ 25 分、经过 2 种 SSRI 治疗无效（西酞普兰除外）的难治性强迫障碍患者，给予西酞普兰 20 ~ 80mg/d 静滴（根据耐受性决定药物治疗量）21 天，之后改口服西酞普兰治疗至 84 天，结果发现在观察点第 21 天，有 27 例（69%）Y-BOCS 减分率 ≥ 20%，23 例 Y-BOCS 减分率 ≥ 25%，其中 4 例大于 35%。在观察点第 84 天，27 例患者的病情仍然保持稳定，几个维度的生活质量也均能得到改善。提示静滴西酞普兰能快速起效，加速强迫症状缓解，预示改口服西酞普兰治疗有效。该研究只是一个开放性研究，缺乏双盲、双模拟、安慰剂对照。

五、5-HT/NE 再摄取抑制剂

5-HT/NE 再摄取抑制剂（SNRI）代表药物是文拉法辛。因为地昔帕明在强迫障碍的治疗中没有什么效果，而氯米帕明的治疗效果十分优越，所以 NE 再摄取抑制剂的效果一直被否认。但是目前有很多 Meta 分析表明文拉法辛的治疗效果好，可能归功于它的 5-HT 和 NE 作用，并且没有抗胆碱和抗组胺的作用，所以推测它的不良反应会更少。另外，文拉法辛在低剂量的时候主要是 5-HT 的作用，而高剂量的时候兼有 5-HT 和 NE 的双重作用。国外一项单盲研究报道 65 例 Y-BOCS 评分 ≥ 16 的强迫障碍患者被随机分配到 2 组，12 周后，接受 225 ~ 350mg/d 文拉法辛的 25 例患者中 9 例有效，接受 150 ~ 225 mg/d 氯米帕明的 40 例患者中 20 例有效，作者发现文拉法辛与氯米帕明治疗效果相当。另外一项研究中，28 例难治性强迫障碍患者随机分配到 3 组，治疗 12 周后，发现文拉法辛组有效率为 42%，氯米帕明组有效率为 37%，舍曲林组有效率为

14%。其他还有一项研究表明，150 名患者被随机分配到 12 周的双盲治疗中，分别接受 300mg 的文拉法辛和 60mg 的帕罗西汀，两组中接近 40% 的患者获得比较好的疗效，两组的治疗好转效果没有明显的差别，提示文拉法辛可能是个有效的治疗，但是并不能超越帕罗西汀。对它的长期疗效和耐受性还需要进一步探讨。另外一项研究将至少使用 2 种 SSRI 足量、足疗程治疗但无效的 28 例患者随机分为 3 组，分别服文拉法辛 225～350mg/d、氯米帕明 150～225mg/d或西酞普兰 40～60mg/d 治疗 12 周，除脱落患者外，文拉法辛的有效率为 42.8%，氯米帕明为 37.5%，西酞普兰为 14.3%，提示经 2 种 SSRI 治疗强迫障碍无效后，可换用文拉法辛或者氯米帕明。

目前对度洛西汀的研究少，有一项研究提到 4 例共病焦虑和抑郁的强迫障碍患者，之前接受 SSRI 治疗部分有效或无效，换用度洛西汀 120mg/d 后治疗 12 周，结果显示 Y-BOCS 减分率≥35%，提示度洛西汀对难治性强迫障碍可能有效，但需要扩大样本量对照研究来支持。

六、米氮平

有个别研究表明，SSRI 合并米氮平的治疗能够短期地增加疗效，但是没有长期的效果，其机制的推测是米氮平的 5-HT 细胞的快速点燃机制，不受受体的延迟限制。事实上在抑郁症的患者中，这个观点已经得到一些证实。但是目前的研究还是单盲的研究，需要进一步证实。

七、其他抗抑郁药物治疗

目前临床中其他抗抑郁药物治疗对强迫障碍疗效的研究仅限于很少的单个病案的报道，还不足以形成可信的证据。在医生的临床实践中还需要更多证据。

曲唑酮

早在 1985 年 Prasad 等和 1986 年 Lydiard 等就在临床实践中发

现曲唑酮辅助治疗难治性强迫障碍有一定效果。但是随后 Pigott 等（1992）所做的一项对照研究发现没有一例难治性强迫障碍患者对曲唑酮起效。目前相关的文献更为不足。

第二节　抗精神病药物

所有以单一抗精神病药物治疗强迫障碍获得肯定效果的研究均达不到现在的标准，所以现在公认的单一抗精神病药物治疗强迫障碍是无效的。但是对于难治性强迫障碍，许多学者认为在使用 SSRI 的同时辅助一些抗精神病药物可以改善强迫症状，疗程应达到 4~6 周。一般使用的是高效价抗精神病药物，这类药物包括利培酮、奥氮平、阿立哌唑、氟哌啶醇等。这类药物可以用于增强SSRI 的疗效，特别是对伴有抽动障碍及有冲动障碍或分裂样人格障碍的患者尤为适用。

一、氟哌啶醇

McDougle 等人将 34 例接受氟伏沙明 8 周无效的患者随机分配到 2 组，其中 17 例加用氟哌啶醇，该组有 7 例伴有抽动障碍；另外 17 例继续接受氟伏沙明单独治疗，其中 8 例伴有抽动障碍。4 周后，氟哌啶醇组有 11 例 Y-BOCS 评分明显改善，而对照组无 1 例改善，而且氟哌啶醇组所有伴有抽动障碍的患者抽动症状均明显改善。作者分析伴有抽动障碍的强迫障碍患者有可能是强迫障碍的一个特殊亚型，这些患者需要合用抗精神病药物治疗。

二、氯氮平

许多文献报道当该药用于治疗精神分裂症时，25% 的患者出现强迫症状；而用于治疗强迫障碍时，根据强迫障碍的受体超敏假说，可出现一过性的强迫症状的恶化，但长期联合 SSRI 治疗可减少强迫症状。但是 McDougle（1995）等人所做的一项研究中没有得到上述效果。目前不主张合用此药。

三、利培酮和帕利哌酮

利培酮是一种强的 5-HT$_{2A}$ 和相对弱的 D$_2$ 受体拮抗剂，用于精神分裂症和双相情感障碍的治疗。目前已经有不少开放性研究证实利培酮治疗难治性强迫障碍具有良好的疗效和耐受性。近来，Hollander 等对利培酮治疗难治性强迫障碍进行了双盲、安慰剂对照研究，对经过两种 SSRI 治疗无效的 16 例难治性强迫障碍，继续使用原来的 SSRI 药物，10 例合用利培酮 0.5～3.0mg/d，6 例合用安慰剂，观察 8 周，结果利培酮组 4 例 Y-BOCS 减分率≥25%，CGI 评分为 1 或 2 分，安慰剂组没有 1 例达到这个效果。利培酮组脱落 1 例（10%），安慰剂组脱落 2 例（33%），安慰剂组脱落率明显高于利培酮组。进一步说明利培酮治疗难治性强迫障碍有效，无明显不良反应。双盲研究证实，利培酮（1～2mg，2 次/日）能强化 SSRI 治疗难治性强迫障碍。利培酮治疗难治性强迫障碍在一项双盲研究和 3 项开放性研究中得到验证，推荐剂量为 2～4mg。

帕利哌酮是利培酮在体内经过肝 CYP2D6 酶代谢后的活性代谢产物，尽管帕利哌酮的结构与利培酮较为接近，但由于其 9 位羟基的存在，使得帕利哌酮受体作用谱及作用强度均与利培酮有所不同。帕利哌酮对 α_2 受体的阻断强度显著强于利培酮，通过阻断中枢去甲肾上腺素能和 5-羟色胺能神经元突触前膜的 α_2 受体，使突触前膜去极化，突触囊泡内的去甲肾上腺素和 5-羟色胺释放入突触间隙，增强 5-HT 和 NE 的神经传递，表现出抗抑郁活性，提示帕利哌酮可能对精神分裂症伴随的抑郁症状有治疗作用。帕利哌酮对 D$_3$ 受体同样有很强的阻断作用，阻断 D$_3$ 受体可以增加前额叶和扣带前回乙酰胆碱的释放，对社会认知的工作记忆、注意力及被动回避等方面可能有改善作用。帕利哌酮对 5-HT$_7$ 受体也有强的阻断作用，该受体的阻断可能具有抗抑郁、改善昼夜节律及睡眠结构的作用。

Storch（2013）研究了 34 例接受过两种及以上的 SSRI 治疗仍有症状的成人强迫障碍患者，8 周 SSRI 联合帕利哌酮（最高 9mg）或安慰剂治疗，结果显示帕利哌酮组治疗后强迫分数较基线显著改善。帕利哌酮组强迫分减少 7.98，而安慰剂组减少 4.02 分，但两者没有显著性差异。研究提示帕利哌酮耐受性好，对 SSRI 治疗无效的强迫患者合并帕利哌酮短期治疗可能有效。

四、奥氮平

奥氮平是一种具有多受体作用（DA、5-HT、M_1、H_1 等）的非典型抗精神病药物，被美国食品和药物管理局批准用于精神分裂症，作为情感稳定剂用于双相情感障碍的治疗。既然奥氮平具有与利培酮相同的 5-HT 和 DA 受体阻滞效应，就应该能治疗难治性强迫障碍。Koran 等对符合病程 1 年以上、Y-BOCS ≥18 分、经氟西汀≥60mg/d 治疗 10 周以上无明显效果的强迫障碍，继续使用原来剂量的氟西汀治疗，联合奥氮平 2.5～10mg/d 治疗 6 周，共有 9 例完成观察，Y-BOCS 减分率平均下降 16%，其中 3 例减分率分别为 68%、30%、29%。随访 6 个月发现 60% 的患者体重增加。Francobandiera 将 9 例难治性强迫障碍患者给予奥氮平联合SSRI 或氯米帕明治疗 6 周，发现 6 例 Y-BOCS、CGI 评分改善。研究认为奥氮平强化治疗难治性强迫障碍有 2/3 患者有效，在常规治疗无效时加用奥氮平治疗是一种有效的选择。当奥氮平（平均剂量为 11.2mg/d）强化 SSRI 治疗难治性强迫障碍时，46% 的患者症状改善≥25%（1/4），38% 的患者症状改善≥33.3%（1/3）；奥氮平（平均剂量为 6.5mg/d）用于治疗精神分裂症的强迫症状 8周，9 例患者中 6 例有效，3 例无效。还有研究表明，D_2 受体阻断剂联合 SSRI 的疗效好，但单用 D_2 受体阻断剂对强迫障碍的核心症状无效。

五、喹硫平

喹硫平是一种二苯二氮䓬类衍生物，化学结构类似于氯氮平和奥氮平，对多个脑受体有亲和力，并且有很强的肾上腺素 α_1 受体阻滞作用，对 5-HT$_2$ 受体亲和力大于 D$_2$ 受体亲和力。Mohr 等对 8 例难治性强迫障碍患者给予喹硫平合并 SSRI 治疗 8 周，有 4 例症状改善，CGI 评分为 1 或 2 分，尽管缺乏对照，也得出大约 1/2 难治性强迫障碍可能对抗精神病药合并 SSRI 治疗有效的结论。Atmaca 等对符合经 1 种 SSRI 治疗 3 个月无效的 27 例强迫障碍进行了单盲、安慰剂对照研究，观察 8 周，结果研究组（SSRI 合并喹硫平）14 例中的 9 例（64%）Y-BOCS 减分率 ≥60%，1 例 Y-BOCS 减分率 ≥30%，而对照组（SSRI 合并安慰剂）无 1 例改善。进一步证明喹硫平治疗难治性强迫障碍的疗效。

六、氨磺必利

氨磺必利是苯甲酰胺替代物类抗精神病药，可选择性地与边缘系统的 D$_2$、D$_3$ 受体结合，与 5-HT、H、M 受体无亲和力。如果按照强迫障碍发病机制的 5-HT 学说，氨磺必利根本不会对强迫障碍有治疗效果。Metin 等却用这种作用机制不同的抗精神病药强化治疗难治性强迫障碍。共 20 例符合对 SSRI 治疗有阻抗的强迫障碍，加用氨磺必利（325±106）mg/d，共观察疗效及不良反应 12 周。发现治疗前后 Y-BOCS 评分差异具有统计学意义，不良反应为体重增加 14 例（70%），轻度镇静 13 例（65%），疲乏 7 例（35%）。提示加用氨磺必利对难治性强迫障碍是一个有效的治疗方法。但这只是初步的研究。

七、阿立哌唑

Storch（2008）发表了个案报道，一个青少年 OCD 男性患者服用阿立哌唑后强迫症状得到改善，提示阿立哌唑可能对认知行为治疗有增效作用。随后 Sayyah（2012）发表了关于阿立哌唑对于难治性 OCD 的增效治疗研究，经过 12 周的双盲对照治疗，阿立哌唑治疗组（10mg/d）较安慰剂组，患者的病情改善更加明显，且无更多的不良反应。提示阿立哌唑是难治性 OCD 患者的一种有效的增效治疗药物。

八、齐拉西酮

2006 年有个案报道齐拉西酮在合并治疗中有效。但是 2008 年一项 RCT 研究显示 24 例接受高剂量 SSRI 药物治疗难治性强迫障碍患者，分别接受喹硫平（n=15）或齐拉西酮（n=9）增效治疗，分别评估基线、随访 1、2、3、6 个月的 Y-BOCS 和 CGI 量表分。结果显示喹硫平组 80% 的患者和齐拉西酮组 44.4% 的患者的 Y-BOCS 量表分改善 66.7%。但是齐拉西酮组在 2、3、6 个月的 Y-BOCS 和 CGI 量表分均高于喹硫平组。这提示齐拉西酮虽然可以用来治疗难治性强迫障碍，但疗效可能比喹硫平要差。这项研究样本量少，所得结果还需要扩大样本量来进一步验证。

在 2006 年的系统回顾性分析中，主要是从 PubMed、PsychINFO（1967—2005）、Embase（1974—2000）等收集相关的文献，使用双盲随机对照，减分率大于 35%，共收集到 9 项涉及 278 名患者的研究，发现强迫障碍患者应该进行至少 3 个月的最大耐受剂量的 SSRI 治疗，之后再考虑进行合并抗精神病药物治疗。因为持续的 SSRI 单一治疗可能会使 25.6% 的患者有效，而抗精神病药物的合并治疗中只有 1/3 的患者可能有效。

2009 年日本学者发表一项关于非典型抗精神病药物对 SSRI 治疗无效的强迫障碍增效治疗的疗效与安全性研究，研究结果并不十分支持合并非典型抗精神病药物对改善强迫症状的长期疗效，但合并非典型抗精神病药物治疗可能对对称 / 排序和囤积症状有效。

2013 年一项 Meta 分析抗精神病药增效治疗对 SSRI 治疗抵抗

的强迫障碍患者，纳入 12 项 RCT 研究，共 394 例患者，采用耶鲁 -布朗量表评估，抗精神病药包括喹硫平（5）、利培酮（3）、奥氮平（2）、阿立哌唑（1）、氟哌啶醇（1），结果显示合并抗精神病药治疗的患者疗效比合并安慰剂治疗的患者好，合并治疗患者的 Y-BOCS 平均减分更多。但是合并利培酮治疗的疗效显著，优于喹硫平和奥氮平。阿立哌唑和氟哌啶醇结果不一致。1/3 的患者能从合并治疗中获益。

新型抗精神病药物联合 SSRI 治疗难治性强迫障碍正逐渐被接受，但是新型抗精神病药强化治疗会引发锥体外系综合征、糖尿病、体重增加，停用后可能会复发，值得关注。Maina 等发现，经过抗精神病药物强化治疗的患者，停用抗精神病药物后继续单独使用 SSRI 治疗，在停药后 8 周，被观察的 15 例患者中 13 例复发，另外 2 例在停药 1 年时复发。这些都需要进一步的研究证实。

第三节　抗焦虑药物

一、氯硝西泮

有癫痫史、脑电图异常或可疑部分癫痫发作的强迫障碍可以考虑氯硝西泮治疗。1990 年 Hewlett 等人报道 3 例对 SRI 无效的患者换用氯硝西泮治疗后效果明显。Hewlett 在 1990 年随后的一项结论性的研究中证实，氯硝西泮与氯米帕明治疗强迫障碍的双盲对照研究得出相似的结果。

二、丁螺环酮

丁螺环酮是一种 $5-HT_{1A}$ 受体激动剂。开放研究提示，当该药用到 $10 \sim 20mg/d$、3次 /日时，可强化氟西汀的疗效；安慰剂对照研究却并非如此。丁螺环酮对于睡眠状况、焦虑均有明显改善。但本研究尚需大样本，对难治性强迫障碍的疗效也存在争议。

第四节 情感稳定剂类药物

一、碳酸锂

作为一种心境稳定剂，有文献报道其与 SSRI 合用对难治性强迫障碍有一定的治疗效果，目前为止还存在许多争议。Gordon 等人报道碳酸锂与 SSRI 合用对强迫障碍有效。但是，唯一的一项双盲、安慰剂对照临床试验发现，碳酸锂对难治性强迫障碍的治疗效果与安慰剂比较差异无显著性。

二、抗惊厥药

在临床上，我们发现对于难治性强迫障碍患者加用丙戊酸盐类抗惊厥药物有一定的疗效，九十年代有个案报道了丙戊酸钠治疗难治性强迫障碍，以及丙戊酸钠单药治疗不能耐受 SSRI 治疗的强迫障碍有效，抗惊厥药对强迫障碍治疗有效的可能机制是什么呢？2013 年有学者进行小鼠实验，评估丙戊酸钠、卡马西平、碳酸锂、拉莫三嗪、蝇蕈醇（muscimol）、巴鲁芬改善大鼠的强迫行为的疗效，并且评估 GABA 受体在强迫障碍中发挥的作用。啮齿类动物有一种将危险物品埋起来的天性，把一定数量的玻璃珠放到笼子里，动物会把珠子埋起来，过一段时间后，通过对比实验组和对照组的动物没有埋起来的珠子的数量，评价动物的焦虑倾向。小鼠埋玻璃珠的行为（marble-burying behavior）模型可以用来作为研究强迫的药理学模型。研究结果显示丙戊酸钠和卡马西平能显著减少小鼠埋玻璃珠的行为，但不影响总体的运动行为。拉莫三嗪也能显著减少小鼠埋玻璃珠的行为。而碳酸锂能减少总体运动行为，但对埋玻璃珠的行为没有影响。选择性 GABA（A）受体激动剂蝇蕈醇能够显著减少小鼠埋玻璃珠的行为，但不影响总体的运动行为。而选择性 GABA（B）受体激动剂巴鲁芬能减少总体运动行为，但对埋玻璃珠的行为没有影响。另外选择性 GABA（A）受体拮抗剂荷包牡丹碱（bicuculline）能够显著反转由蝇蕈醇和丙戊酸钠减少的小鼠埋玻璃珠行为。这提示 GABA 参与了小鼠埋玻璃珠行为，丙戊酸钠、卡马西平、拉莫三嗪可以减少这些行为。丙戊酸钠减少强迫行为，与 GABA（A）受体有关。

　　我们还需要在临床开展随机双盲对照研究，进一步评估丙戊酸钠治疗强迫障碍的疗效。

　　另外研究提示强迫障碍患者的脑内谷氨酸浓度异常升高，而 SSRI 治疗有效的患者尾状核的谷氨酸浓度下降，强迫症状减轻。而某些新型的抗癫痫药物如托吡酯（Topiramate）能抑制谷氨酸能神经的传导。曾有开放性研究报道，12 名对两种 SSRI 治疗无效的患者，加用托吡酯治疗 16 周，剂量从 25 mg/d 开始，每周增加 50mg，直到第 3 周末加到 100mg/d，以后每周适量增加，到第 9 周可达 400mg/d，治疗平均起效时间是从第 9 周开始。托吡酯对难治性强迫障碍有一定的治疗效果。这一结果在后续两项双盲对照研究中得到证实。Mowla（2010）研究了 49 例接受了 12 周 SSRI 药物治疗无效的强迫障碍患者，随机分为托吡酯组和安慰剂组。有效率按 Y-BOCS 总分减分 ≥25% 计算，托吡酯组有效率为 32.0%，而安慰剂组仅为 2.4%。研究结束时托吡酯平均剂量为 180.15mg/d（100～200 mg/d）。Berlin（2011）研究了 24 例强迫障碍患者随机分组为托吡酯组和安慰剂组，同时患者服用能够耐受的最高剂量的 SSRI 药物治疗至少 12 周，且最大剂量至少维持在 6 周以上，评估 Y-BOCS 总分、强迫行为总分和强迫思维总分。托吡酯 12 周末的平均剂量为（177.8 ± 134.2）mg/d（50～400 mg/d）；强迫行为总分降低 5.38 分，而安慰剂组强迫行为总分仅降低 0.6 分。这提示托吡酯对强迫行为有效，但对强迫思维无效。但托吡酯的耐受性受到质疑，28% 的受试者因为药物不良反应而退出研究，39% 的受试者因此原因而减少治疗剂量。

　　另外抗惊厥药物奥卡西平和其单羟基衍生物主要是阻断了脑

的电压依赖性钠离子通道，发挥抗惊厥作用。有研究发现奥卡西平能提高海马的 5- 羟色胺水平，Arora（2013）发表了一项基础研究提示奥卡西平和氟西汀一样，通过调节皮质 5- 羟色胺和分子通路，保护小鼠不出现强迫症状。但还需要临床研究来进一步验证奥卡西平能否发挥治疗强迫障碍的疗效。

第五节　其他用药

一、吲哚洛尔

吲哚洛尔是一种 β 受体阻滞剂，但与 5-HT 能神经元胞体上的 $5-HT_{1A}$ 自身受体也有很强的亲和力，能阻滞该受体的活性。Dannon（2000）对帕罗西汀 60mg/d 治疗无效的 14 例难治性强迫障碍进行双盲对照研究，8 例给吲哚洛尔（7.5mg/d）与帕罗西汀治疗，6 例给安慰剂与帕罗西汀治疗。4 周后发现两组间 Y-BOCS 评分差异具有统计学意义。研究还发现吲哚洛尔对 SRI 部分有效的患者效果明显，而那些对 SRI 完全无效的患者几乎没有任何效果。可能是与 SRI 合用时，吲哚洛尔对胞体 $5-HT_{1A}$ 自身受体的阻滞作用能避免 SRI 治疗初期因 $5-HT_{1A}$ 自身受体兴奋性增高引起的神经冲动不足，从而增强效果。

二、色氨酸

作为 5-HT 合成原料的氨基酸，有人报道 L- 色氨酸对于强迫障碍的治疗有一定效果，但是在临床应用时应特别小心，因为色氨酸可引起血嗜酸性粒细胞增多性肌痛症。推荐剂量为 2 ~ 10g/d。

三、甲状腺素

Joffe 等人在一项开放性研究中用甲状腺素与 SSRI 合用治疗难治性强迫障碍，结果提示甲状腺素对于难治性强迫障碍有一定的治疗效果。Aronson 等人（1996）检索 Medline（1966—1995）后，通过 Meta 分析发现甲状腺素对于难治性强迫障碍有治疗效果。但是 Pigott 等人所做的一项对照研究却未能得出相似的结果。甲状腺素的推荐剂量为 25～50mg/d。

四、肌醇

肌醇作为葡萄糖的异构体和磷脂酰肌醇循环的前体，与 SRI 合用或者单独应用可以治疗难治性强迫障碍。有一项双盲研究报道肌醇可以改善难治性强迫障碍的症状，提示 12mg 可以治疗难治性强迫障碍。Seedat 等人（1999）的一项开放性研究报道肌醇合并 SSRI 治疗难治性强迫障碍共 10 例患者，平均剂量 18mg 持续治疗，有一部分人应用肌醇有效。

五、可乐定

早在 1988 年，Hollander 等人就报道静点可乐定对难治性强迫障碍有效。但是到目前为止还没有得到任何一项对照研究证实，而且可乐定有比较明显的不良反应，所以临床上未得到广泛使用。

六、谷氨酸能类药物

目前，已经有很多研究关于谷氨酸能系统在强迫障碍发病机制中的作用，并且使用谷氨酸能类药物作为增效剂用于治疗难治性强迫障碍患者，如托吡酯、利鲁唑和美金刚等。

Haghighi（2013）采用双盲对照研究评估美金刚对治疗难治性强迫障碍的增效作用。40 例 OCD 患者，入组前均服用 SSRI 或氯米帕明，随机分为美金刚组和安慰剂组，采用 Y-BOCS 评分随访12 周，29 例完成随访。结果显示合并美金刚治疗能改善强迫症状。

虽然这些药物用于难治性患者后都取得了初步疗效，但是关于谷氨酸能类药物的疗效需要做更多的研究进一步证实。

七、5-HT$_3$受体拮抗剂

已有研究提示合并多巴胺受体阻滞剂治疗强迫障碍有效，5-HT$_3$受体间接抑制中脑边缘皮质多巴胺释放，5-HT$_3$受体拮抗剂合并SSRI 和抗精神病药物可能对难治性 OCD 有效。有研究证实格拉司琼和昂丹司琼可以作为中重度强迫障碍和难治性强迫障碍有效的增效治疗策略。

八、精神活性物质

已有个案报道口服吗啡 1 周有助于改善强迫症状，随后一项随机双盲对照研究将 23 例接受 SSRI 治疗无效的强迫障碍患者随机分为吗啡组、劳拉西泮组和安慰剂组。接受口服 1 周吗啡治疗的患者疗效优于安慰剂，但需要更多的研究来支持口服 1 周吗啡治疗难治性强迫障碍这一假说。另外其他精神活性物质苯丙胺、咖啡因也被研究用来作为治疗难治性强迫障碍的增效治疗。个案报道和开放性研究发现苯丙胺对儿童期起病或伴有多动症的强迫障碍治疗具有增效作用。安慰剂双盲对照研究显示 30mg 苯丙胺能减轻强迫症状。Koran（2009）比较苯丙胺（30mg/d）和咖啡因（300mg/d）对SSRI 或 SNRI 治疗抵抗的强迫障碍患者的疗效，24 例 Y-BOCS 分≥20 的患者，随访 5 周，第 1 周苯丙胺组 6 例（50%）患者有效，而咖啡因组为 7 例（58%），第 5 周苯丙胺组 Y-BOCS 平均有效减分率48%，咖啡因组为 55%，两组差异无显著性。没有人因为不良反应退出治疗。结果显示苯丙胺和咖啡因都对强迫障碍的治疗有增效作用。

苯丙胺和咖啡因发挥增效作用可能的机制是什么？两药都能刺激前额皮质多巴胺 D$_1$ 受体促进多巴胺的释放，从而使注意缺陷多动症的患者改善注意力和工作记忆，注意力从强迫思维转移出来。也有人认为这两药能使人精力充沛，改善情绪，减少焦虑，抵抗强迫症状。另外强迫症状的减轻也与药物改变了不同脑区的多巴胺和

5-羟色胺相互作用有关。血中高浓度的咖啡因才能减轻强迫症状，而每天喝小量咖啡是没有效果的。

　　精神活性物质虽然给强迫障碍治疗带来一丝曙光，但长期疗效尚未明确及潜在的成瘾风险可能会限制其临床使用。

（闫　俊　潘成英）

第八章　强迫障碍的心理治疗

众所周知，强迫障碍是严重影响个体日常生活的强迫性思维或强迫动作。其中强迫思维是在某一时间所体验过的思想、冲动意向或想象，会反复或持续地闯入头脑，以致引起显著的焦虑或痛苦烦恼。通常强迫思维症状是反复考虑或者怀疑是否被污染/不洁、导致别人受到伤害，或者怀疑是否锁门等。强迫动作是指通过反复的行为或者精神活动来阻止或者降低焦虑和痛苦。强迫障碍的治疗普遍认为药物治疗和心理治疗均有效，至于单用哪种疗法效果好，还是合用效果好，未见有大样本及严格的对照研究。

从强迫障碍的发病原因中可以看出，强迫障碍的发病与病前性格、自幼生活经历、社会心理因素及精神创伤等密切相关。正是这些原因的存在，单靠药物治疗很难达到令人满意的效果，当然药物治疗针对那些具有明显生化改变的患者有明显的疗效，但对具有明显人格改变、社会心理因素、精神创伤引起的强迫障碍，心理治疗效果更为明显。在美国精神病学会最新颁布的《精神障碍诊断与统计手册》第 5 版中，对强迫及相关障碍做出了新的疾病分类，从焦虑障碍中独立出来，这一调整引发了精神心理领域专家的广泛关注。强迫障碍全世界范围内终生患病率为 0.8% ~ 3.0%，但只有 34% 的患者寻求过医学治疗，中南大学湘雅二院张亚林教授表示，心理治疗作为强迫障碍治疗的一个重要手段，排名前三的是认知疗法、行为疗法以及精神分析与动力学疗法。下面介绍常用的强迫障碍心理治疗的方法。

（董汉振）

第一节　森田疗法

　　森田心理疗法是日本学者森田正马教授于 1920 年创立的心理疗法。其理论受我国古代老庄思想影响。自 1990 年左右被引进中国以来，在我国众多学者和患者的努力下，不断发扬光大，现公认为是治疗强迫障碍理想的疗法之一，它使众多强迫障碍患者减轻或解除了痛苦。

一、森田疗法的概况（基本理论）

　　森田疗法是对神经症治疗效果较好的一种心理疗法。森田认为，神经症患者的所有不适都是一种自我感受而不是真正的病。因此，只有"保持原状，顺其自然"，不为其所扰，才能使各种不良感受自消自灭。

　　（一）森田疗法的理论基础

　　森田疗法的核心理论是精神交互作用说。森田认为："所谓精神交互作用，是指对某种感觉如果注意集中，则会使该感觉处于一种过敏状态，这种感觉的敏锐性又会使注意力越发集中，并使注意固定在这种感觉上，这种感觉和注意相结合的交互作用，就越发增大其感觉，这一系列的精神过程，称为精神交互作用。"该作用是神经症形成的原因。与此相关的术语包括：疑病素质论、生的欲望、死的恐怖、思想矛盾。

　　1. 疑病素质

　　疑病素质是指一种精神上的倾向性，其表现是精神内向、害怕疾病，每当遇到生活环境的改变，甚至是轻微的精神创伤时，都倾向于产生自卑感。其实疑病性是人人都有的一种表现，神经质的人只不过是程度过强而已。

2. 生的欲望

生的欲望的含义至少包含如下几类：希望健康地生存；希望更好地生活，希望被人尊重；求知欲强，肯努力；希望成为伟大的幸福的人；希望向上发展。这是人类本性的表现，是人人都有的一种表现。但是神经质的人想将自己生的欲望达到一种完美的境界，其表现是：绝对不能容忍丝毫的心身异常的出现，出现一种强迫性求全欲，甚至对自己内在的性格容易出现焦虑、神经过敏等倾向，也非常不满，想成为个完美的人，由于克服这种焦虑的愿望很强烈并由此形成了思想矛盾。

3. 死的恐怖

死的恐怖是神经质病态的根源。由于神经质的人生的欲望非常强烈，所以死的恐怖也非常强烈。死的恐怖中包含了对生的欲望追求的同时，还包括怕失败、怕疾病、怕种种有价值的东西失去、怕死亡等，焦虑与死的恐怖具有相同的意义，可以说是神经质者所特有的病理学的概念。

4. 思想矛盾

思想矛盾即心理冲突，主要指应该如此和事实如此之间的矛盾，是理想与现实之间的冲突。这里的事实也包括自身的自然现象，例如从理智上认识到世界上是没有鬼的，但夜间走过坟地照样会感到害怕恐惧，这是所谓相对观念。这种对应作用也是精神领域中的一种自然现象，可以保证生命安全和精神安全。这种精神拮抗作用过弱，如小孩或白痴，一旦产生欲望，就会毫无顾忌地行动。而神经质者精神抗拒作用过强，由于欲望和抑制之间的抗拒作用，常引起犹豫不决而精神痛苦，这些在一般人只是一闪即逝、不留痕迹的想法，在疑病本质并且精神拮抗作用很强的人身上，会固执地出现，形成阻抗对立，再通过精神交互作用而形成强烈观念。

以上论及的森田关于神经质发病的基本理论，简而言之，就是具有疑病素质的人，由于某种契机，（疑病体验）把人们普遍存在的一些身心自然现象如用脑过度时的头痛、失眠、与生人交往时的拘谨不安，以及偶然出现的杂念、口吃等，误认为是病症，而把注意力集中在这上面，感觉愈敏锐，"病症"就愈重。由于这种精神交互作用而形成的急性循环的恶性状态，结果成为神经症。森田疗法就是要改善疑病素质，破坏其交互作用，从而使症状消失。

（施旺红）

（二）森田疗法的实施

森田疗法可分住院治疗、门诊治疗、团体治疗及生活发现会等多种形式。根据患者的症状轻重，以及社会功能影响大小，选择适当的方法。无论是哪种治疗形式，指导思想是一致的，都是通过森田理论学习及治疗者的指导帮助，改变患者的性格特点，阻断精神交互作用，把患者生的欲望引导到建设性生活的行动中去，以达到使患者获得对生活的体验和自信。

1. 门诊治疗

门诊治疗强迫障碍仍须遵循森田心理疗法的基本原则。但由于门诊治疗没有住院治疗所具有的特定环境，不能采用卧床及逐级进行劳动作业的方式进行治疗，因此具有与住院疗法的不同特点。

门诊治疗主要通过施治者与患者一对一的交谈方式进行，一般1或2周一次。施治者应注意对患者的共情并建立良好的治疗关系，施治者应在掌握患者生活史的基础上，尽可能理解患者的现实情况，不以症状作为讨论的重点内容，鼓励患者放弃排斥和抵抗症状的态度，而是采取接受症状、放下消除症状的想法和行动。面对现实生活承担自己生活中应承担的责任，干力所能及的事情。在治疗中，施治者应尽可能用提问的方式启发患者对问题的理解，而不是过多地采用说教的方式。治疗的关键是帮助患者理解对待症状应采取顺其自然、为所当为的原理，教导患者具体可行的行动方案，使患者在建设性行动中，把注意力逐渐转向这些行动中来，这样可以打破患者注意固着于症状的状态，从而打破被束缚状态，改善强迫症状。

（1）进行详细的体格检查：开始治疗之前进行详细查体及必要

的实验室检查、影像学检查和心理测验，以排除躯体疾病的可能，消除患者的顾虑，了解患者的精神状态。

（2）接受并放下症状，而非排斥它：事实上做到这一点就要设法找到合适的理由，让患者觉得有比急于排除眼前的强迫障碍症状更加重要的事情要做，做了这件事再来排除眼前的症状不迟，这样更容易使患者暂时放弃与症状斗争，例如被胡思乱想的症状所束缚，拼命地想排除，无论怎样努力也无济于事，却仍然千方百计地设法排除，这样做的结果只能使症状更加严重。既然排除不了，那就不如先把症状放在一边，不去理它，该干什么就干什么，或者做自己喜欢的事，最好多进行身体活动，例如跑步、散步、打球、唱歌等。你在指挥手脚活动、指挥嘴唱歌的过程中，精神能量被带到这些方面来，慢慢胡思乱想失去了精神能量的支持，就会渐渐减少，乃至引不起你的注意了。

（3）巧用不问技巧：森田疗法有一条治疗原则，即不问症状，注重现实生活。其实这是翻译过来的句子，意思并不是一点也不要问患者的症状，而是让患者不刻意关注症状，不经常讨论症状或到网上检索、图书馆查询症状、时时刻刻想着症状，而去重点改善现实生活中的问题。如果患者整天诉说症状、讨论症状、关注症状则实际上是在强化症状，使自己的注意力专注于症状而产生恶性循环。但医生在运用这条不问症状的原则时经常会造成患者的误解。患者是由于症状痛苦而来找医生的，想治愈症状、消除症状，如果医生一开始就"不问症状"，容易造成患者的反感和不信任而形成对治疗的阻抗。所以初诊的倾听，理解患者的痛苦，分析症状形成的机制是必要的。在治疗当中告诉患者不要整天诉说症状、到处询问关于症状的问题，不要无休止地网上搜索关于症状的信息，这样可以减轻由于关注症状导致的注意固着。

很多情况下患者明白了不必关注症状的道理，但是却仍不由自主地关注症状，因此需要引导患者去关注和纠正自己的不良生活习惯，例如纠正经常大量喝酒、长时间上网玩游戏、早睡、暴饮暴食等。关注树立良好的生活习惯、人格品质、人际关系、兴趣爱好等，纠正不良生活习惯方面关注多了，自然关注症状的时间就会减少。

要求患者将生活中的体验写在每天的日记上，分别使用两个日记本，施治者在复诊时针对患者上次日记中暴露出来的问题进行批注，在此基础上对其进行指导，提出对今后的要求，与此同时，要求患者阅读森田理论的有关材料。专家们认为，由于门诊治疗中，医生不能亲自观察到患者的日常生活和行为，因此，让患者记日记，通过日记来了解患者的日常生活情况，用批注来对患者进行指导，是治疗的重要环节。治疗特别要注意：第一，治疗始终要针对纠正患者的人格问题、生活习惯等问题，不能被其症状所纠缠。第二，在患者对治疗要点理解的条件下，着重要求其在生活中自觉地去实践。让他们知道我们的快乐是通过一个又一个有意义的行动或者做一件又一件有意义的事情得来的，例如今天学到了新知识、结识了新朋友、做了一件好事、完成了一项工作等，通过这些活动取得的成果，自然会给我们带来快乐；人生的意义也是通过一个个有意义的行动来体现，你可以上班挣钱养活自己、养活家人了，你可以孝敬父母了，你可以指导别人了，你可以下地种田了，你可以做饭了，你可以生孩子、教育孩子了等。你的人生意义都体现在些活动之中。

（4）患者行动方案的可操作性：无论是医师、心理咨询师、教师、家长，学习了森田疗法的理论，用森田疗法理论指导患者以期达到治疗目的是对的，但是在心理治疗开始阶段，忌讳只注重理论说教，而不注重实际操作，相反要把重点放到指导患者具体的行动方案。例如，不要只是说，去运动就好了，而是具体做哪些活动，什么时候去做，做多少活动量，多长时间等。否则会由于指导不具体、没有操作性而使患者有理由拒绝执行医生的治疗意见。

（5）指导语简明、易懂：一部分强迫障碍患者会经常由于文化水平低、理解力差、对疾病有错误理解而对医师的指导不理解，或误解，另外由于被束缚状态，导致注意固着于强迫症状，而对其他事物注意涣散，因此很容易出现听不进去医师的话，或者好像听到了医师的意见，但是没有往心里去，结果是患者不能按照医师的指导去行动，仍然按照自己的行为模式去生活，所以医师如果用比较简明、易懂的指导语，打比方，帮助患者理解，会收到更好的效果。

（6）对患者提出要求时给出理由：在森田疗法中医师经常给患者提出要求，让患者去运动、去做家务、去与人为善、去做好事等，但是不说出理由，只是提出要求，往往患者不能按照医嘱去做，如果患者不去做，那么就不容易达到预期效果。所以简明、扼要的一个理由对指导患者的行动在森田疗法治疗中十分需要，什么样的理由最好，不能一概而论，理由充分，患者容易接受的为最好。例如，胆小者、肥胖者、体弱者、怕得病者，需要锻炼和强壮身体；怕被别人瞧不起需要好好工作、好好学习、与人为善，只有这样做才容易获得别人尊重，让患者知道：面子是靠赚出来的。你通过努力升官、发财了，自然会被别人尊重；你对周围人友善，周围人自然对你友好、尊重。有人对治疗特别迫切，那么告诉患者，想治好病不仅仅是只知道治病，而且要治人，就像想治庄稼生的病，一定同时要治理好土地一样，治理好了土地，就便于治好庄稼的毛病，治病需要吃药，那么治人怎么治呢？身上的坏习惯、坏毛病需要改，人际关系不好需要纠正，不孝敬父母需要改正等。

（7）患者对医师的指导应有反馈：医师每次对患者的指导，都应要求其反馈，口头、书面都可。通过反馈才会发现患者对医师的指导理解了多少，实施了多少；通过患者的反馈，强化患者对医师的心理指导的理解和实施；通过反馈，使患者用精力去思索医师提出的问题和解决方法。在学校老师讲课，学生好像都听懂了，可是一考试就会发现有些人真正懂了，而有些人没懂，因为一考试就不会了，所以医师给患者苦口婆心地讲，觉得患者应该懂了，其实不一定，还要通过反复反馈（就像复习考试）来强化理解才能达到预期目标。

（8）巧用逆向思维法：逆向思维法是指为实现某一创新或解决某一常规思路难以解决的问题时，而采取逆向思维寻求解决问题的方法。顺向和逆向思维是指思考问题的方向性，人们解决问题时，习惯于按照熟悉的常规的思维路径去思考，即采用顺向思维，例如"战争时打不过就跑""怕见某人就躲起来""怕自己的财产很快被花光就处处节约"；然而现实生活中也有很多事例，利用顺向思维是找不到正确解决方法的，但是运用逆向思维却常常会取得意想不到的功效。如学生考试，常规的想法是不能丢掉任何题，但是事实上有的题就是一时想不起来该怎么做，而硬做不会做的题就会把时间耽误了，影响其他题目回答，那么不如一反常规，丢掉 1~2 个不会做的难题，省下时间把其他的题都答对，反而会得相对高分，因为很多人在难题上费了很多时间，反而减少了回答其他题的时间，结果难题没有解决，会做的题也没有足够的时间思考和答对。有些症状例如经常胡思乱想很难靠自己的意志去排除，既然排除不了，你还非要排除不可，那结果肯定是越搞越糟。所以森田疗法的一些治疗思想是运用逆向思维模式。不问疗法、患神经症不休息反而去劳动，对症状不直接消除，而是原封不动地放置那里（接受症状、接受烦恼），让其顺其自然，而你去为所当为等治疗思想都是逆向思维的产物，也是森田疗法的特征之一。

（李江波）

2. 住院式森田疗法

住院式森田疗法是森田疗法的经典形式，一般适用于症状较重，正常生活、工作受到较明显影响的患者。住院为患者提供了一个新的环境，杜绝其与外界的联系，使其专心致志地接受治疗。住院式治疗需要 3~6 个月，新森田疗法也有仅仅 1 个月的，分为 5 个阶段：

（1）治疗准备期：治疗者要向患者说明其病是心理疾病，可以用森田疗法治疗，并讲清治疗的原理及过程，介绍已取得的疗效。征得患者同意后，要求患者配合。

（2）绝对卧床期：需要 4~7 天。患者进入一个封闭的单人病室，除进食、洗漱、排便之外，安静地躺着，禁止会客、读书、谈话、抽烟等活动，并由护士监护。主管医生每天查房一次，不过问症状，只了解躯体状况，要求患者忍受并坚持。

绝对卧床的目的是：消除心身疲劳；养成对焦虑、烦恼等症状的容忍和接受态度；激发生的欲望，体验烦恼即解脱。患者卧床期间经历了从安静到无聊、烦躁不安，解脱、强烈地想起床干事的心理过程。一般情况下，最初情绪可暂时安定，随着绝对卧床时间的拉长，会出现各种想法，产生静卧难以忍受的状态。继而患者还会出现一种无聊的感觉，总想起来干点什么的愿望。这就是无聊期。静卧期间，当痛苦达到极点时，在极短暂的时间内，会迅速消失，精神立即感到爽快起来。这就是森田先生所说的"烦闷即解脱"的意思。这是一种情感上的自然变化的结果。这种变化有助于患者认识情感是不能由意志去排除的。患者想起床做些事情，正是精神能量从内开始朝向外部世界，显示患者此时已是病情好转的开端。

（3）轻作业期：约 7 天。此阶段仍禁止交际、谈话、外出，卧床时间限制在 7~8 小时。白天到户外接触新鲜空气和阳光，晚上写日记。晨起及入睡前朗读古诗词等读物。患者从无聊到自发地想活动、作业，逐渐减少对其工作的限制，允许劳作。此时，患者从无聊中解放出来，症状消失，体验到劳作的愉快，并越来越渴望参加较重的劳动。与此同时，主管医生指导并批改患者日记。

（4）重作业期：需要 1~2 个月。此时，患者转入开放病房，参加森田小组活动。此期劳动强度、作业量均已增加。每天参加劳动，打扫卫生、浇花、手工操作、文体活动。通过努力工作，使患者体验完成工作后的喜悦，培养忍耐力。学会对症状置之不理，进一步将精神能量转向外部世界。在强化外在行为的同时理解人类心理的自然状态。每天晚上记日记并交医生批阅。医生不过问患者症状和情绪，只让患者努力工作、读书。此阶段患者通过行动，体验带着症状参与现实生活的可能性和成功感，学会接受症状，并逐渐养成按目的去行动的习惯。

（5）生活准备期：大约 30 天。此阶段患者进行适应外界变化的训练，为回到实际生活中做准备。治疗者每周与患者谈话 1～2 次，并继续批阅日记，给予评语。允许患者离开医院进行复杂的实际生活练习，为出院做准备。出院后的患者为巩固疗效，定期回医院参加集体心理治疗，继续康复。

由于社会的发展，生活节奏加快，以及典型的森田神经质性格的人群减少，医生和患者的耐性变差，传统的住院疗法越来越少，而生活发现会形式的集团疗法越来越显示生命力。

3. 生活发现会

日本森田理论学习的生活发现会于 1970 年创办，发起时只有800 人，现已发展为有会员 8000 余人，集体学习点 150 处。生活发现会的森田理论学习所表现出来的，不是治疗者与被治疗者的关系，而是神经质者间的相互帮助、相互启发为基本特征的基础上开展集团活动。会员是被神经质烦恼，但能维持正常生活的人。集体学习的方法，大致分为地区性集体座谈会和学习会。

（1）集体座谈会：是以区域为中心开设学习森田疗法理论的一种学习方式。会员每月出席一次，抱有同样烦恼的人们在此相聚，相互讲座学习森田疗法。在学习的过程中，前辈会员的支持和鼓励作为有力的支柱，使烦恼不断地得到克服。接着恢复了健康的人们又接替前辈的使命，给新的后辈予以帮助。

（2）学习会：是以系统学习森田疗法理论为目的，学习时间为每周一次 2 小时，3 个月为一个阶段。有时也以 4 天 3 夜集中的形式进行。学习内容主要由森田正马、高良武久的森田疗法理论基础的 7 个单元组成，加上概论即神经症体验的讲解。

7 个学习单元包括：①神经症的本质（为什么会成为神经质）；②欲望和焦虑；③感情与行动的法则；④神经质的性格特征；⑤关于"顺应自然"；⑥所谓神经质症（神经症）治愈的实质；⑦行动的原则（积极生活态度的要点）。七个学习单元都结束后，为了使自我观察能力与日常生活的实践活动结合起来，最后讲解"神经质症的概论"。

二、日本专家森田疗法治疗强迫障碍的经验

关于强迫障碍的森田疗法，传统森田疗法中并没有特别的技巧，顺其自然、为所当为的治疗原则对患者来说是听起来简单，但做起来难。由于强迫障碍的顽固，患者执著于消灭症状和焦虑，不愿改变自己的行为模式及对症状的态度，使治疗非常困难。他们反复的强迫容易导致医生的烦恼和生气，从而使治疗中断。SSRI类药物的应用，大大提高了包括强迫障碍在内的各种神经症的治疗效果，但很难达到根治的目的。

森田疗法的高明之处在于，提出了森田神经质性格特征，发现了强迫障碍精神交互作用（被症状束缚）的发病机制，以打破精神交互作用为治疗目标，探索和发挥症状背后健康的欲望，是强迫障碍患者能真正摆脱神经症困扰的现实可行途径。但在实际的治疗过程中，医生不得不探索研究具体的指导技巧。在日本，经过半个多世纪的探索，发现了许多宝贵的经验，东京慈惠医科大学第三病院的久保田干子专门做了总结，应用森田疗法治疗强迫障碍，应注意以下方面。

（一）治疗的接近

一切心理学疗法，都有其适应证。判断强迫障碍患者是否适合用森田疗法是非常必要和关键的。

首先，要从患者主诉的强迫症状是如何产生的开始，即强迫症状是否是分裂症的早期症状，或是否伴有抑郁症和脑器质性病变，进行鉴别诊断非常必要。

1. 森田疗法关于强迫症状的理解

森田关于强迫的理解为，强迫观念是"不由自主出现于大脑中的各种杂念，引起主观上的不快，于是希望通过主观的努力消除这种观念，然而越努力消除反而越强烈，导致恶性循环"。强迫障碍

患者如此痛苦地想消除痛苦不安，其实可以理解为其想更好地生存下去这种"生的欲望"过于强烈。

2. 是否适合治疗的指征

强迫障碍的发病年龄、发病前的生活事件，及发病经过和社会适应程度，都影响着治疗的效果。

（1）中年发病比早期发病治疗效果要好。

（2）慢性发病，生活和工作严重受影响，症状成为生活的中心的患者，治疗时间长且效果差。

（3）症状的自我亲和力及症状内容是否合理是疗效好坏的主要指标。患者对强迫症状有不合理的认识，是适合治疗的指征。以前，森田教授把缺乏反省力、带有冲动性的强迫行为排除在森田治疗之外。现在，几乎所有的患者都伴有强迫行为，如果患者对强迫症状有不合理的认识，可以导入森田治疗，但对无内心冲突、平静地进行强迫行为的患者，森田疗法和其他疗法一样，很难有好的效果。

（4）求治欲望：患者是否迫切求治，努力地在适应社会，是很关键的。没有求治欲望的患者也难有好效果。

（5）性格特征：患者的性格特征如果符合典型的森田神经质性格，如内向、内省、担心、过敏、追求完美、理想主义、顽固、不服输等，是森田疗法合适的治疗对象。

（6）对恶性循环的理解度：患者对自己的症状理解，是否由于精神交互作用，即恶性循环造成的理解是非常必要的。

（二）治疗的导入期：问题的理解和目标的设定

在治疗的初期，耐心倾听患者的主诉，共感其内心的痛苦是非常必要的，在此基础上，发现患者努力想消除不安，做必死的努力，结果是越来越重，我们用"恶性循环"来描述这种现象。让患者理解自己的问题正是这种"恶性循环"造成的！

另外，医生要让患者理解其恐惧的背后是渴望安全，不安和渴求是表里一体的关系，都是自然的情感，是不可能排除的。所以，今后的目标不是排除不安，而是要利用这种不安，去过建设性的生活。

（三）治疗前期：修正行为方式

在设立了治疗目标后，应该进行具体行动。根据症状的程度和社会生活障碍的程度，结合具体生活环境，设立具体行动目标，同时将自己的情感体验用日记记录下来，有利于自己回顾反省。这样才能取得好的效果。

1. 修正既往的行为方式

以前，患者为了消除症状，慢慢放弃了工作和生活，现在，患者慢慢学会和不安打交道，带着不安去做事，如外出购物，做必要的家务等。由于强迫观念的影响，患者反复确认影响了行动，这时引导患者：反复确认的结果是痛苦不堪，坚持行动也是痛苦，前者是死路一条，而后者是朝向成功的方向，你觉得选择哪一种痛苦好呢？

2. 积极评价和深化新的体验

当患者勇敢地开始行动时，要积极表扬，评价的标准是做了什么事情，而不是症状出现了没有，要让患者反复体验通过行动带来的快乐。

大部分患者，一旦没有达到预期的目标，立即认为自己完蛋了，要让他们理解到，不能把目标设定到 100 点，达到 60 点就及格了，就该满足了。

（四）治疗后期：努力修养性格，适应社会

通过以上的治疗，患者的视野开阔，生活范围扩大，强迫症状的烦恼减轻，但现实中对人际关系、工作的烦恼立即成为主要问题，由于患者的人格特点是追求完美，总是希望生活中的事情都是按自己预想去发展，一旦不如意，立即产生烦恼，很容易又落入强迫的泥坑。所以，努力修养自己的性格，养成宽容的态度是非常必要的，这是一个长期的过程。

总之，强迫障碍的治疗是非常困难的过程，尤其是被症状完全控制的时候，患者完全看不到其背后的问题，始终要求医生治疗他的症状，这时候医生不要被他的防卫观念所迷惑，应把治疗的焦点放在打破"被束缚"的机制上，患者被症状束缚实际上是强烈的生的欲望的表现。治疗的关键是如何向患者传达这种微妙的"内心感受"。

三、国内专家和患者运用森田疗法治疗强迫障碍的经验

森田疗法自引进中国以来，在全国学者和患者的努力下，取得了很好的疗效。北京大学精神卫生研究所崔玉华教授长期开展治疗强迫障碍的生活发现会，取得了很好的疗效。同时全国各地，涌现出许多高手，如王晓松、孟刚、邓云天、withboy，他们有的人是自己患强迫障碍，在反复治疗无效的情况下，接触到森田疗法后，通过自己的反复领悟和实践，走出了强迫障碍的困境，然后总结出自己的宝贵经验，或设立网站，或著书帮助他人，如王晓松的生活发现会 http://www.buildlife.org/，withboy 的中国强迫障碍援助站 http://www.ocdcn.com/，邓云天的强迫障碍（OCD）治疗中心 http://qpzzlzx.bokee.com/index.html 等。另外，山东淄博的孟刚将自己的经历写了一本书《强迫症改变人生》，让很多强迫障碍患者受益匪浅。由于大家的共同努力，将森田疗法不断完善，发扬光大，形成了中国特色的强迫障碍的森田疗法。下面将不同专家学者的治疗经验总结如下。

（一）运用森田疗法不能拘泥于任何形式和理论

第四军医大学心理学教研室施旺红教授在生活发现会论坛里曾撰文强调，运用森田疗法不能拘泥于任何形式和理论。主要论点如下。

1. 森田疗法是目前中国心理疗法中适用性较强的一种心理疗法。它融合了精神分析、认知疗法、行为疗法、作业疗法及中国传统文化、佛教、禅的思想内容。它操作性强，对强迫障碍、对人恐怖症、焦虑症（尤其是 PANIC 综合征）、抑郁症、适应性障碍、失眠等多种心理障碍有独特的疗效。

2. 森田疗法不是万能的，对器质性的精神障碍、没有反省能力、忍耐性差、生的欲望不强的患者，很难有好的效果。换句话说也就是，对具有典型的森田神经质的患者效果好。

3. 森田疗法的运用有很多的技巧，不能拘泥于任何形式，稍微用不好，患者就产生阻抗。例如，对一个强迫障碍的患者，你一开始就告诉他要"忍受痛苦，为所当为"，患者可能会误解你的意思，产生愤怒的情绪，说："医生，我实在是不能忍受了，我太痛苦了。"不论你用什么方法，只要让患者领悟到：他的痛苦并不是什么特别的东西，是因为自己的过分关注而愈来愈重，如果能主动地做些事，它就会自然地减轻，不管你相信不相信，先试一试。

4. 森田疗法的精髓是：顺其自然，为所当为，目的本位，纯洁的心。这些理论是很抽象的，难以理解，必须身体力行体验它才能真正领悟。日本的田代信维教授认为，许多心理障碍患者的一个要因是自卑，没有自信心，在社会工作中遇到各种困难的时候，表现出各种症状。只有树立小的目标、做小事，得到小的快乐，在实际的工作学习中得到成就感，逐步恢复自信心，才能真正地治愈。最高的境界是完善人格，对待任何事抱有一种宽容的态度。这涉及很多哲学、世界观和信仰问题，是很复杂的。

5. 学习森田疗法的人，需要较高的文化素养，较好的耐力，善于思考，并有一颗谦虚的心，多和别人交流。可以说，一辈子也学不完。对医生，对患者，每一次交流都是一次学习。对于那些急功近利的人，很难领悟它；对于那些爱夸大的人，浮躁的人，可能没有什么大作用，甚至起反作用。森田疗法比精神分析、行为疗法、认知疗法等其他疗法更符合中国国情。

（二）运用森田疗法时必须吸取其他疗法的特长

孟刚曾是一位强迫障碍患者，他巧妙地将森田疗法和精神分析疗法融合，成功地治愈了自己的强迫障碍。现将他的论点摘要如下：

在我长达十几年的自救经历中，虽然我没有机会接触森田疗法，但毫无疑问，森田精神一直对我施加有益的影响，我不断摸索，最后终于彻悟，发现并无条件接纳了真实我，从此症状消失，自我发生蜕变。

森田疗法的精髓是顺其自然，为所当为。森田告诫患者，要承认症状是自我的一部分，要接纳它，该干什么就干什么，为所当为。可是，患者如何才能做到这一点呢？往往道理很清楚，可就是做不到，因为患者认为强迫症状是极其荒唐可笑的，毫无道理。看来，我们只有为强迫症状找到某种意义或合理性，才能使患者真正接纳它，进而做到顺其自然。

我整合森田疗法、精神分析疗法、认知疗法、行为疗法、人本主义疗法，从自身实践中悟出了三个自我的理论，以及自我心理疗法。我认为，对三个自我理论的阐述和理解，也有助于实践森田疗法。

自我心理疗法的原理：认知、接纳、不怕、行动——改变。即认识症状形成的原因，发现自己的真实我，并无条件接纳，树立信心和勇气，勇敢面对现实的困扰，为自己定好位，树立生活目标，在有意义的行动中，使症状的表达失去意义，自然地发生蜕变。

我的强迫障碍自我治愈的过程，前面已经做了介绍，其中森田疗法则是帮了大忙的，尽管当时我还不知道有个森田疗法。

以我的体会，运用森田疗法时应该注意如下事项：

1. 森田疗法注重行动，注重在亲身体验中觉悟，所以我们的毅力要用在控制自我的行为上，要忍受一切身心的不适感投入日常行动中，千万不能有等症状消失后再去行动的想法。

2. 放弃抵抗，不去克制症状。但也不能片面理解这句话。当强迫念头刚一出现时，马上警觉，当头棒喝——停！这是必要的，可以遏止强迫惯性，以免陷入强迫的漩涡之中。此时必须立即把注意力转向外部，否则在无所事事的状态下，无异于"期待"强迫念头的再次出现。而症状一旦发作起来，克制就难了，所以此时应放弃抵抗，忍着症状所带来的痛苦和焦虑去做事，因为你不可能一边抵抗症状一边做事。任何理论、任何原理、任何疗法都不是绝对的，都有其灵活变通的地方。强迫障碍患者的情况也各不相同，不论是症状、性格还是环境，所以我认为，对强迫障碍症状，能克制就克制，不能克制就放弃。如果你有克制成功的经验，可以继续采用，这将给你增添信心。这里的关键是：克制而不焦虑，因为你已经做好了克制失败和症状反复的充分准备。为什么我们一般不主张克制症状呢？因为我们往往都有一个错误的观念，即认为自己的毅力足够强大，只要我去克制，就一定能克制住。但症状那么容易克制的话，那就不是强迫障碍了，所以克制失败就给患者带来焦虑和悔恨，引发精神交互作用。克制也好，放弃也好，应因人、因地和因症而异，这也是一种自然，不可拘泥于某种疗法，更不可拘泥某种疗法中的某些词句，要把各种理论和疗法融会贯通，体悟最适合自己的方法。

3. 更重要的是，要把森田疗法原理作为一种人生哲学，贯穿到生活的方方面面。把强迫障碍当成是上苍赐给我们的一个礼物，当成人生的一个插曲。生活中有太多的事情等待我们去做，只要去做就是了，不要期望做得多么好，多么成功，在永不停歇的行动中，你将发现你的疑病素质在悄悄发生改变，你不仅从强迫中解脱出来，而且将获得彻悟，获得大超脱、大自在。

（三）关于强迫障碍的原理和治疗过程中的弯路

强迫障碍的治疗是一个漫长而曲折的过程，一些患者由于过分执著于消除症状，在运用森田的过程中，不知不觉地走弯路。Withboy 根据自己的经历，撰写了长篇网络论文《中国式新森田疗法》，提出了强迫障碍的发病原理，总结了康复过程中的规律，使许多患者认清并避免走同样的弯路。其主要内容如下。

1. 强迫障碍的原理

对患者来说，了解自己问题的本质，对自己的体悟很有帮助。强迫障碍原理公式为：

执著与自然事物发生矛盾 ------> 产生恐惧、焦虑 -------> 提出问题 --------> 解决问题 --------> （要求即逆反）--------> 死循环

举个例子：一个强迫障碍者和别人的眼光接触，他忽然感到不知道应该怎么去看别人的眼睛，觉得很不自在。这现象是自然的事

物。但是他心里马上又觉得"不！我怎么能这样呢？我的眼光应该完美而没有问题的啊！"同时，他感到恐惧不安。这就是执著与自然事物的矛盾，同时因为违反心里的执著，产生恐惧、不安。他马上又觉得："不行，以后万一老是这样怎么办？"这是提出问题，"我得解决这个问题，怎么办呢？"他思考、解释……这就是解决问题，也是强迫行为。而他发现想不出方法，他越注意自己的眼光就越不知道怎么接触别人的目光。或者，他想出了方法，又想到万一什么怎么办？又去思考解决，从而陷入死循环。

如果是在已有的强迫问题上叠加解决问题（也就是反强迫），其实反强迫本身也是强迫，一样是以执著为根源。事实上，这一切是个连续而迅速的过程。

强迫障碍就是通过行为得到满足来摆脱焦虑和不安，从而形成成瘾的心瘾，而陷入强烈的心瘾，反复地强行执行强迫行为，进入一个由行为引起心瘾、再由心瘾促进行为来满足心瘾本身的死循环。上面的话太复杂，简单地说，强迫障碍就是由心瘾牵扯着患者，让患者为了满足心瘾反复地去做一些没有实际意义的事的行为。

2. 弯路

当一个患者陷入了症状的深处，发现自己不能够正常地去生活了，就会心急如焚地去寻找解决之道，寻访心理咨询，查找各种心理疗法，想解决自己的问题。当一个神经症的患者找了森田疗法，往往第一眼就有种顿悟的感觉——"哦，原来是这样"。一开始，由于自己在症状极度的痛苦中，什么都抱着试试看、不执著的态度——试试森田的"顺应自然，为所当为"吧。

患者一开始往往会收到良好的效果，心也舒然放开："终于找到解决的方法了。"但是，问题就这么简单完了吗？遇到森田疗法，把森田疗法作为自己心中的理论指导，症状就会永远消失了吗？如果就这么简单地完了，强迫障碍就不是强迫障碍了。

强迫心瘾不可能刚经过森田疗法的顺应自然就可以完全消失，正如毒瘾不可能抵抗一次发作就可以完全消失一样。余留的心瘾是经过很长期、几乎无数遍的强迫行为加深加固了的，余留的心瘾执著只能通过长期的自然的行为来淡化，直至消失。症状反复的根源也就在于余留心瘾。

患者其实在不停地去探索强迫理论和实践强迫行为来满足心瘾执著。

当患者接触森田疗法后，又会因为强迫惯性和余留心瘾而把森田理论本身去当作强迫理论探索，把森田疗法的实践效果当作强迫行为来反复追求满足。也就是说，利用森田疗法作为理论指导来满足心瘾。

这时，就是所说的弯路，也是症状的一种最严重的反复。可以说，弯路就是症状的延续，只不过多了森田疗法这一个名号的症状。

学习森田疗法的患者朋友心中都有自己所领悟的森田口诀，像"顺应自然，为所当为""无为""放弃执著""接受事实""不治而治"等。当这些口诀被你因为心瘾而当作完美理论反复地探索，为追求完美效果反复实践的时候，就走上了弯路。强迫障碍是一种特殊的症状，而传统森田理论又有些模糊的地方，也可以说传统的森田理论指导不完善，使一些强迫障碍患者便会在这些模糊、不完善的地方陷入弯路。

3. 坦然地面对症状的反复

患者常常不自觉地因为强迫惯性牵扯入死循环症状中，当觉醒的时候，其实也只刚刚尝到了一点苦头而已。这时候，应该立即顺应自然，放下习惯性的强迫动作，这是很轻易可以做到的。

这时候，不要去内省自己，不要去内省森田理论哪里没做好，不要去探索理论，不要去实验。如果去做了，就是由于强迫惯性牵扯入死循环后，又马上被余留心瘾拉进弯路的例子。

无时无刻顺应自然就够了。这里是个容易陷进去的地方，把它点出来。

强迫惯性和余留心瘾是必然存在的，面对症状的反复，不要慌乱地陷入弯路，而是坦然地顺应自然。当面对强迫对象时由强迫惯性牵扯入弯路、死循环，这是症状的反复，是必然的。但是，你要记住：无时无刻都要顺应自然就可以了。所谓的"无时无刻顺应自然"本身也是自然的，不要在字面上误解把它看成具体的理论指导，死守着变成弯路。

四、森田疗法运用的关键技巧

森田疗法运用的关键技巧是认知、接纳、不怕、行动——改变。即认识症状形成的原因，并无条件接纳，树立信心和勇气，勇敢面对现实的困扰，为自己定好位，树立生活目标，在有意义的行动中，使症状的表达失去意义，自然地发生蜕变。

（一）了解症状的本质

1.强迫障碍的痛苦有两部分，一部分是症状本身带来的痛苦，还有一部分是最最痛苦的，就是你想克服症状但是克服不了，思维上形成拮抗所带来的痛苦。所以说你只有接受，别无他法。例如，一个人反复地洗手，那该怎么办呢，你要是非要自己不洗那是办不到的。所以只有接受自己洗手这个事实，让它洗好了，大不了多花一点时间而已。如果这样想，你就不会痛苦了，但是要控制一下洗手的时间，不要因为洗手耽误了正事。

2.觉知症状

症状之所以难以消除，除了症状本身确实很顽固外，还有一点就是患者朋友缺少对症状的觉知，始终把症状中的所想、所担忧的事情，当作真的要发生的事情去对待，结果必然是沉溺下去。

而实际上我们只要能觉知症状，那么我们就能很好地面对症状、摆脱症状。觉知症状的意思就是说当某一个引起我们不安的念头出现并持续影响我们的时候，我们一定要知道，此刻真正使我们不安的不是念头的内容，而是症状，这个念头本身就是一个症状，是这个症状在影响我们，使我们不安。

举例来说，例如某人在外面走路时看到路旁有人在烧纸钱，他回来后就担忧自己的外衣上是否沾有烧纸钱的灰尘，于是就十遍、百遍地反复想自己的衣服上是否真的沾有纸钱的灰尘。他之所以如此，实际上就是没有觉知症状，而把自己担忧的内容当作是真的、正事去对待导致的。

而觉知症状其实很简单，就是他在想了十遍、二十遍都没有结果，同时伴随焦虑不安的时候，他就应该立刻醒悟到此刻影响他的已经不是这个问题本身了，而是强迫的症状。这时他要做的就是立刻停止继续想下去，不用去管这个问题了，接受不管后的不安，而努力做好自己该做的事情，融入到生活中的实践中去。

3. 什么是症状与症状的区分问题

强迫障碍患者若长期都走不出强迫，那么他们将变得异常敏感，在生活中只要一遇到苦恼，特别是在思想上想不通或困惑的时候，都会不自觉地将这些困惑与强迫症状挂上钩，他们时时刻刻都在担忧和警惕强迫症状的到来，就仿佛草木皆兵似的。而在接受治疗后，他们也时常会疑惑一个问题就是分不清什么是症状，什么不是症状？就像前面提到的，只要他们一觉得自己困惑和情绪不好的时候，就把一切都归为症状。

其实不论是强迫障碍患者还是正常的健康人，他们都会在生活中遇到很多问题，也都会为此苦恼和烦忧，其实这是非常正常的，所以我们强迫障碍患者朋友首先要认识到这一点，不要把什么都往症状上靠。

那么到底什么才是症状呢？举例来说，例如有个患者朋友，他在经过一间房间的时候，看到桌子上有点脏，想去擦干净，但是这时他突然控制自己不去擦，因为他觉得自己去擦了就是症状，于是就在那里反复地想自己到底该不该去擦的问题。

他把这个困惑告诉了我，我问他，如果你去擦了呢？他回答说，如果他去擦了就不会想了，也不会反复擦，自己就会做自己该做的事情去了。

于是我又问他，那你为什么不擦呢？他说担心自己去擦的行为是症状。我对他说，其实你擦也可，不擦也可，都不是什么症状，擦了说明你的性格比较细心，不擦说明你比较粗心而已。而你的担忧，反复想自己该不该擦才是症状，又或者擦了之后，反复地擦那才是症状。

其实说实话，生活中一切都不是症状，都是自然而然的事情，症状都是自己主观地想出来的，你的心动了，那么症状就出来了，不动或动了不去管，事情过了就过了，你也就会继续地做自己该做的事情了。

谈到这里，很多患者又会提这么一个疑问，就是我们是否应该去区分什么是症状？什么不是症状？该怎么区分呢，是仔仔细细掌握某种标准答案，时刻准备着来对照区分吗？这个问题，很多患者朋友都有，但我想说的是如果你去区分，那么你就错了，因为如果你去区分，那么你的脑子里装着的还是症状，况且我们每个人遇到事情和出现在脑中的念头太多太多，你如果一一区分，不是把你累死就是再次陷入强迫的死循环中，况且有的时候，这种区分都会成为一种强迫。

那我们到底该怎么办呢？我们唯一要做的就是不论生活中正常问题还是的确是症状，我们都没有必要去管，根本就不需要考虑区不区分的问题，继续做你该做的事情就是了，因为正常的问题要解决，也只有通过行动才能最终解决，不是说想想问题就没有了，而症状就更不可能通过想能解决的。记住，只要你还在继续做你该做的事情，不是在那里呆呆地反复地想，反复地担忧，反复地重复动作，那么一切都不是症状，即便是症状，也都会在你继续做自己该做的事情过程中消失殆尽。

（二）理解森田疗法中的强迫障碍病理机制

理解森田疗法中的强迫障碍病理机制是十分关键的，只有在理解的基础上才能去采取正确的行动。

神经症是一种注意固着状态，是本来正常的心理、生理现象，因患者对人性的错误认识而引起注意，通过精神交互作用，注意固着在这些心理、生理现象上，导致了反常的苦恼等症状。可以用一个公式来表示：发病＝疑病素质（森田神经质）× 偶发事件 × 精神交互作用。

例如，和一位学习强迫障碍的患者讨论时，首先，讨论引起强迫障碍的原因：

1. 强迫型性格，完美主义倾向、注重细节、刻板等，使得特别注重"集中注意力"，结果"物极必反"，反而分心了。

2. 因为学习压力引起的精神紧张导致大脑活动的紊乱，致注意力下降，这是人人都有的现象。

3. 过分在意使症状（不能控制地注意书桌上的东西）固定。本来人每天都会有各种各样的想法和行为，但一般时候人不以为意，随时间流逝自然而然忘记了，例如注意一下书桌上的东西本来很平常，可是这名学生怕耽误学习，一点都不想让自己分心，所以就警告自己"可别再注意桌上的东西了"，结果就把这一本来很平常的思维给固定了。

4. 精神拮抗作用使症状增强，于是越想忘，越忘不了，越不想让自己分心，越是偏偏想到书桌上的东西，陷入恶性循环之中。

（三）打破精神交互作用

森田疗法的治疗原则是用"顺其自然，为所当为"打破精神交互作用，可"顺其自然，为所当为"看似简单，实际上用起来并非容易。由于一些医生没有理解其真正的含义，或患者自己对其曲解，不少人走上了弯路。恰当理解"顺其自然，为所当为"是运用森田疗法的关键之一。

1. 从森田原著看"顺其自然，为所当为"的真正涵义

第四军医大学心理学教研室施旺红教授在中国第六届森田疗法学会上专门针对这个问题做了演讲，主要内容如下：

顺其自然、为所当为被公认为是森田疗法的精髓。在国内，对顺其自然、为所当为有很多误解，有些患者甚至陷入新的恶性循环。不管做什么都想着是否符合顺其自然的原则。顺其自然、为所当为的日文原文是：あるがまま、なすべきことをなす。

　　我们将其简单地分成两部分加以说明。

　　第一是"あるがまま"。以前的中文资料将其翻译成"顺其自然"。首先得承认"顺其自然"非常精辟地概括了"あるがまま"。许多患者经常问我（施旺红）自己是不是"顺其自然"了，显然他们过于拘泥于森田的理论了。我经常考虑"顺其自然"过于哲学化，有些高深，难于理解。实际上，"あるがまま"的意义非常简单，"ある"在这里是指各症状，"がまま"的意思是"原封不动，保持原样"。例如，当我们吃苹果不削皮时，可以说，"苹果皮がまま"。冈本常男没有食欲，不想吃饭。当他读了森田疗法的书，明白了其中的道理后，尽管自己没有食欲，到了吃饭的时候，还得硬着头皮吃下去，不然会饿死的。所以到了吃饭时，硬着头皮吃，这时候仍然是没有食欲的，这就是"あるがまま"＝"没有食欲がまま"，没有食欲就随它没有食欲，该吃饭时还得吃。

　　第二，なすべきことをなす是指做应做的事。什么是应该做的事，得根据每个人的实际情况而定。按上面的例子，到了吃饭的时候吃饭是为所当为。

　　所以顺其自然、为所当为是不能分开理解的，许多患者在症状出现时，默念着顺其自然，顺其自然，可症状依然如故，他就一头雾水，认为不起作用，其实，顺其自然是不需要任何努力的，你专心做事时，不知不觉地就顺其自然了。

　　森田疗法的目标是让患者改变自己对症状的态度。神经症患者拼命地与症状做斗争，想排除它，却助长了症状。森田疗法让患者放弃斗争，不搭理它，养成能与之共存的态度。例如对于惊恐发作的患者，一旦症状发作，慌慌张张赶去医院急诊，打了针之后，把症状控制了，回去后又发作，反反复复，痛苦不堪。森田疗法要求患者发作时不要慌慌张张赶去医院急诊，而是躺着不动，静静地体验观察整个发作的过程。不管症状多么严重，随着时间的变化会自然减轻，短则几分钟，长则十几分钟。通过这种体验，患者感知到其症状并不是想象的那么可怕。

"顺其自然"不是被动地放弃、忍受；而是主动、沉着地应对，有积极的意义。

另外，为所当为是发挥"生的欲望"，进行有建设性的行动。在"死的恐怖"的背面存在着"生的欲望"，森田疗法的理论要求患者在原封不动接受症状的基础上，发挥自己的长处。它不是简单地要求症状不发作就满足了，而是尽量发掘自己的潜在力量，更好地去生活。因此，森田疗法的最终目标是促人成长。

手受伤了，会流血的，人是一团燃烧着的欲望，欲望受到挫折时就会产生各种烦恼，烦恼其实是我们人生的一部分，甚至是一大部分。手流血时，都知道要赶快包扎处理，没有人会为自己流血而悲哀，而烦恼的时候就不一样了，神经症的人为烦恼而烦恼，认为别人都那么快乐，而自己却这么可怜，这个道理很简单却有很多人不明白！我的日本患者，她家有亿万财富，也是经常烦恼无限，人的行动常常由情感和理智双向支配，而且常常情感占主导地位。例如，胖子想减肥，最简单的方法是少吃多运动。可是，到了吃饭的时候，不知不觉就吃饱了，早晨睡着就是起不来，运用森田疗法，实践很重要，不能坚持实践就很难有好效果，很难真正领悟森田疗法的精髓。过深地钻研森田理论，探讨症状的原因，不去实践行动，不但不利于症状的恢复，反而使症状强化，形成新的强迫依赖症状。森田疗法其实很简单，像健康人那样去行动，就会变得健康起来！

2. 当强迫观念袭来的时候我们该怎么做？

对强迫障碍患者来说，症状是如此强大可怕，一旦来了，就不知所措，所学的理论都不管用了，生活发现会心理咨询站王晓松针对此难题提出了自己的看法：

当强迫观念袭来的时候我们该怎么做？

当强迫观念袭来的时候，神经质患者有四种错误做法：

（1）通过重复动作来消除恐惧的心理，如通过洗手来消除不洁恐怖，通过检查来消除不完善恐怖。

（2）通过思考来消除恐惧心理，如通过回顾做事过程来消除不完善恐怖。

（3）通过默念口诀来消除强迫观念，如默念顺应自然，忍受痛苦，默念"无为"，默念"什么也不做"等。

（4）抑制自己不要再想了，不要再消除强迫观念了。如别想了，顺应自然就好了。这也是强迫观念的一种表现，也是执著的一种。这些方法都是违背心理规律的操作。

符合心理规律的做法是当恐惧袭来的时候什么也不做，也就是既不重复思考来消除它，也不重复动作，也不默念口诀"什么也不做"。这实际上是最简单原始的一种状态，是不需任何努力的状态，是一种放松的状态，也就是森田疗法中所说的无为。有人要问，我重复做和想不是为了消除恐惧，而是因为觉得有些事确实不放心。要知道，只要出现强迫观念，其恐惧心理就是被自己认为是不必要的。因为如果必要的话就不会引起强迫观念了。例如如果门真的可能没锁，即使是非强迫障碍者，也会去检查而丝毫没有任何强迫观念的。但是强迫障碍患者通常在检查之后会认为这些检查很不必要，所以强迫观念就不请自来了。所以，如果觉得不放心，那就检查一遍或重复一遍好了，然后就着手做该做的事情。可能神经质者"努力"惯了，会一时不适应这种"不努力"的状态，有时会抓不到头脑。有时还会默念不努力、不去想，来试图消除恐惧感，这实际上也是一种努力！那么，无为是不是什么也不做，什么也不想，在那里发愣呢？如果是这样，和强迫障碍又有什么区别呢？这时候，要继续正在做的事，包括工作、学习、娱乐、睡眠等。而对于症状，不理会就可以了，也不需去刻意地忍受恐怖的感觉。同时，最重要的是培养做什么事都迅速着手的行为方式，包括读书、劳动、工作、起床、运动等。这是极重要的一点。从这里可以逐渐培养行动为主轴的生活方式。

另外，在看了我的这些话以后，强迫障碍者虽然会试图去按我所说的做，但心理的恐惧感会剧增，甚至感到头脑僵硬。他们会试图通过思考：我应该为所当为，强迫观念都是不必要的，我应该什么也不做等来试图安慰自己，结果又陷入了强迫的深渊。从这里大家大概就能看出什么是理论，什么是实践了。

　　在生活发现会的讨论

　　问：晓松，你认为上面这些话容易做到吗？

　　答：说着容易做着难，总结前面的内容最关键的是当强迫观念袭来的时候通过反复行动，养成下面的习惯：继续手边的事。同时养成做什么事都迅速着手的习惯！

　　问：我怎么做不到呢？

　　答：别再缠绕了（别再固着于强迫障碍了），重复，坚持，养成好的行动习惯，功到自然成。习惯的养成不是一天两天，不要太急。

　　3.森田疗法最重要的是自己实践

　　关于强迫障碍的治疗，有不少会员认为，森田疗法就是让自己像从前那样努力工作与学习，但过去自己的努力不但没有使自己走出强迫障碍的困扰，反而使自己的神经症"加重"了。这里总结了生活发现会多年的结晶，对这一问题给予透彻的解答。

　　——森田疗法最重要的是自己实践，像过去那样努力学习与工作，但和过去的努力不同，森田疗法强调的是全心全意的行动，是把自己的努力引向可控制的"行为"。

　　①区分哪些是可以控制的，哪些是不能控制的。我们的情绪、症状、自己对自己的看法、性格、别人的看法等，这些都是不可以控制的。但是幸运的是我们的行为是完全受我们的控制的，不论在任何情况下，我们都能自主地控制我们的所作所为，并应对自己的作为负责。这是森田疗法中的实践与一般的学习生活实践最大不同之处。②全心全意地做，把所谓症状放在一边。而不是为治好"病"而实践。③增加一些需要动手的工作，如做饭、家务劳动等。④做当做之事。过去我们可能因为害怕而不敢去见领导、导师、主任，不敢在台前演讲，不敢面试等。其实在这些情况下并不是我们不能做，而是没有去做。我们最幸运的是我们能完全地控制自己的行动。⑤严格要求自己的作息时

间，虽然不可能绝对严格地坚持，但随着时间推移，人就会逐渐适应这种作息习惯。⑥边实践边阅读森田疗法书籍，认识与实践相结合。⑦参与发现会的大讨论，你会不再觉得孤独。⑧以前觉得症状是绊脚石，现在觉得症状像眼镜，有人觉得眼镜是不必要的吗？⑨究竟症状能否完全消失：大家想如果症状像眼镜那样虽然存在，但却不再留意，这和正常有什么区别？我们得了神经质，就好像眼睛近视了，我们不得不带上症状这幅眼镜，但戴着眼镜和不戴眼镜有什么区别呢？

五、强迫障碍恢复过程中的规律

发现会心理咨询站易家言总结强迫障碍恢复过程中的规律如下：（神经质症）的暴发近三十年了。回顾这漫长的岁月，自己经历了：酝酿—暴发—症状严重干扰—到达顶峰—严重程度减轻—持续干扰，相对缓解—断断续续持续干扰—康复—经常反弹—进一步康复—轻微反弹—症状已不构成干扰—已没有因症状而引起的痛苦—基本痊愈的过程。在此有必要说一下症状的顶峰时期，通过反复分析、思考，我认为这是强迫神经症的必经阶段，有无法违背的规律性，是科学的。下面将部分特点总结如下。

1. 症状开始"害怕"了

在运用森田疗法后的一段时间里，会突然感觉到症状反倒加重了，即强迫的念头会突然一时间越来越多，一个接一个地出现或情绪也变得比以前更加焦虑不安。这种情况，在治疗的中期和后期也是会发生的，只是发生的原因和前期不同，前期主要是由于习惯性的作用，而中后期则主要是由于症状开始"害怕"了而导致的，因为它即将消失，而你即将康复了。

在接受治疗之前，强迫障碍患者是很容易陷入症状的，因为那时症状对你的思维起着绝对控制的作用，而当患者朋友在接受治疗之后，由于学习了正确思维和行为方法，在逐渐地培养良好的新的习惯而代替以前那种症状性的习惯，所以症状性的习惯当然是不愿意的，它害怕自己会消失，那它要怎么办呢？只有加大力度来干扰你，使你重新回到症状中去。而倘若这时，大家对这种现象认识不够，认为是不应该出现的，或认为森田疗法没用或又开始关注自己的思维和情绪，那么你就又上了症状的当了。有句俗话是这么说的："上帝要将一个人毁灭之前，必定先让他疯狂。"而症状其实也是如此，症状即将完全消失前，它也会用它仅有的力量来疯狂一下的。

但这是最后的疯狂，所以在面对这种情况的时候，不管它怎么疯狂或疯狂多少次，大家根本就不用去理会这一切，你自己该做什么还是去做什么，去认真地生活，等症状疯狂完以后它也就完了，而你也离彻底的痊愈不远了。

2. 顿悟与反复

这是强迫障碍治疗的一个特点。顿悟就是瞬间对顺应自然的道理有所领悟，症状突然一下子消失。顿悟意味着对森田理论的理解是一个量变到质变的过程。不会像会员们想象的那样一蹴而就，而是在痛苦中挣扎很长时间都没有效果，甚至到了想放弃的时候，甚至放弃很长时间以后，突然有所领悟。这种领悟不是个人所能控制的，它本身就是一个自然的过程。为什么还要讲这个呢？这是要告诉森田理论学员们当实践了一段森田疗法后，即使没有效果或效果甚微，也要坚持下去。顿悟是不能追求的，但又是多数学员都有过的体会。这就要学员们坚持实践下去。反复就是当症状好转了一段时间后，或出现了顿悟以后，甚至所谓的治愈一段时间以后，症状又会出现反复。出现反复是一种必然的现象。不要期盼一下子"治愈"，对森田理论的领悟是在不断反复过程中不断升华的，只有不断出现反复，对森田理论的领悟才能不断地加深。因此，当出现反复的时候要暗自庆幸才对。

3. 症状外的陷阱

有许多强迫障碍患者朋友都曾问我这么一个问题，说他们对森田疗法是理解正确的，但为什么自己的强迫障碍还是反反复复地无法根除呢？关于这一点我想说的是，虽然你们理解正确了，也去实践了，但是你们却没有注意到症状外的陷阱，所以你们无论走多远始终都会被陷阱给拉回到症状中去的。

那么症状外的陷阱是什么呢？陷阱有两个，一是所谓的理性，二便是纵容。

我们知道强迫障碍患者其实是很聪明的，思维能力强，并且非常地理性，不过他们的理性是和完美主义结合在一起的，所以他们才会非要把没有答案的问题在大脑里理性地搞清楚。本来在接受治疗后，顺其自然，为所当为实践得好好的，症状也好了很多。但是就在这个关键时期，强迫障碍患者所谓的理性却也开始复苏了。他们会在没事或冷静的时候偶尔地想一下，其实以前强迫观念中的某些东西还是有点道理的。

这里我举个例子来说，例如有个人的强迫观念是担心天花板上的吊灯会掉下来。他会想："以前确实是多想了，没有意义。不过仔细想一想，这个世界上没有百分之百的牢固，还是有可能掉下来啊，只不过概率很小……"这时他可能意识到自己快陷入强迫了，于是就停止去想灯的问题。但他的"理性"会立刻告诉他："这个世界上没有百分之百牢固这句话是绝对正确的啊，"于是他的心中立刻就有了一种非想不可，不想自己反倒是错的念头逼着他去想下去，结果症状就这样又恢复了。

而所谓的纵容，我称它为吃饱了没事干，没事找事。有时候我们的强迫障碍患者由于症状缓解了很多，所以心情特别地开心，于是他可能会做出这样的事情来，就是对以往的症状进行炫耀，故意地再去想一想以前强迫的观念，好像是要告诉症状他可以摆脱它了。而实际上这么做是非常危险的，常常容易想着想着就又想成症状了。

所以，在治疗强迫障碍的过程中一定要注意这两个陷阱。针对理性的陷阱，具体的做法其实很简单，就是不论某些理性的思想是多么正确，记住，只要是和强迫的观念沾边的，统统都不要去想，做自己该做的事情去。即便自己感到不去想是错的，非要去想不可，也不要去想，因为这正是陷阱诱惑你的地方。你挺住了你的强迫也就好了，否则就又陷入症状中去了；而针对纵容这个陷阱的具体做法也很简单，就是不要纵容，把自己的高兴劲投入到自己该做的事情上吧。

4. 切忌急切

强迫障碍患者普遍都比较急切，巴不得症状一下就没有了，马上就恢复健康了。他们的这种心情的确可以理解，因为强迫障碍的确是非常非常痛苦的，可以说真的比死还痛苦。但是我想说的是，这种急切之心却往往是走出强迫障碍的一块大绊脚石。很多患者朋友之所以接受治疗后，又中断治疗，觉得治疗没有用，其实就是急切导致的。

俗话说"心急吃不了热豆腐"，治疗强迫是一个比较漫长的过程，在这个过程中会出现很多的艰难与困惑，例如对治疗理论的理解错误、症状的反复等。其实这是非常正常的。痊愈，其实就是在纠正理解错误和症状反复的过程中达到的。

很多患者朋友都在读森田理论，觉得森田理论说的接受症状有道理，对自己有帮助。可是他们疑惑的是，我接受症状了啊，虽然有好转，为什么我就是不能彻底走出来呢？

这时，我都会问他，你真的接受了吗？如果你接受了，那你为什么还那么急切呢？

其实急切有两层含义：

第一就是完美主义的表现，就是希望所有的问题，都能在一瞬间完美地解决。但所有问题真的能在一瞬间解决吗？如果可以，为什么你还会强迫这么多年呢？

第二就是还是不接受症状，因为急切就是想快速地祛除，而你为什么想快速地祛除呢？因为在本质上，你始终还是把症状当异物，你根本就没有真真正正地接纳。而这也就是为什么你不能痊愈的原因了。

所以，在治疗的过程中切忌急切啊！

5. 推自己一把

很多患者朋友都说陷入症状后真的是很难走出来，即便是已经意识到自己陷入了症状，也是感觉自己一点也动弹不得。

　　这时，我会说，那你就只有推自己一把，立刻让自己行动起来，做自己该做的事情。他们会回答，我其实也知道啊，但我感觉自己真的好像没有这个能力啊，没有这个力量啊。这时我会说，你真的没有能力吗，没有力量吗？如果是这样你也不会得强迫了，因为当初症状出来的时候，你根本就不会去管，而你不去管，反倒是符合自然的规律。其实不是你没有力量，而是你把力量用错地方了，你在思维里长时间地反复地去压制和控制症状，就证明了你有很坚强的意志和强大力量啊。你说哪个常人能几年和十几年甚至更长的时间来做一件事情呢？但你却做到了。所以你怎么能说自己没有力量呢？你的力量只是用错了地方而已。

　　所以，想要走出症状的状态没有那么难，你只需要把自己一半的、甚至更少用在对抗症状的力量，努力地推自己一把，立刻去行动，做自己该做的事情，那么你就走出症状了。而你的力量也因此用在正确的地方。

　　6. 填饱肚子的道理

　　很多患者朋友之所以迟迟都走不出强迫障碍，其实有的时候，并不是他们对森田的理论不理解或理解错了，而是在于他们太重理论而轻了实践。于是经常就可以看到这么一些患者朋友，他们在嘴上说理论是一套一套的，并且还说得非常透彻，但是他们却仍旧是陷在症状里无法自拔。

　　在治疗强迫的过程中，正确地理解理论是很重要的，因为它关系着走的方向正确与否，但是光知道理论是不够的，因为要想真正地走出强迫唯有行动、行动再行动。

　　其实这就好比我们人肚子饿了，大家都知道只有吃饭才能填饱肚子，但是如果我们只是在那里说只有吃饭才能填饱肚子的道理就能填饱肚子吗？答案是当然不能。要想真正填饱肚子，只有去行动，去找食物来吃。

　　所以，要想走出强迫，也就像我们要填饱肚子一样，唯有行动、行动再行动。

六、关于治愈

怎样才算真正掌握了森田疗法。掌握森田疗法并不意味着对它的理解有多么深，而是能在多大程度上坚持森田式生活方式。即使对森田疗法一知半解，即使没有读多少森田疗法的书，也是能掌握森田疗法的。要知道，正规的森田疗法开始实施的时候是不让患者过多地了解森田疗法的，而是要患者去领悟。总之，坚持森田式生活方式，也就是规律化生活，坚持学习与工作，积极参加家务劳动如扫除、做饭等，并养成做什么事都迅速着手的习惯等。这些外向的行为会使我们逐渐领悟森田疗法的精神。

有些患者不清楚森田理论中关于治愈的概念，反复纠缠症状，所以学习运用森田理论时，刚开始很有效，后来又无效了，关键在于对症状的态度，也就是关于治愈的概念不清，最后半途而废，所以，有必要在此阐述。所谓治愈指什么：……并非是指症状（焦虑、恐怖、异样感）的消失，而是纠正把这些看作是异物的认识，体现（顺应自然）的一种状态。

强迫障碍患者最大的愿望无非是痊愈了。那么到底什么是真正的痊愈呢？如果你认为是症状的完全消失，那么我敢肯定，你将永远强迫，因为真正的痊愈并非如此。

强迫障碍患者之所以强迫，根本的原因就是违背自然，把正常的问题当作是不正常的，所以才强迫。举例子来说，例如一个男人在街上看到漂亮的女人，于是这个男人产生了想与这个女人亲密的念头。其实这是非常正常的心理反应，任何一个生理正常的男人可能都会出现这样的想法，但强迫障碍患者却不一样，他认为自己不应该有这样的想法，认为自己这样想就是不道德的、龌龊的，于是就去压制这个念头，而其结果就是他得了强迫障碍；又例如一个人他在与人谈话时，总是在想自己该怎样来回答别人的问话，并认为自己不该有这样的想法，认为有这种想法是不正常的。而其实呢？我们每一个人在与别人谈话的时候，都是在不停地思考如何回答别人的提问，只不过正常的人是在无意识地思考，而之所以无意识地思考，是因为它就跟我们的呼吸一样，是自然发生的过程，根本就不需要我们人主动去控制的。而强迫障碍患者却非要把这种正常的、无意识的思考揪出来，当作不正常的，所以不强迫才怪。所以，强迫障碍患者认为的症状，其实是我们每个人身上非常正常的、必然的东西。而这些东西是和我们人的吃饭、睡觉、呼吸等是相同的，你说又怎么能彻底去除这些呢？只要是活着的人，我想都不可能。

所以真正的痊愈并不是去除症状，而是接受症状的正常性。让原本正常的东西恢复正常，你才会从对所谓症状的排斥和关注的束缚中走出来，获得心灵的自由，从而彻底地痊愈。

七、我是怎样治好强迫障碍的（患者经验）

我是浙大的研究生，但是我是强迫障碍患者。从小的时候我的胆子就很小，到了小学三年级还不敢一个人睡觉。初中和高中的时候，非常内向，学习很努力，成绩也很好。但是我一直胆小，懦弱，不敢与人交往，人际交往很差，不会玩，就知道学习，并且还喜欢掩饰自己，喜欢撒谎。到了大学，见人我就紧张，不敢和生人说话，更不敢和女生来往，就是社交恐怖症（我以前没意识到，现在知道了）。我大学也是一直在学习，并且特别在意自己的长相，经常地回忆（因为长得挺帅）。到了上研究生一年级的时候强迫障碍开始暴发。刚开始是慢性肠炎，我很紧张，怕好不了，因为是慢性病好得慢，我一直关注自己的肠子。后来偶尔失眠了，我以前从来没失眠过，所以特别害怕。一睡觉就紧张，越紧张越睡不着，恶性循环。持续了一个月，精神恍惚。偶尔一天我上网看到了精神分裂症，还有分裂型人格，我怕极了，因为我觉得分裂型人格挺像我的，突然害怕自己得精神分裂。从此痛苦开始了，我始终想克服自己的这种想法，就说服自己不用怕，但是我越想克服越害怕。我老是想去查网，看看自己到底能得精神分裂吗，但是每次查完我都害怕，后来发展到控制不住地去查精神分裂，实际上就是强迫行为，非常地痛苦，我想自杀，反复地想自杀，但是想到疼我爱我的父母，我放弃了。后来在一个心理医生的帮助下知道了这是强迫障碍（我非常感谢那位大夫，在最困难的时候帮助我），他给我定时做心理咨询并且开了药（药对治病有效果，但是不能根治）。通过咨询和吃药，我的病情有了好转，但是依然解决不了这个"怕"，就是我还是想克服这个"怕"。就这样持续了有好几个月，天天在想，睡觉也想，做事情的时候更想，生活的重心就是强迫障碍。终于一个晚上我顿悟了，我接受了这个"怕"，我想我一辈子就这样"怕"下去了，我不再和我的思想做斗争了。说句最明白的话就是，我从心里不想好了，就是说我不想着怎么治强迫障碍了。我开始感觉到久违的自然。刚开始带着这种"怕"做事情很不自然。但是过了几天"怕"就减轻了，后来越来越好，一个星期之后我发现自己不怕精神分裂了。

　　朋友，对于强迫障碍你只有从内心里面去接受它，不要再和它对抗了。彻底绝望吧，别想着能好了，不管是啥症状，你就接受好了。强迫障碍的痛苦有两部分，一部分是强迫障碍自身的痛苦，还有一部分是最最痛苦的，就是你想克服强迫障碍但是克服不了，思维上形成拮抗所带来的痛苦。所以说你只有接受，别无他法。

　　我举个例子，一个人反复洗手，那该怎么办呢，你要是非要自己不洗那是办不到的，所以只有接受自己洗手这个事实，让它洗好了，大不了多花一点时间而已。如果这样想，你就不会痛苦了，也就是说顺其自然了，然后你该做啥做啥，随着时间的推移，你会淡漠的。所以我说现在治疗强迫障碍有很多方法。但是最最关键的就是焦点转移，如果焦点不转移，什么法都治不好，包括森田疗法。

（施旺红）

八、强迫障碍病例以及病例分析

（一）病例1，男，30岁，个体老板

前年夏天天气很热，那天晚上我有点发烧，想到前几天去公共浴池洗过一次澡，能不能染上艾滋病呀，想到这我就着急、害怕起来，立即到村卫生所量体温，结果是37.5℃，马上请医生点滴，但是两天过去了，烧不退，我就开始不安了，转到县医院，结果一个星期也没好，我一直在不安中不停量体温，在网上疯狂地搜索关于艾滋病的文章，我怀疑自己得了艾滋病，开始失眠、着急、吃不下饭、心慌、胡思乱想，每天反复在电脑上搜索，反复洗内裤，反复洗澡，痛苦，头脑发紧，无法放松下来。又去看中医，医生说我没病，是胡思乱想造成的，可我控制不住自己，半夜醒来上网又去查关于艾滋病的信息，家里人安慰我，可我自己还是认为自己得病了。日复一日，情况好像越来越严重，我又到另一家医院就诊，做了很多检查，最后被诊断为强迫障碍，帕罗西汀片每日2片，佐匹克隆每晚1片，刚吃药时头晕、心里难受，走路不稳，工作干不了了，反而更加失眠，3个星期后不良反应少多了，但仍然控制不住胡思乱想和恐惧，控制不住要反复洗澡，洗内裤，1个半月后医生把治疗药物改为舍曲林最初每天2片，几个月还不见效果，逐渐加到每日5片，阿普唑仑每天4片，仍然控制不住胡思乱想和忍不住反复洗涤，十分痛苦。在网上查到芜湖二院李主任是日本回来的心理医学博士，经了解口碑好、医术高超，就慕名挂了他的号，李主任说："你知道全国艾滋病能有多少？"我说："不知道。"他说："平均每一千人中也不会有一个人吧，那么你碰巧患病的概率是多少呢？不足0.1％吧，也就是说99.9％是安全的，你却不能安心，而你却为了不到0.1％的不安全的可能性而吓得要死……"这似乎是我的问题所在，但我不明白为什么我会这么害怕患艾滋病呢？李主任说："你过分关注此事，那么你的想法就被10倍20倍地放大，就像乘法一样，一般关注一种想法就是一，

十分关注一种想法其感觉就好像被放大了 10 倍，严重性也被扩大 10 倍，当然会恐惧了。如果你不去关注它，就像用零乘以那种想法，结果那就是零，什么也不是了。从这件事来看，你十分害怕得病，这说明你十分希望自己健康，为了健康你都在干什么？你现在每天干的事快乐吗？不仅不快乐而且痛苦，这能健康吗？你现在应该重新开始工作，得到工资、创造财富是快乐的，每天下班、节假日去锻炼身体，身体好了人就快乐。"

经过这次治疗，我好像一下子轻松下来了，我知道该怎么做了，虽然还是有些心慌、恐惧、胡思乱想，但是我每天不查信息了，每天锻炼身体了，很快就恢复以往的工作了（做买卖），舍曲林逐渐由每天 5 片减到 2 片，阿普唑仑减至每天 2 片，心情却好了很多，反复洗涤少多了，睡眠好了起来。虽然病情经常也有些波动，但都能很快平复。

1 个半月后：现在的我把过去的事该放下的就放下了，关键的是加倍努力关心身边的亲人，使他们幸福、快乐，自己才会快乐，学会站在别人的立场想问题，把看不顺眼的人和事看顺，一切问题都没有什么大不了的，人要开心地活着，就要先去工作，做好工作，得到足够的钱保证健康所需的一切，多去做些有意义的事才会快乐，快乐是健康所不可缺少的重要部分，即使生活中遇到困难，那也是对我的考验。我需要生活的考验，才可以不断成长，才可以知道自己的优点和不足，所以我要面对生活中的一切，不能逃避，不能畏惧，不断提高自己，多勤奋、多思考，做好人，做好事，干好工作，其乐无穷。

半年后：舍曲林减至每日 1 片，阿普唑仑每日 1 片。原来经营的小买卖，生意比以前红火多了，收入不断增多，学会了驾驶技术，买了一辆轿车，还高兴地参加了李主任主办的 2013 中日森田疗法论坛，生活过得越来越好，虽然时不时地还是不放心身体，还是有想要洗手的冲动，还有种种烦恼，但是很快烦恼就被快乐的工作、生活所取代，已经不在意这件事了。每次复诊都是一次心理教育，过去我追求完美，对身体一点不舒服都十分地、无时无刻地关注，现在我知道关注生活、关注工作、关注人际交往了。

1年后：舍曲林每日1片，阿普唑仑减至每日半片，一直情绪稳定，正常工作，偶尔有些生活的烦恼都能很快自己化解，再也没有出现过以往的那些症状了。继续巩固治疗就像我不断自我改造的过程一样。

（二）病例2，女，50岁，家庭主妇

我的性格是办事非常谨慎，害怕做错事，害怕被批评，22岁结婚，婚后一直忙于照顾孩子和老公，孩子上高中时住校，我就开始比较闲了，那时起做什么事都害怕做不好，喜欢反复重复做一件事，说什么话也怕说不清，反复重复说，反复嘱咐，不放心别人，否则就不安心。反复锁门。碰到什么地方不干净就反复擦，别人看来很过分，但是自己不这么做就不行，我和家人都不知道这是一种病，从来没有到医院看过。近两年除了上述症状以外，家人扔的垃圾，我都要先检查确认几遍，如果他们没有经过我的检查就扔出去了，我会到外面的垃圾站去找，甚至每天到垃圾站去转来转去看有没有我家扔的垃圾；丈夫扔掉的烟头，还要捡起来确认。看到什么事马上就要反复确认，否则不放心。对什么事都要反复询问，问得家里人都烦了，如果有什么事要发生，比如旅游、串门，好多天前就开始紧张了。什么事都不放心，需记录下来，还要反复多次重复。好恐惧，怕别人责备。办事很慢，效率很低。有时头痛，家务逐渐不能做了。没有朋友，不参加社交，不喜欢运动。没有自己的兴趣爱好。家里人都烦我，我又控制不住自己，这些情况逐渐加重，家人都劝我到医院看病，经别人介绍到芜湖二院心理科挂了李主任的号。体检、化验等检查无异常，神经症被束缚自评量表（SSTN）评分73分、SCL-90提示有重度强迫，轻度的躯体化、抑郁、焦虑、偏执、躯体等问题。EPQ提示神经质，强迫量表评分29分（强迫思维14分，强迫行为15分）。李主任说："过去在你的生活中把不出错、反复确认每一件事当作头等大事来对待，其他的事当作次要的事对待，如果现在还是这样是治不好病的，所以从现在开始你要把治好这个病当作头等大事了，而把原来的头等大事当作小事来对待。每天服药（舍曲林每天 2 片，丁螺酮片每天 2 片），但是即使是服这些药，你的症状也不会一下子治愈，就是说症状还会折磨你一段时间，药物起效的快慢和有效与否取决于你能不能很好地配合治疗，"我问："怎么配合？"他说："就是刚才说的不把'怕出错、反复确认'当作每天最大的事来做，那想确认、想重复的冲动来了你也千万不要和它对抗，因为对抗是没用的，而是冲动来了就随它去，不理它，不是先确认完才能安心干其他事，而是要把眼前事先一件一件地做好再说，例如早上要做好饭、收拾好卫生、买好菜，而且要外出锻炼身体，走步或跳广场舞，一样一样去做。想治好病就要先这样配合治疗。"

半个月后复诊：按照医生说的方法去做感到很辛苦，仍然什么都不想干，头胀，睡眠浅。但是原来的确认有所减少，增加了干完什么事用笔记下来的现象，医生给我加佐匹克隆治疗。说已经开始起效了，继续按照上次说的去配合治疗。

1 个月后复诊：仍有强迫症状、干什么事还想留记录，医生问："以前的症状还一样吗？"答："强迫症状减轻了。"SSTN53（测查量表）测评，被束缚状态的程度也显著减轻。情绪较前稳定了，有笑容了，睡眠改善了，头胀消失了，能够主动做家务了，医生指出有负向思维倾向，即总是看到不好的方面，嘱患者进行正向思维训练，即想到一件事不好的一面同时练习想好的一面是什么？

2 个月时睡眠显著改善，佐匹克隆减到每日半片，仍有重复动作的冲动，强迫症状次数显著减少。

半年后强迫症状基本没有了，舍曲林每日 1 片半，丁螺酮被逐渐减量至最后停药。个人生活、家务料理非常好，交了很多朋友。加入跳集体舞的团体组织，每天都去跳集体舞。心情好转，但仍容易为生活的小事而纠结，医生说我太追求完美了，世界上没有 100% 的完美的人和事，而你却在追求完美只能增加烦恼，我说："那我改不了怎么办？"医生说："记住 80 分万岁这句话，放弃那些我们暂时解决不了的事情，搁置一时无法解决的争议，而去做我们容易做、可以做的事，这样会轻松和高效，你会发现每天关注的焦点发生变化，由每天关注那些不好的、不愉快的、不正确的事，并为此而烦恼，转变为经常看那些做得好的地方、对的、愉快的事，因为我们做的事情大部分（80分）是能做到的，这样会感到每天都很满足，因为你的努力成果每天都基本达到这个标准，那就会经常处于很高兴、愉快的状态。"

1年时情绪稳定，以前的那些强迫症状没有了，每天做家务，与朋友交流，跳广场舞，成为社区自发的跳集体舞组织的骨干，还养花，兴趣广泛了，开朗了，生活更加充实了，仍有做事比较谨慎的倾向，但一点不影响生活，舍曲林每日1片维持治疗。

（三）强迫障碍病例分析

1. 病例1分析

该案例在发病之初除有低热外，在整个病程中各种检查并未发现重大器质性疾病，但是由于患者存在负向思维（只是稍有发热就怀疑自己可能患了最可怕的疾病）和完善欲过强的倾向（容不得身体有一点问题），导致思想矛盾或者思维偏差（怀疑自己患了艾滋病），通过精神交互作用，使紧张、恐惧、强迫、焦虑越来越重。发病后主要症状为：疾病恐惧、强迫行为、强迫思维、疑病观念、焦虑、社会功能减退等，在接受森田疗法之前接受过近大半年抗抑郁药物治疗，先后用了2套治疗方案，舍曲林超高剂量用到250mg/d，症状仍然进行性加重，其原因是没有打破患者的被束缚状态，即没有打破思想矛盾，没有切断精神交互作用，没有恢复身体社会功能，患者一直害怕自己患病，高度关注躯体不适，而对工作、人际关系、生活方面很少关注（注意固着），反复网上查艾滋病信息，越查越害怕，反复就医，反复洗涤……（围绕死的恐怖在行动），极力想排斥症状，把全部精力都用在"与疾病做斗争"上（症状受容性低下），又难以实现，就更加确信自己可能真的患了艾滋病（思想矛盾），于是更加害怕，越害怕越是极力排斥症状，于是症状就越严重。

形成进一步的恶性循环（精神交互作用），不能工作，不愿与人交流，不愿干家务（身体社会功能低下）。精神能量都流向注意的焦点，为死的恐怖提供精神能量的支持，患者的行为进一步围绕死的恐怖在运行，因此症状才进行性加重而难以治愈。

门诊森田疗法治疗从打破被束缚状态入手，找到一条充足的理由去纠正患者的思想矛盾，指导患者怎样放弃与症状的对抗而去工作，为获得健康而去锻炼身体（指导患者按照生的欲望去行动），由于该患按照医生的指导去做了，等于放下了与症状抗争，注意逐渐转向了锻炼身体、恢复工作，那么注意与症状的精神交互作用被逐渐切断，思想矛盾、注意固着、症状受容低下、身体社会功能低下等被束缚状态被逐渐改善，那么即使抗抑郁药物剂量减少了一半以上，强迫、恐惧、焦虑等症状依然很快就得到改善（据我们研究：被束缚状态与神经症的症状呈正相关，本例治疗的情况也证明了这个结论），在上述症状显著改善以后，逐步帮助患者改善完善欲过强、负向思维、人际关系等方面的问题，患者的社会功能恢复得越来越好，强迫、恐惧、疑病、焦虑逐渐消失。

2. 病例 2 分析

病例 2 具有完善欲过强的性格，她的所有症状都提示她的大部分时间和精力都在围绕死的恐怖在行动，结果越是怕出错就越是想重复和确认（精神交互作用）；不交朋友、兴趣爱好减少，又不想找个工作，而把所有的精力都放在防止出错上（注意固着），她认为如果稍不注意就会出现难以挽回的大错（思想矛盾），无法接受丢一点东西、办错一点事、说错一句话等情况发生（症状受容性低下），因此才会极力避免这种情况的发生，不断地重复检查、重复动作、重复说话等（强迫症状），逐渐做事效率下降、不能完成家务、不与人交流、出现头痛等症状（身体社会功能减退）。患者不仅有强迫行为、强迫思维，还存在被束缚状态，打破这种被强迫症状所束缚的状态是治疗强迫症状的关键，患者病程长、被束缚状态程度严重（SSTN73，最高分是 80），所以用药物治疗给她以希望，促使她依从医生的指导，从提高症状受容性入手，设法让她放下对"怕"的排斥，放弃围绕死的恐怖的行动模式，转变成围着生的欲望而行动的生活模式，不断改善生活质量、提高身体社会功能（这也是对症状顺其自然、为所当为的行动原则），这样精神能量就可以转变到实现生的欲望行动之中，而切断精神交互作用，容易改善注意固着于强迫症状的状态，按照医生的指导所取得的效果会逐步改变其以往的思想矛盾，认识到这样的生活才是最好的。治疗中不断修正患者的负向思维和过强的完善欲，不断指导患者增加兴趣爱好，充实生活，改善生活质量，因此逐步打破了被束缚状态和强迫症状。

强迫障碍是疑难病之一，治疗十分困难，存在被束缚状态是难治的原因之一，如果能够成功地打破被束缚状态，那么对强迫症状的治疗就容易成功，但是被束缚状态十分严重的患者，往往对治疗的抵抗也十分严重，因此对于医生的指导不能认真执行，这就增加了治疗的难度，就是说门诊森田疗法对于部分被束缚状态十分严重的患者可能存在局限性，一部分患者不容易达到预期的治疗效果，这种情况下，住院森田疗法就可以补助门诊治疗的不足，是针对这种重症强迫障碍患者的重要治疗手段。关于住院森田疗法在本书的其他章节中另有介绍，所以本章就不加以赘述了。

（李江波）

九、强迫障碍病例

（一）病例1

B女士，71岁，已婚，农民。据家人介绍，患者从小就爱干净，邻居去她家里玩，如果坐一下她的床，她等人家走后必须换洗床单。不管多么累，她都把家里收拾得干干净净，家人的衣服也必须是干干净净的才能坐下休息。2001年因亲戚患肠癌和老伴前去探望，回家后还让老伴反复洗手，自己也不停地洗。老伴洗了几下就做别的事情了，未按她的要求做，从此就不让老伴手拿勺子、锅盖等东西，怕有细菌。自己拿东西也反复洗后并用卫生纸包着。开始用肥皂洗手，渐渐地用肥皂洗后再用消毒液洗，常一洗手就洗半小时甚至1小时，洗得手都出了血还不罢休。为了保护手家人就买了消毒手套给她。她还不让别人碰她的衣服，衣服脏了也不换，但别人一碰到她衣服，她就把衣服扔了，让家人再买新的衣服并用塑料袋包好，且肯定家人没有碰过，只要一碰，她就不穿。更不让老伴动她的东西，家人劝她看病，她不敢出门，必须是她看着车座消过毒才行。曾在济南等地求医均诊断强迫障碍，以帕罗西汀（最高 30mg/d）、氟西汀（最高 40mg/d）治疗，效果均不理想。2 年后入院时由出租车送来，座上铺了厚厚的一层卫生纸，双手带着消毒手套，手上皮肤有出血点，有的地方都结了痂。医院为她铺了新床单也不敢坐，在医生的劝说下铺上卫生纸才坐下向医生说她的病史，诊为强迫障碍和强迫人格。给予氯米帕明（25mg，每晚 1 次）、利培酮（0.5mg，一日 2 次）、氯硝西泮（0.5mg，每日 1 次静脉滴注），同时以森田理论为指导，为其讲解了肠癌的知识，不会传染，让其面对症状，强迫自己做一些有利于病情恢复的事情。制订了一系列生活计划，逐渐减少洗手次数及时间，试着不用卫生纸垫着拿东西。医生、护士为其示范，让其跟着做。1 个月后患者能够按时吃饭，不再带消毒手套，洗手 3～4 遍即可，愿意让老伴陪伴，帮她洗衣服了。接着医生让她老伴陪两天就再回家住两天，然后再回医院，几个来回后不再对老伴排斥，自己洗手 2～3 遍即可。半年后逐渐停药，未再复发。

（二）病例 2

男，19 岁，学生，河北人，患者平常学习认真、刻苦，成绩名列前茅。1 年前患者读高三时因一门功课没考好，便怀疑自己的学习能力，不相信自己，看书学习时非常认真，逐字逐句地看，一行字反复地看，总怀疑自己会记错。一页书要看上半天，还怕漏掉每个知识点，总结复习时，把各种问题归类，然后把每类题型再分析找差别再归类，无休止。分解归类用不同的符号、不同颜色的笔做标记，但患者仍不放心，担心高考遇到类似的题会出错。最终因做标记太多，自己也分辨不清。考试时异常紧张，害怕考不好，上课不按老师的计划复习，偏要按自己想法去做，最后便不去上学，自己在家复习，但却难以坚持。高考成绩只够专科分数线，患者难以接受，选择复读，重返学校后，仍纠缠自己的症状，不能正常学习，休学回家。在家作息无规律，常无故发脾气，与父母对抗，甚至对父母大打出手，将父母赶出家门不让回家。患者曾到北京各大医院咨询，在当地服中草药，服用盐酸舍曲林片（左洛复），每日2片，效果不佳。于2008年慕名到我院心理科森田病房，诊为强迫障碍伴冲动行为。给予氯硝西泮静脉点滴（1mg，每日1次）、丙戊酸钠口服（0.2g，每日2次），并将舍曲林加至200mg/d。从森田疗法第二期开始，加强心理支持，根据他的爱好制订作业计划，40天后患者情绪稳定，能看英语、数学自己所喜欢的课业，不再打骂父母。对于他的进步，医生及时鼓励，病房里的作业比赛，选他当主持人，让他充分享受被尊重的感觉，2个月后患者出院，回当地体检、参加高考，考及二类本科分数线。现患者已大学毕业，以积极向上的心态愉快地学习生活着。

（三）病例3

女，29岁，超市营业员，因反复想同一件事，紧张、害怕3年余，加重3天于2012年10月入院。患者于2009年因反复受孕不成功，后成功怀孕后又使用过药物，在看书的时候发现应用药物对胎儿不好，开始出现反复担心，担心孩子不好，会受到药物和反复受孕的影响，晚上睡不着觉，情绪低落，在媒体上看到别人的孩子出事就会担心同样的事情会发生在自己的孩子身上，为此感到害怕、烦躁、坐立不安，有时觉得心慌，自己的孩子生病或轻微地磕碰，就开始出现上述症状，感到反复的担心、害怕，自己明知道没有必要但无法控制。病后在多家医院门诊就诊，诊断为"抑郁症"，先后以舍曲林、帕罗西汀、丁螺酮、阿立哌唑治疗（具体剂量不详），同时参加认知治疗、家庭排列治疗等心理治疗，效果都不理想。上述症状反复发作并逐渐加重，觉得未来没有希望，家里出一点事就控制不住反复地担心、害怕。3 天前因工作出现问题，开始反复担心自己的工作，害怕自己会丢掉工作，家人恐其症状加重，于今日陪同患者来诊，以"强迫障碍"收入心理森田科。入院后给予药物氟伏沙明（日最大剂量 100mg）、喹硫平（日最大剂量 200mg）；同时讲解森田疗法理论，制订一系列活动和生活计划，开始多数活动项目都有医护人员陪同才能做下去，写日记也需要督促，大夫每日表扬其进步，她反而将信将疑，有一个痊愈 10 年的病友来帮助森田科室做事，为其讲了自己的经历，鼓励其一定要听大夫的话，逐渐地安心住院了，主动参加集体活动，写了日记主动让大夫批改，共同谈论她的进步，帮助病友做事，感恩医护人员的付出等。79 天后痊愈出院，又半年后逐渐停药，一边工作，一边照顾孩子至今。

（四）病例 4

男，39 岁，机关职工。因对利器、读写恐惧 15 年于 2007 年入院。患者因 24 岁时生活不顺利逐渐出现对一些尖锐的物品感到恐惧，一看到尖锐的东西便担心自己会不会用它对别人造成伤害，因而尽量回避去接触此类东西。想到自己的一位同学在 1989 年的政治风波中因写了反动标语而被勒令退学，便又出现害怕写字，总担心自己写的东西也是反动标语，所以在工作中尽量避免写字。后来患者又因感情危机而症状加重，看到广告牌也必须反复看几次，担心看到反动标语，因而不愿外出，找各种理由回避一些社会活动，患者明知没必要但仍控制不住地担心，非常痛苦。经当地大夫介绍患者来到本院森田疗法病房，诊断为强迫障碍和恐怖症。医护人员热情接待之后，向其介绍了住院环境和几个年龄相符的病友，并详细了解病情，赢得了患者的信任。让其熟悉 3 天病房内外环境后，大夫安排他开始绝对卧床，患者卧床 7 天，经历了安静舒适—烦恼不安—安静—无聊—渴望起床做事这个过程，随之进入轻作业期、重作业期以及社会实践。在卧床期，患者体验最深的是"对症状坚决不控制，任自己痛苦去，结果反倒是头痛了一会儿，很快就心平气静了"。在日常生活活动中，大夫不断找出他的进步，鼓励他多做事，并在日记中反复强调他好的行动，并逐渐增加活动量。他在日记中写道："大夫说'不要注重自己的病好了多少，只是一心干活就行'这句话太好了，犹如一道闪电，立即使我醒悟。"从此，他的主动性大增，原来怕什么他就多做什么，很快成了病友们的主心骨。后来医院举办中国首届森田疗法临床技能高级培训班，他在大会上交流了心得，还接受了记者的采访。在日记中他写到："听了各位教授的讲课后我受益匪浅，我提出的问题教授们都给予了认真的解答，使我对森田疗法有了更深刻的认识，对未来充满了信心，非常感谢教授们和这里善良的工作人员。"出院后，他很快适应了社会生活，至今仍然生活得很幸福。

（马秀青）

第二节　认知治疗

强迫障碍的认知假说认为，强迫想法本应视为一种正常现象，在人类进行创造性活动与解决问题时，同个体意图有关的强迫想法是适应性的。只有对强迫想法赋予负性评价，激发了个体的情绪焦虑或烦恼，强迫想法具有了情绪的内涵时，患者才会出现一系列缓和焦虑或避免焦虑的行为反应和认知仪式。通常先是抵抗强迫想法，如果不行，就试图抵消或中和恐惧的强迫想法，结果令人苦恼的强迫想法一再出现，继以一连串的行为反应与仪式，使强迫障碍维持并不断加剧。

强迫障碍患者普遍存在着认知曲解，常见的类型是绝对性思考、完美主义、以偏概全、主观臆断，而且患者通常坚持自己的观点，对自己的信念十分固执，所以，他们不遵从医生的解释和指导，或只部分遵从。这就要求医生善于运用认知技术，而不是试图说服他们。强迫障碍患者早年接受了关于责任、过失、道德的特殊教育，形成了功能失调的认知图式与行为规则，如要求绝对清洁者，对污染感到恐惧，为求安全则必须反复洗手；要求完美无缺者，对过失则要反复检查；对孩子的被伤害感到有重大责任的母亲，则对孩子受伤害的可能性反复思虑，怕自己接触刀、剪等锐器而不慎伤害孩子，以致不能再拿刀、剪。因为这种信念和态度，导致对原本"正常的"强迫想法的负性评价，表现为负性自动想法。当其中含有伤害责任等成分时则呈不随意的激发焦虑的强迫想法和想象，患者对这些强迫想法的反应先是急于排解，努力克制，不行的话则采取具有抵消和中和作用的仪式行为，包括精神的或认知的仪式，于是强迫症状愈演愈烈。例如，一位患强迫障碍的母亲自幼受到的教育和早年生活经验，使她形成了关于伤害责任的信念和态度。她知道孩子被污染可能生病。一般人对污染可能致病的观念并不感到烦恼，因为人们知道可能性不等于现实性，人们也有信心对付这种情境。但这位母亲对孩子被污染而生病的想法或想象感到烦恼，仿佛这种危险很真实，她觉得除非她反复洗手，她的焦虑才有相当地减轻。这样的经验多次出现，然后她相信通过洗手防止孩子受伤害获得了成功。正是这样，反复洗手阻止了她认清事实。

认知治疗是近年来发展起来的心理治疗技术，其理论在于：个体的心理发展和行为模式常常与该个体对自己、对他人、对客观事物发展规律的看法和"认知"有关系，并且其非适应或非功能的心理和行为常常是因为不正确或歪曲的认知而产生的；如果能改变或修正其曲解、甚至错误的认知，就能有效地改善其心理活动和行为模式。

一、认知治疗技术

较为公认的且应用较多的认知治疗技术有三种。

1. 抗衡强迫思维法

有许多方法用于克服强迫思维（包括那些同伤害、攻击、污染等有关的思维）。典型的方法包括自律训练（self-instructional training，SIT）和合理情绪疗法（rational emotive therapy，RET）。自律训练方法（Meichenbaun，1975）训练患者学会控制自己的焦虑程度，让他们观察和记录自己的强迫思维，并用建设性自我评价去取代强迫思维。合理情绪疗法（Ellis，1987）则致力于通过合理的辩论去攻克强迫思维中的信念。

2. 思维阻断疗法

通过使用一个提示词，如"停"来破坏强迫思维的进程，标准的做法是教患者使用一个提示词（cue word），当他们开始思考并感到焦虑时就使用这个提示词，然后再让患者有意识地想象一些愉快的情景。

3. 抗衡消极的下意识联想法

同前两种方法不同，这种方法针对强迫思维伴随的消极的下意识联想而不是强迫思维。患者消极的下意识联想常常导致各种不愉快的想象，使其情绪低落。认知疗法技术使用典型的贝克原理去克服这种联想。

二、治疗前评估

治疗前需要做详细评估，要求对患者的问题有一个全面而又比较精确的认识，要从生理、情境、行为、情绪、认知、人际关系、社会支持等方面深入了解患者的情况，特别要认识患者的强迫想法、想象的内容，发现外部的诱发因素、回避行为和各种形式的仪式行为。精神性仪式（认知仪式）常不易识别，也是许多强迫障碍治疗困难的重要原因。如果理解前述强迫障碍的认知心理模型，理解精神性仪式是随意的、旨在减轻焦虑的认知反应方式，则不难识别。停止这类反应，才能促进暴露和认识其恐惧的想象。有些强迫障碍患者有重复的寻求保证的行为，其意义和仪式行为相同，皆在中和、减轻焦虑，也需要通过治疗会谈使其停止。

决定是否适合认知行为治疗主要是看强迫障碍是原发的还是继发的，以及患者是否接受认知行为治疗原理的说明，是否积极参与治疗过程。

重复出现的行为并不一定都是强迫障碍。笔者曾见两例被误认为是强迫障碍而采用氯米帕明无效者。一位青年女教师在高考时父母代填了师范的志愿，虽非其所愿，但心知父母"是为她好"，及至毕业后到一所小学当教师，发现自己并不喜欢教学工作，心情烦恼，见到小学生顽皮则动辄发怒，甚至殴打学生，受到其他老师的批评和指责。回家后常发脾气，数月来每日以刀、玻璃划伤手臂皮肤，将家中冰箱内剩菜倒到地上。因在就诊时患者承认行为不对，又声称"控制不住"，被多位精神科医生诊断为"强迫障碍"，用氯米帕明治疗无效，因而找到笔者求助。会谈时医生以深入性理解方式帮助患者疏泄不良情绪、认识自己问题的性质，指出其反复自伤、摔东西是为了排解内心烦恼的行为反应，建议她考虑其他积极的排解烦恼的行为反应，如记录自己的感觉和想法、参加打球等运动。患者的行为很快发生改变。然后再对患者今后的生活目标和应对方法进行讨论。虽然未用任何药物，但患者的情绪和行为都有了显著改变。另一例为男性患者，声称上班后出现不能自控地将大腿夹紧摩擦的行为，用过氯米帕明，无效。经过详细评估发现，患者的这种行为可引起兴奋感和举阳乃至射精，以致这种行为被强化，显然这是一种"自我刺激行为"，和小白鼠踏杠杆刺激其愉快中枢后而不断踏杠杆的实验相似。只有改变这种行为的强化性质，这种行为才能改变。

强迫障碍患者在接受心理治疗时常有困难，医生要善于说明治疗原理。例如："根据你所说，你认为自己患了强迫障碍，你有害怕把细菌带到家里的想法。你虽然也知道这不大会发生，但你觉得如果不采取什么方法防范的话，就不能排除危险。这样你开始洗很多东西，也不接触孩子，洗手长达 1 个小时，而且也回避一切你认为和癌有关的东西。不过你知道，这样做只是暂时好一些，时间长了问题反而加重了，强迫想法和行为反而更多了。这就是你这种问题的特点：你越是想回避对付问题，问题也好像越真实，强迫想法也越多。你的情况是这样吗？"

在患者提出某些修正后，医生可把治疗原理向患者解释："对付这些强迫想法的最好方式是习惯它们，不做像洗手、回避之类的事情。这样的方式有几个好处：你能习惯于你恐惧的事物，你就回到了常人的生活方式，你会发现你所害怕的事并没有发生。治疗的主要目标是帮助你找到一种方法，使你逐步地、更多地和你所担心的事情接触，直到你对他们习惯为止。停止过度洗手和回避行为是很重要的，因为这样你才发现你害怕的事情并没有发生。在刚开始这样做时（停止过度洗手与回避），你会觉得焦虑，但坚持下去你会发现焦虑很快减轻，痛苦减轻通常比你预想的要快得多。你觉得这样的治疗方法如何？"

由于强迫障碍患者有认知障碍，他们对自己的信念常常非常固执，思考方式僵硬、绝对化，把危险的想象或伤害的可能性当成是真实的事情，所以他们对医生的解释或指导往往并不信服。他们不能肯定：问题的实质是他们的想法激起了焦虑，还是真的会发生污染、过失或伤害，于是在行动上导致了不遵医行为（noncompliance）。解决这个问题需认知技术。一个有效的方法是医生对其痛苦提出两种可能性的解释，即其痛苦是焦虑所致或痛苦是真的危险所致，然后引出患者对每种看法的证据，并对两种可能性的信念做出评定。有时患者仍然觉得强迫想法似乎是真的，急于排除或中和，医生可运用"盘根追根法"（downward arrow）了解其信念，弄清楚：如果不排除的话，将会出现什么想法。

强迫障碍患者常伴有抑郁，这曾被认为是行为治疗失败的原因，由于认知治疗对抑郁有效，所以伴有抑郁的强迫障碍患者可按抑郁症的治疗方法进行治疗。

评估时还常采用自我监测作业、问卷、量表等方法，以收集更多准确信息。治疗前要向患者强调自助和协作对治疗的重要性，很多治疗性练习要由患者在家中进行。与此同时，医生要鼓励患者表达对治疗的恐惧和疑虑。

三、认知治疗的临床运用

认知治疗在强迫障碍中的实施，可分为几个阶段进行。首先治疗者要向患者说明一个人的看法与态度如何会影响其心情和行为。然后帮助患者去检讨他所持有的对己、对人或对环境事物的看法，从中发现跟患者所主诉的问题有密切关系的一些"看法"或"态度"，并与患者协商检讨这些看法或态度与现实的差距，指出其非功能性和病态性。接着督促患者练习更换这些看法或态度，建立更为功能性的、健康的看法与态度，并用此新的看法与态度来促成健康的心情和适应性行为。

为了达到这些治疗步骤，可采用一些治疗上的技巧。例如使用"积极工作计划"，治疗者列出一套日常生活的工作表，订立实际且容易做到的生活活动，如定时整理房间等，这样可在无形中改变患者的生活态度。配合这些技巧，也可采用"逐步递增指定工作"，指定患者去做一些工作，从最简单的逐渐增加到较难的，如指令患者每天打扫房间一次，看一页书，等患者完成以后，治疗者给予夸奖，并鼓励患者更进一步，做些较难的工作，如烧一样菜，到图书馆借一本书，或与配偶外出游玩等。这种技巧的目的在于打破患者总认为自己什么事都做不成而毫无信心的态度，通过实际行动证实自己不能做事的想法是因为没有去做或因为顾虑而不敢去做所致，从而坚定其积极生活的行动准则。

国内学者对 15 项认知疗法治疗强迫障碍的临床研究进行了分析评价，将 15 篇临床研究分为无对照组的研究和有对照组的研究。其中无对照组个案研究如下：共有 9 篇文献主要应用认知疗法，并辅以其他心理疗法，对个别强迫障碍病例进行临床研究和评价。患者的年龄从 11 岁至 55 岁不等，大部分在 25～35 岁之间。所应用的认知治疗类型包括合理情绪疗法（RET）、认知重建法（cognitive restructuring，CR）、思维阻断法和心理剧技术，一般同时采取两种或三种认知疗法；与此同时，这些研究者均采用了其他的辅助疗法，主要有行为疗法（behavior therapy，BT）、家庭治疗、社会功能训练、催眠术、注意转移术以及想象、放松等，治疗结果均为有效。由于所有研究均合并使用多种不同的治疗技术，致使确定单用认知疗法是否有效的问题更加复杂。Enright 等进行了未设立对照组集体治疗，他们对共分为 4 组的 24 例强迫障碍患者经过约 9 周的治疗，患者的焦虑、抑郁和强迫症状显著改善；然而应用更严格的临床标准评定后，仅 17% 的患者改善程度达到了一个标准差以上（与治疗前症状的平均差值相比），他们的结论是：认知疗法的集体治疗对于特定的强迫障碍仅有轻微疗效。

有对照组的研究中个案研究如下：Jaremko 对一位女患者进行了自身对照研究，采用 A、A+B，A，A+B 方法（A 为消除法，B 为认知重建）。作者认为综合疗法（A+B）最有效，然而难以了解患者是如何控制认知过程的。Kearney 和 Silverman（1990）应用一种更复杂的认知行为 A-B 设计治疗一位强迫障碍患者，患者害怕由蝙蝠传染的狂犬病，总是不断检查窗户看有没有蝙蝠来过，自己身上有没有蝙蝠的唾液，这两种行为都用 A-B 式方案治疗。患者很快出现进步，治疗第五周时两种强迫行为均消失。他们发现：反应阻抑法对检查窗户的行为更有效，认知疗法对检查唾液的行为更有效。他们认为重叠设计（A-A、B-B）不利于操作；如果其中含有消除法，则交叉搭配治疗方案疗效更好。Emmelkamp 等进行了第一个有对照组研究的集体治疗，目的是观察认知疗法是否提高行为疗法的疗效。使用的认知疗法技术包括自律训练（SIT），另有 8 例患者接受单独的暴露疗法。在治疗前后、出院随访 1 个月、6 个月时分别评定疗效，检测的症状包括强迫、抑郁和焦虑等。结果两种治疗方案的疗效差不多，它们均改善患者的焦虑、回避行为和强迫性格。Emmelkamp 等（1988）比较 RET 和暴露疗法的作用，9 位患者应用 RET，9 位患者应用暴露疗法，在治疗前后、出院随访 1 个月、6 个月时分别评定疗效。结果两种治疗方案总的疗效相近，它们均降低患者社交性焦虑。暴露疗法组评定为好转和显著好转的患者数较多，但两组无明显差异；另外只有 RET 组患者抑郁改善明显。

　　上述研究中患者比较年轻、受教育程度较高、病程较短，因此 Emmelkamp 对更具有一般性的患者进行治疗，10 位用 RET，11 位应用自我暴露疗法，共研究 44 周，前 17 周严格按研究分组进行相应的治疗，以后则根据每个患者的要求安排个别治疗。首先，患者被随机分到 RET 组和自我暴露治疗组。进行第一次评定后，进入 4 周的等待期，再进行第二次评定，然后进入 4 周的治疗期（比较 1：RET 对 BT），再进行第三次评定。又经过 4 周无治疗的等待期后，再次进行第四次评定。此后自我暴露疗法组的患者继续采用原治疗，而 RET 组患者同时接受暴露疗法治疗（比较 2：暴露疗法对 RET＋暴露疗法），治疗 5 周后，进行第五次评定。同时又对两组在 21 周和 44 周时分别进行随访研究，在随访期间，进行个例治疗。结果发现，与以前的研究结果类似，RET 与暴露疗法的疗效相当，暴露组增加 RET 疗法后，疗效改善并不明显。

四、对于有外显强迫行为的强迫障碍常用的治疗方法

　　最常用的方法是暴露结合反应预防，这是被证明为有效的行为技术。从认知观点来看，行为技术是检验和改变认知最有效的手段，是认知行为治疗的重要环节。治疗步骤包括：①仔细考虑对以往回避情境的暴露；②对恐惧的刺激和想法的暴露进行指导；③反应预防，即预防仪式行为和具有抵消、中和作用的强迫行为（包括隐匿的仪式行为）。具体实施的时候，医生要和患者一起设计治疗计划，早期任务的选择和对付问题的次序决定于患者的信心和执行治疗的准备程度。对暴露的好处要充分讨论，正是对焦虑情境的暴露促进了焦虑的消退，它使人认识到所焦虑害怕的事情并未发生，也使日常生活情境变得容易对付。暴露宜从容易做的任务开始，还可用想象或示范的方式促进暴露实施。对任何回避与中和的仪式行为进行反应预防是治疗成功的重要关键。当患者的强迫想法具有危险和伤

害成分的时候，患者就急于排除或产生中和、抵消的行为反应，结果由于不能排除，自信降低，由于中和的仪式行为，强迫想法更多。医生可用患者的经验说明仪式行为只会使情况更糟，指出停止中和的行为反应主要阻力在于其想法，即认为不中和的话将毁灭其"良心"。然后鼓励患者尝试停止仪式或中和的行为反应2~3个月，审视自己的想法和记录发生的事件和感受，患者最终将发现原先恐惧的想法并未成为事实，焦虑随之消退。

一切暴露和反应预防任务都要制订实施细则，取得一致协议后按规定实施，结合适当的家庭作业和自我监测记录，推动治疗较快地达到目标。例如，对强迫洗涤者进行污染的暴露可先采取想象法，逐级暴露。一位女患者怕灰尘、怕化妆品伤害皮肤、怕与人接触传染，她除了过度洗手外，还有洗手时的仪式性言语。治疗时一起讨论了正常洗手的时间和次数，要求她停止仪式行为，然后想象手接触灰尘、泥土、落在地上的化妆品、门把手等情景，想象生了肝炎或其他严重疾病。为了促进暴露，会谈时医生示范接触脏物，如触摸门把手，推动患者暴露。再用家庭作业，布置患者每天接触地面灰尘10次。2周后强迫症状迅速减轻。

医生要注意的是治疗策略因人而异，有不同的促进暴露和反应预防的技术，医患协作、患者的积极参与和自助练习有重要作用，幽默感在实施治疗时很有帮助。

五、没有外显强迫行为的强迫障碍常用的治疗方法

对这种类型的强迫障碍的治疗困难在于回避和中和仪式是隐匿的。如果不区分激发焦虑的强迫想法（obsessions）和精神性中和反应（mental neutralizing），不处理减轻焦虑的强迫行为即精神性中和反应，强迫障碍将不能好转。所以，暴露的任务是发现强迫想法，反应预防的任务是停止精神性仪式和内隐的回避。治疗常用两种方法。

1. 习惯化训练（habituation training）

在原理说明时，要说明强迫想法激发焦虑是不随意的，但要同随意的、有中和作用的认知仪式区分开来，还要注意隐匿的回避行为。通过讨论让患者考虑"习惯于使人不安的想法而不做回避、中和反应"这种治疗方式的可接受性。取得一致协议后实施。方法为：①记录引起焦虑的强迫想法；②重复写下强迫想法，剔除能减轻焦虑的中和性想法；③用患者自己的声音把强迫想法录成磁带（30秒），重复播放给患者听。如磁带上有一女患者的强迫想法是："我可能伤害儿子。我可能拿刀时不小心割伤他。他会出血，发生生命危险。"磁带上不可有中和想法，听磁带时患者也不可有任何中和反应。连放10次，每次评定焦虑程度和中和的欲望，可按0～100分评估。如有回避或中和反应，均应讨论，并协商预防方法。每天听磁带2次，每次1小时，直到焦虑减轻50%以上且无中和仪式出现。

2. 思维停止法（thought-stopping）

这种方法旨在提供一种停止强迫想法的策略。强迫想法因为回避和中和的精神仪式、寻求保证的行为而增强，所以，思维停止法的步骤里要注意停止中和、寻求保证和回避的行为。治疗开始时，要说明强迫想法和正常人的反复思考有很多相似，如果不给予负性评价以致急于排除或中和，就不会持续发展。由此取得协议：尝试缩短强迫想法而不予中和，不采取有抵消作用的精神仪式。同时告诉患者，思维停止法是要他学习一种技能，在学会之前不要急于在日常生活中应用。在对强迫症状进行分析和评估之后，请患者列出几种强迫想法和促发的情境，再请他列出几种可替代的轻松有趣的想法，如想起一次愉快的散步、一次文娱活动等。很重要的是强迫想法的清单里不应有中和的、抵消性的想法。

第一次治疗时医生要让患者知道，迅速停止强迫想法是可能的。医生说："请你放松坐好，闭上眼睛。我将向你描绘一个情景，并描绘你的强迫想法，我要你在开始出现强迫想法时立即举手，不要等到强迫想法的细节时才举手。非常重要的是一有强迫想法就马上举手。好，请坐好，闭上你的眼睛。"然后，医生描绘一个典型的促发其强迫想法的情景，接着可描绘其强迫想法。患者一举手，医生就大声喊"停"，然后问患者此时强迫想法如何了，是不是消失了。医生重复地描绘诱发情景和接着出现的强迫想法，当患者举手时，医生就大声说"停"。然后鼓励患者去想象一个医生描绘的替代性情景，尽量清晰具体。治疗过程中有关强迫想法的不适感和清晰性请患者做出评分（0～100分）。医生要强调反应预防的重要性，要患者不要有中和的精神仪式。

上述思维停止法练习10分钟后，请患者想象轻松的替代情景1分钟。在放松30秒后，请患者评定强迫想法的不适感与清晰性。然后，医生再描绘诱发情景和强迫想法，请患者说"停"，再请患者详细描绘一个替代性情景，约5分钟。再改变程序，对患者说："这一次，我描绘情景，你一有强迫想法就举手并命令'停'，不过是在心里对自己说，不要发出声音。对替代性情景也是你自己在心里描绘，当你得到清晰的替代性情景图像时，请把手举起来。好，我们来做一遍。"这一程序也是5分钟。

家庭作业是每天在情绪较好时练习思维停止法20分钟，并练习记日记，评定强迫想法引起的不适感和清晰性。至少在认真练习一周后，请患者试用这种方法对付轻度或中度苦恼的想法，再逐步对付较难的想法。可尝试进入原先回避的情境，有强迫想法出现时就用这种方法对付。告诉患者最初的进步很有限，强迫想法还会重复出现，但随着练习的增加，控制感将增强，与想法有关的痛苦将减轻。

练习不足，急于求成，可能效果不佳。效果不佳的原因也可能是由于隐匿的中和反应、精神仪式或寻求保证的问题未能识别与处理。

认知治疗引入对强迫障碍的治疗时间尚短，已经证明，改变强迫障碍患者的认知是有效的治疗途径。

（董汉振）

第三节　行为治疗

　　行为治疗是 20 世纪初期在进行实验心理学研究的基础上，帮助患者消除或建立某种行为模式，从而达到治疗目的的一种心理治疗技术。行为疗法关于强迫障碍的几种理论假说中，最被人们承认的是焦虑减低假说，即认为强迫症状可减轻焦虑而使得强迫障碍症状强化和持续，焦虑也由于引起强迫症状得不到清除的机会而得以继续，因此使患者发生强迫观念和行为，中断习惯化过程成为治疗的必要阶段。巴甫洛夫学说认为：强迫障碍是在强烈情感体验影响下，大脑皮质兴奋或抑制过程过度紧张，相互冲突，形成了孤立的病理惰性兴奋灶而发生；当情绪极度紧张激动、注意力高度集中于某一事物上，由于大脑皮质兴奋性增高，引起负诱导也较强，可减弱或抑制原来的病理兴奋灶，强迫症状可得以暂时减轻或消失。以上两种假说均是行为治疗发生疗效的机制。行为疗法的技术包括反应防止法、冲击疗法、示范法、系统脱敏法等。根据患者的具体情况可选择不同的治疗方法，如暴露法可用于焦虑感强者，反应防止法可用于强迫行为强者，系统脱敏法可用于躯体反应强者。

　　在过去的行为疗法治疗强迫障碍的临床实践中，许多学者提出了暴露与反应预防结合法技术，是对强迫障碍疗效较好的行为技术之一，大约 80% 的患者可获得好转。强迫行为用行为治疗比强迫思维更为有效。治疗动机差、行为资料不全或不可靠以及合并抑郁者，行为治疗效果不佳，多见于强迫思维为主者，对这种患者可配合用氯米帕明或其他抗抑郁药治疗。

　　暴露与反应预防结合疗法包含两个部分：一是暴露法，鼓励患者暴露于引起焦虑的情境之下，直至焦虑近乎消失为止，类似于恐怖症的暴露治疗。根据不同情况可用系统脱敏法缓慢暴露，亦可采用快速暴露法。二是防止接着出现的强迫行为即反应预防。举例说明：E 女士，23 岁，职员，2 年来每日洗手用掉 3 块肥皂，多达百余次，因为她听说接触有癌症的患者能被传染上癌症，所以她产生了害怕把癌症传到家里的想法，为了减少这种可能性，她开始过度洗涤，觉得这样似乎能够消除传染癌症的"细菌"，她说："当我洗得满意时，我就觉得很轻松。"既往用氯米帕明治疗过，疗效欠佳。患者是一种常见的强迫障碍，有大量的强迫性洗手的仪式性动作，这些动作因可减轻焦虑而被不断强化。经过行为分析找出行为治疗目标为：①没有仪式性动作的洗手；②接触癌症患者的患病部位；③为家人准备饭菜。治疗从仪式性动作先开始，为了控制环境因素，将她收住医院。开始时医生要她洗手时将水池塞住，只许每日用一块肥皂，不许在水龙头下冲洗。同时在洗手时进行监督。这样洗手次数和时间慢慢减少，接着，医生用一些她认为可能有害的东西去"污染"她，说服她去碰碰大多数人接触过的东西，如门的把手，并要她不要马上洗手。其时，恰巧病房里有一位护士因患乳腺癌做手术，征得护士同意，术后医生让患者看她如何接触手术切口，再碰碰自己身体和周围东西，然后要患者跟着做，并且不要马上洗手。最后，要她准备饭菜与医生、护士共餐。经过40多次暴露治疗结合反应预防，强迫障碍症状好转，恢复工作，每2周只用1块肥皂，1年后随访仍佳，假日外出亦无污染恐惧，在家中准备饭菜也没有害怕传癌的困惑了。

在这个病例中，强迫洗手以避免污染可以看成类似恐怖症患者的回避行为。患者的求治动机和良好的医患关系都是极为重要的，并且示范法对于强迫障碍也有促进暴露的作用。对于强迫思维，则需要不同的方法。思维停顿法已证实对某些病例有效，其中包含了想象暴露，在此举例说明：Y男士，27岁，教师，诉说10年来对自己做过的小动作反复思虑，像水龙头开关、电灯开关等，考虑是否做得正确，有没有关好，近2年来症状加重，不能停止，以致工作时经常不能集中注意力，工作效率显著下降。治疗开始时，医生要患者将他的强迫性忧虑列一清单，作为治疗前的基线，以引起焦虑最小的项目首先着手处理。每次治疗时首先做放松训练，以便其后患者能集中注意于认知训练任务。当放松已达到时，要患者想象他做的一个小动作，如开水龙头。当他想象开了水龙头时，要他考虑这个动作 5～15 秒。如引起强烈恐惧时则举起右手作为报告，这时治疗者制造一个尖锐声音（如拍桌子）并大声喊"停"！以后要他跟着拍桌声音一起大声叫"停"。向他说明，当他喊停时强迫思虑就会消失。事实也确实如此。一个项目解决后，再选其他项目继续训练。此后，患者只要对自己无声地叫"停"，症状就得到控制。想象暴露完成后，再到实际情景中进行训练，直到他已掌握了这项技术。　放松训练本身并不会改变强迫症状，单用是无效的，这里放松是为了使患者能集中注意于学习训练。思维停顿法中大声喊"停"、拍桌子是打断患者思虑的重要刺激。其他做法还有手腕部套上一个弹力圈带，用另一手拉起抽打以产生轻度厌恶刺激，同时要患者大声喊"停"。随着训练次数增加，叫"停"的声音也逐渐减轻，直至无声地自我命令"停"时思维能够自控为止。

（董汉振）

第四节　认知行为治疗

事实上，认知治疗离不开行为治疗，行为治疗也离不开认知的要素，因而，近年来两者统称为认知行为疗法。在临床实践中，认知、行为治疗多是联合应用，已形成了系统的认知行为治疗模式和治疗技术，经统计发现，临床上治疗强迫障碍应用最多的也是认知行为治疗，并且其疗效较为满意。

一、国外学者提出的认知行为模型

Mowere（1939）提出的二阶段理论，常用于解释强迫障碍。1960 年 Mowere 进一步阐述了他的理论：第一阶段，一个中性事物当它与能够引发焦虑或身体不适的刺激同时出现后，这个事物与恐惧就联系在一起了，通过条件反射，诸如想法和图像等一些中性事物就具备了让人不舒服的能力。在第二阶段，为了减少痛苦，回避和逃避行为就产生了，而且如果回避和逃避能够成功降低焦虑，这些行为就会得到强化，一直保持了下来。Carr（1974）提出，强迫障碍会高估未来发生的负性结果，认为很多行为会导致非常负性的后果。他指出，对于正常人也会关心的问题，例如健康、死亡、他人的福利、性、宗教等，这些是强迫障碍患者更加关注的问题。根据这个理论，强迫障碍关注的对象与广泛性焦虑障碍、场所恐怖症和社交恐怖症是完全一致的。

在强迫障碍的精神病理学方面，McFall 和 Wollesheim（1979）提出，强迫障碍患者持有错误的信念，例如他们认为一个人必须在各个方面都很有能力，这样的人才是有价值的。其错误的信念包括不够完美会受到惩罚，某个神奇的仪式行为可以阻止灾难的发生。这些错误的信念导致对威胁的错误认知，从而引发焦虑。而且，强迫障碍患者低估自己应对威胁的能力，且进一步恶化了这个过程。这些不确定感、不适感和无助感通过神奇的仪式行为得以减轻，结果就是，患者认为仪式行为是缓解焦虑和痛苦的唯一有效的方法。

Salkovskis（1985）对强迫障碍提出了更为详细的解释。他提出，闯入性强迫思维是引发某些负性自动想法的刺激源。所以，只有当难以接受的侵入性想法与患者自身的信念系统（例如只有坏人才有性交的想法）相互作用，引发负性自动想法后，才会导致情感障碍。Salkovskis 认为，夸大的责任感和自责是强迫障碍患者信念系统的中心主题。一般来说，认知和行为上的强迫就是为了减少责任感和阻止自责。而且，对于强迫障碍患者来说，他们认为想到了那些难以接受的想法，与做了那些行为，罪过是一样的。例如，即便患者没有犯罪，但是他认为想到一些犯罪的行为就等于犯罪。

Salkovskis（1985）进一步提出强迫障碍患者持有 5 种功能失调性信念，这些信念可以将强迫障碍患者同其他正常人区分开来：

（1）想到什么行为，这个行为就可能会被做出来。

（2）如果不能够制止对自己或者是对他人的伤害的想法，其罪过与实施伤害的元凶相同。

（3）其他因素（例如事情发生的可能性很小）不会削弱自己所担负的责任。

（4）如果一个闯入性想法发生了而没有压制下去，就等同于希望那样的事情发生。

（5）人应该学会控制自己的思想。

所以，强迫思维可以是"自我不协调"的，而强迫思维所引发的自动想法则是"自我协调"的。扩展来看，这个模型认为对强迫障碍的治疗主要是诊断出认知错误及要点是什么，以及矫正自动想法。

为了进一步检验强迫障碍中责任心的位置，Foa 及其同事制订了强迫思维和行为责任心量表（obsessive compulsive responsibility scale，OCRS），其中包括高风险、低风险和与强迫障碍相关的部分。被试者分为 3 组，一组为强迫障碍患者，一组为社交焦虑症患者，一组为正常控制组，每个被试者对于每部分提供的情景，要评估以下内容：自己调整该情景的想法有多强烈；如果不调整该情景，自己会有多难受；如果不调整这个情景，对人造成危害，自己责任有多大。结果发现，强迫障碍患者在低风险组报告更强烈希望调整情景，有更多的痛苦，更多的责任。而在高风险组没有发现实验各组间存在差异。社交焦虑症患者与正常控制组相比只是在强迫障碍相关情景的实验中，在责任心上高于正常被试者。这些结果显示，正常被试者和社交焦虑症患者能够区分情景，知道哪些情景需要关注，需要调整，哪些情景不需要（低风险情景）。但是，强迫障碍患者难以区分情景，即便是在低风险的情景中，他们的责任感仍处于很高的水平。

以上理论主要是强调强迫障碍患者的功能失调性想法，强调的是思维内容。与之相反，Reed（1985）认为，强迫障碍损害的不是思维内容，而是经验组织和整合（或者说损害的是思想的形式而非内容）。根据 Reed 的理论，强迫障碍患者可以通过重新安排生活，设定严格的时间和空间限制来补偿这种损害。虽然 Reed 认为这种方式能够相对稳定地被强迫障碍患者采用，同时也影响强迫障碍患者的整个生活，但是他并不否认，如果任务中添加了威胁性的内容，完成这个内容的困难程度就会被患者夸大。

Foa 和 Kozak（1985）提出，强迫障碍患者身上表现出的恐惧形式并不单一。一个害怕在公共浴室接触性病的强迫障碍患者，通过清洗来防止自己感染上病毒。这样的患者恐惧网络系统里包括刺激（如浴池）和焦虑反应，以及一些与刺激的危害有关的歪曲信念，这些信息相互联系。对于其他一些强迫障碍患者来说，他们的错误信念未必和具体的刺激相联系。例如强迫排列的患者见到不对称的物体时，他们通过重复排列物体来缓解焦虑，对他们来说，他们并不害怕物体本身，而是物体排列的不对称。物体排列不对称，他们也不会认为有灾难出现，他们只是会觉得沮丧。

强迫障碍与其他心理障碍在潜在的认知加工机制上也存在差别。他们特别强调，强迫障碍患者对外界信息的解释机制受到破坏。通常如果情景缺乏安全的信息，即便是这个情景并不具有危险性，也会导致患者感到危险。他们不能根据情景中缺乏危险的信息，来得出结论认为这个情景是安全的。其后果就是，重复那些不会真正提供安全性的仪式行为来减少焦虑。

二、暴露疗法和行为阻滞疗法

基于以上认知行为模式，国外学者提出了颇具疗效的强化式认知行为治疗，其中包括对强迫障碍患者的暴露疗法和行为阻滞疗法（exposure and ritual prevention, EX/RP）。

暴露疗法和行为阻滞疗法，从临床上讲，治疗前首先要评估患者的内省程度，对阻止强迫行为和回避性行为能带来什么样的结果，患者对此的不同观点与治疗的效果是显著相关的。临床诊断性会谈确定患者患的是强迫障碍以后，很有必要采用以下一些测量工具来量化疾病的严重程度。对症状严重程度的量化有利于帮助治疗师评估治疗的进展情况。

1. 临床上常用的评定量表

（1）耶鲁-布朗强迫症量表（Y-BOCS）：是标准化的半结构式临床会谈表，完成大概需要30分钟。量表一共包括10个项目（5个评估强迫思维，5个评估强迫动作），每个项目采用从0（表示没有症状）到4（表示症状非常严重）5点评分。临床心理学家评估强迫思维和强迫动作的保持时间，生活受这些症状的影响程度，抵制这些症状所付出的努力大小、痛苦程度，以及对症状的控制程度。

（2）里克特（Likert）量表：是对患者的3个方面进行评估，这3个方面分别是：焦虑、痛苦、回避和仪式行为。在初次会谈的基础上，临床心理学家确定这3个方面的问题，并评估这3方面问题的严重性。在评估患者的焦虑、痛苦时，要考虑当患者面对他恐惧的情景时，他有多痛苦，他感到痛苦的频率是多少，他对他所害怕的负性后果会发生的确信程度是多少。

（3）强迫活动检查表（CAC）：是以强迫障碍访谈表为基础的，是临床心理学家用来每日检测患者强迫症状的量表。其简单的版本包括37个项目。CAC自评量表版本包括38个项目。这个版本在统计学上具有很好的信效度，对治疗改善非常敏感。

2. 暴露和仪式阻止法的实施程序

（1）收集信息阶段：收集信息的第一步是通过全面而深入的诊断，确定患者的主要心理障碍是否为强迫障碍。第二步是评估被诊断为强迫障碍的患者是否适合EX/RP疗法。一旦确定患者适合EX/RP治疗，就要进一步收集信息，制订治疗计划。这个过程一般是花4~6个小时同患者会谈，在2~3天内完成。这个阶段，治疗师收集患者的强迫症状、患病史、以往的治疗史。而且，在这个阶段，还要向患者介绍EX/RP的治疗原则，治疗的具体过程，指导患者识别和监测他的仪式行为，制订切合患者实际的治疗计划。

向患者介绍治疗原理和治疗的具体过程是一件非常重要的事

情。治疗程序要求患者放弃他的强迫习惯，肯定会引起患者暂时的不适。如果患者不知道为什么要经受这样的痛苦，或者不确信治疗的效果，他们可能不会配合治疗，不会按照治疗的要求进行。我们一般会这样向患者介绍治疗原理：

"你有很多的行为思维习惯，像挥之不去的阴影，时时困扰于你，正如你已经知道的，这些行为叫作强迫思维或者强迫动作，是强迫障碍症状。这些思维的、感受的或者是行为的习惯，让你非常不快，并浪费你的时间和精力，而且以你个人的力量难以去除它们。通常这些习惯包括想法、景象或者是冲动，它们习惯性地进入你的脑海，即便是你并不想要它们出现。与它们相伴随的是，你感觉到极端的痛苦或者是焦虑，强烈地想做些什么事情来减少痛苦。为了去掉这些焦虑，人们采取一些行为，包括外在的可见的行动或者是内在的思维活动，并养成习惯，我们把这些行为叫作仪式行为。

正如你所知道的，很不幸的是，这些仪式行为并不是很管用，虽然能够短期降低痛苦，但是这些痛苦很快又会回来。最后你发现你需要越来越多地进行仪式行为以缓解你的痛苦，但是即便是那时候，痛苦的减轻也只是暂时的，你还需要更多地重复那种动作。慢慢地，虽然这些行为也不是很管用，你会发现你每次都要花大量的时间和精力来做仪式行为，以至于它们严重地干扰了你生活的其他方面。

我们将要进行的治疗叫作暴露和仪式行为阻止法，它分为两个部分。第一部分是打破痛苦或者焦虑的物体、情景及想法与这些痛苦感觉之间的联系（比如说每次你接触到与尿有关的东西，你就会感到焦虑和痛苦，觉得弄得你也很脏）。第二个部分我们要打破你的仪式行为与焦虑和痛苦缓解之间的联系。换一句话来说，你的仪式行为（具体的该患者行为）暂时帮你缓解了焦虑。但是，你因此必须经常而且反复做那些动作。我们的治疗就是要打破仪式行为与你的焦虑或者是痛苦的感受之间的联系，这种方法还会帮助你学会在你焦虑的时候，不采用仪式行为。"

在给出治疗原理之后，治疗师要开始收集患者强迫症状方面的信息。我们对于收集信息的解释和对于治疗的过程介绍如下：

"下面我向你提问一些问题，让你产生不适和焦虑的情景和想法，依据它们对你的困扰程度，按照一定的顺序把它们排列起来。我们要对每一个情景和想法进行评估，评分为 0 ~ 100，其中 0 表示没有一点焦虑和痛苦，100 表示最大的焦虑和痛苦。暴露治疗中是要让你面对那些导致你痛苦并进一步引发你仪式行为的情景。为什么我们要把你放在你感觉不舒服的情景之中，虽然这些情景在以前是你花很多力气想回避的，因为如果把一个人暴露于他所恐惧的情景中，他的焦虑会逐步下降。通过暴露，焦虑与某个强迫思维之间的联系会逐渐被打破，如果你反反复复暴露于这样的情景中，随着时间的推移，你的焦虑就必然会下降。

很多强迫障碍的人，他们的强迫思维是出现在他们头脑中的想法或者景象，这些想法和景象在现实生活中很少出现。这使得我们难以将这样的患者放在真实存在的情景中进行暴露治疗。比如说，一个害怕家里房子着火的患者，我们不可能让他（她）的房子着火，这样来进行暴露练习。与这个一样，对于害怕跑步会躺在地上的患者，我们不可能让他暴露在这个真实的情景中。

如果直接面对真实的情景是减少强迫思维所必要的，那么当你的情景并非真实存在的时候，如何才能得到治疗的成功呢？你可以通过面对想象的景象来做到这一点，在此之中，你想象那些你害怕的情景在发生。在想象暴露练习中，你想象出你所最恐惧的后果，想象这些情景的细节，而且不采取仪式行为。随着暴露时间的延长，你的焦虑和痛苦也会逐渐减少。

当强迫障碍的人遇到他们所害怕的情景或者是他们所害怕的想法进入脑海时，他们就会变得非常紧张和痛苦，强烈希望采取仪式行为来减少痛苦。暴露练习同样能够引发相似的痛苦，而且引发进行仪式行为的渴望。禁止仪式行为就是为了打破这个习惯。在治疗中，要求你停止仪式行动，即便是你特别想做。通过面对你的恐惧而且不求助于强迫动作，你的焦虑会逐步缓解。行为治疗师把这个过程叫做习惯化。因此，在3周的强化治疗中，焦虑的缓解与仪式行为的直接联系会逐渐削弱，因为你将不被允许做那些动作了。因此，你将会发现，你不需要借助任何仪式行为，你的焦虑也同样能够缓解。"

在最初的信息收集阶段，我们要训练患者准确地监测仪式行为。准确的仪式行为频率和时间信息可以反映治疗的进程，也可以让患者看到其改变的真实性。在某些情况下，监测本身就有治疗意义。患者可以发现，仪式行为并不像他们想象的那样持续一整天，而且监测行为本身就可以减少仪式行为的频率和次数。

"对于治疗来讲，准确掌握你的强迫思维和强迫动作的严重程度是非常重要的。对于这些情况的掌握有助于我们对治疗程序做出必要的安排和调整。因此，这个星期我们在收集信息制订治疗计划的同时，我希望你能够每天记录你的强迫症状。要想准确报告到底在强迫思维和强迫动作中花了多长时间，这并不是一件很容易的事。因此我们下一次会专门花时间讨论做记录和监测需要注意的原则。这里有一些症状记录的形式，你可以参考着记录你的想法和仪式行为。"

治疗师要指出具体记录哪些仪式行为；同患者一起仔细地研究指导语，解决患者的疑问；同患者一起预演一下以后每天要做的事情，想象一天将怎样进行。以下是帮助患者监测仪式行为的原则：

①用表记录下来你花在仪式行为上的时间；

②不要估计仪式行为花了多长时间，一定要准确；

③立刻在记录表上记录下你监测到的时间；

④直到一天的结束前，或者是第二天的开始前，不要把你的记录放进抽屉；

⑤用一小句话记录引发仪式行为的原因。

在治疗以前，患者要确定一个在强化治疗程序中能够提供支持的人（如父母、伴侣或者是好朋友）。患者可以依靠这个人的支持和鼓励完成暴露练习，另外要让支持者监测患者是否按照治疗要求制止自己的仪式行为。如果患者进行仪式行为的渴望非常强烈，阻止仪式行为有困难的时候，支持者这时候要提供支持和帮助。因为支持者会参与治疗，所以治疗师要专门花时间与支持者讨论治疗原理和治疗过程。

支持者对患者要提供有建设性的批评和观察，在这些方面，支持者与患者在治疗前就需要达成一致的意见，治疗师要确保他们能够达成一致。在给双方提供建议的时候，治疗师要特别注意患者过去所遇到的任何困难。例如，B 先生，作为他妻子的支持者，曾经尖刻地批评他妻子强迫洗手的行为。批评的行为是有碍治疗的，为了防止这种事情的发生，治疗师要专门花时间同夫妻讨论，找到对妻子强迫行为的合适反应，找到一种方法能够在不批评其妻子的情况下监督妻子的仪式行为。

患者的支持者要定时与治疗师取得联系（每周至少 2 次），以便于及时掌握患者在治疗以外需要完成的暴露练习，更好地支持和监督患者完成作业。而且，如果出现违背治疗进程的事情（如拒绝做家庭作业，或者进行仪式行为），在患者同意的情况下，支持者要与治疗师取得联系。

信息收集的第二阶段：治疗师要注意检查患者的自我监测表，包括检查引发患者仪式行为的情境，如果需要的话，提供建设性意见。患者要学会用简短的语言描述引发仪式行为的情境或者刺激。治疗师评估患者时间估计的正确性，并提醒患者准确记录的重要性。

（2）治疗计划阶段：第二阶段收集信息的主要任务完成以后，还要详细收集患者强迫症状的细节，并在此基础上，制订治疗计划。这里有一个关键之处在于，要向患者强调暴露治疗是有效缓解其强迫症状的重要方法。例如一个强迫思维是自己在地狱里被火烧油炸的患者，治疗师可以告诉他，想象暴露在这样的情景中，而且如果情境的细节都很清楚，那么以后想到同样的细节，就不会带来这么多的痛苦。对于患者来讲，最重要的一点，要理解 EX/RP 治疗的原理，就是忍受暂时的痛苦，带来长远的解放。我们通常会告诉患者，第一周治疗中的焦虑和痛苦，随着治疗的进行，将逐步缓解消退。

介绍家庭作业。在本阶段的最后，向患者介绍治疗过程中需要完成的家庭作业。每天除了治疗的 2 小时以外，家庭作业一般需要花 2 ~ 3 个小时。家庭作业是在两次治疗之间进行的暴露练习，可以是在家里或者是其他什么地方完成（如商店的走廊、亲戚家等）。我们建议患者每隔 10 分钟记录一次主观不适感（SUDS）。在有些场合中，患者要进行 45 ~ 60 分钟的暴露不太容易。对这些情况，治疗师要帮助患者做出更加详细具体的计划，延长暴露的时间。例如，让患者在公共厕所里坐 45 分钟不太合理，但是可以让患者用手绢擦公厕的椅子，并把这个被污染了的手绢放在自己的口袋里带走，就可以延长暴露的时间。

（3）强化 EX/RP 治疗阶段：采用 EX/RP，在 3 周时间进行 15 次治疗，每周 5 次，每次两小时。根据我们的临床经验，进行强化集中的治疗比长期分散治疗效果更好一些，所以我们建议每周至少进行 3 次治疗。在每次治疗开始前 10 ~ 15 分钟，讨论家庭作业和患者自我监测的仪式行为。随后的 90 分钟分成 2 个部分，前 45 分钟进行想象暴露，后 45 分钟进行现场暴露，每次治疗的最后 15 分钟讨论家庭作业。治疗师可以根据需要调整该治疗形式。例如，如果现场暴露任务是到人多的商场接触别人的脏衣服，而且去商场需要花一些时间坐车，那么做这样的现场暴露就需要完整的一次治疗时间。有些患者在想象暴露中，情绪难以唤起（例如想到景象并不能激发患者的痛苦），对这种情况的治疗，要以现场暴露为主。

每次治疗开始的时候，建议治疗师和患者讨论本次治疗的计划，先期排除任何的异常情况（例如患者提出不愿意继续按照治疗计划进行），对这个方面的讨论一定不要超过 15 分钟。强迫障碍患者对于参加暴露治疗本身就非常害怕，讨论得越多只能让患者更加回避。在讨论中，患者最关注的一般是暴露治疗是否安全，是否有保障（例如患者询问治疗师是否能够确信暴露治疗是安全的）。对于这样的提问，治疗师要小心回答，既不要一遍一遍强迫式地对患者保证治疗是安全的，也不要强调暴露治疗是有危险性的。

想象暴露练习通常作为现场暴露练习的前奏，在现场暴露之前进行。想象暴露时，患者坐在舒服的椅子上，治疗师提供以下的指导：

"今天你要想象（描述情境和景象）。为了尽可能避免干扰，我希望你闭上眼睛，尽最大可能、全面地、生动地想象这个景象，注意不是在说故事，而是你正在感觉它、体验它，一切就在这里。每隔几分钟，我会让你从 0～100 评定你的感受。请你尽快回答并且不要离开那个情境。"

想象暴露治疗过程会被录音机录下来，回家以后，患者当天的作业之一是听这盘磁带。

各个患者的现场暴露情境很不相同（特别是强迫检查患者）。下面是在给某些患者做现场暴露的指导语，供大家参考。

对于强迫洗浴的患者："今天你将要接触（特定的物体）。这意味着今天你要用整个的手，而不是手指来接触它，让它来接触你的脸，你的头发，你的衣服，总之接触全部的你，这样你感到你身上没有任何一个部位没有被它弄脏。然后在这个过程中，我会让你坐着，拿着它，一遍一遍地接触你的脸、你的头发、你的衣服。我知道，这可能会让你感到不舒服，但是记住，焦虑和痛苦感受最终会减少。我还希望你放开自己，让自己担心那些自己最害怕的事情，比如说生病，因为暴露治疗之后，你不能把自己弄干净，也不会洗浴。这个治疗是非常困难的，也会使你感到难受，对此我很抱歉，但是我确信你可以完成。随着暴露的进行，你会发现这个事情对你来说越来越容易。好，就到这里。现在开始。"治疗师然后把这个物体给患者拿着，让他（她）握着这个"脏"东西，并用握过脏东西的手触摸自己的脸、头发和衣服，弄"脏"它们。每隔 10 分钟问一次患者："你现在在接触这个东西的时候，你的焦虑水平，或者是不舒服的水平是多少，从 0～100？"如果患者理解这个问题的话，也可以是更短的一些句子："你的主观不适感水平是多少？"

对于强迫检查患者的指导语："现在我希望你……（例如，写出支票付你每月的账单，在你写完之后不去检查它，把它放在信封里并把它寄出去，一次都不要检查；再如，在颠簸的路上，不检查后视镜）。因为你没有检查你的支票，没有看后视镜，你可能会担心发生什么糟糕的事情，不要回避去想这些事情，让自己充分地担心，只是不要让你的担心干扰你正在做的事情就可以了。"

从第一天的治疗开始，治疗师对于仪式行为阻止方面要给予患者专门的一些指导，而且在以后的治疗过程中，必要的时候还要提醒患者。我们发现，给患者一份打印的仪式行为阻止规则，有助于患者理解并记住这些规则。如果这些规则中没有完全涵盖患者仪式行为类型，治疗师要把那些没有涵盖的内容写上去。在最后的几次治疗中，给患者介绍"正常的"洗手、清洁和检查规则。干预之后，需要放宽要求，让患者回到正常范围之内。

（4）家访阶段：确保患者在治疗过程中所获得的疗效能够应用于家庭氛围，是一件非常重要的事情。通常要求患者完成家庭作业也是为了达到这个目的，但是我们还是发现，治疗师对患者的家访，特别是对于那些在强化治疗中不能够及时回家的患者（例如来自于其他城市的住院患者）来说，进一步扩大疗效范围，巩固已取得的疗效，是特别有帮助的。家访还提供了一个机会，治疗师和患者能够在一起讨论正常的行为范围。在治疗结束以前，治疗师要和患者及其家庭讨论家访的计划，为此做好安排。另外还有一点也非常重要，有时大多数的治疗要在患者家里进行，例如这个患者有储藏的仪式行为。治疗过程中的家访频率决定于患者的强迫症状是普遍化的，还是特异性的、只在家中出现这些症状。对于强迫清洗的患者，有些患者在自己家中有一个安全的房间或者是区域，对于这些患者，弄脏这些地方是势在必行的，但有时也是非常困难的。如果患者自己在家庭作业中，难以弄脏他们最后的"防线"，我们建议治疗师直接帮助他们进行家庭的暴露治疗。

通常，在治疗快要结束的时候，一般2次家访，每次4小时。

计划这么多时间是为了帮助患者在家里或者是在工作的地方，针对一些引发强迫症状的刺激进行暴露治疗。例如，治疗师可以陪着患者接触患者以前认为脏的房子周围的东西，接触超市里面的东西。与之相似，让患者开关煤气，然后不检查就和治疗师离开房子。对于那些在治疗过程中能够回家的很多患者来说，做到这些并不困难，因为他们在家庭作业中反复做过了。但有时，治疗师可能会发现，患者在家里还有一小块地方没有被污染，或者是尽管做了这么多的暴露，家里的某个地方还能让患者难受。家访的重点就要集中在那些仍然可能有问题的地方。

（5）巩固疗效防止复发阶段：治疗结束以后，为了巩固治疗效果，患者除了继续坚持暴露以外，治疗师还要帮助制订一个巩固疗效计划。这个计划中包括，增加暴露练习，建立正常行为的指导原则，讨论患者在没有强迫障碍之后对生活适应等方面的问题。

有证据表明，强化 EX/RP 治疗之后，患者能够从与治疗师继续保持接触之中获益。一项研究发现，经过强化 EX/RP 治疗以后的患者，继续参加 12 周的支持性治疗（每周 1 次，没有暴露练习），可以减少患者症状的复发率。另外一项研究将患者分成 2 个组，两组都进行强化 EX/RP 治疗，之后一组进行 1 周的认知行为疗法，随后 8 周中，每周进行 1 次简短的电话联系（10 分钟左右）；另外一组是进行 1 周的自由联想。结果发现，前一组的治疗效果得到更为有效的巩固。

治疗设置：我们建议患者在进行强化 EX/RP 治疗时，尽可能继续正常生活。特别那些害怕的刺激本身就存在于患者家中时，对于这样的患者，坚持正常生活尤为重要。医院是一个人为的具有保护性的地方，尤其是对于强迫检查的患者来说，在医院里，他们不需要承担什么责任，相对来说，也就没有反复检查的冲动。如果患者居住太远，不能够每天过来参加治疗，我们建议他们租一个离治疗中心不远的公寓或者是旅馆住下。对于那些有自杀危险或者处于精神崩溃边缘的患者，或者是在强迫障碍治疗中，需要接受监督而患者自己又没有一个足够的支持系统提供支持和监督，对于这样的患者，建议他们住院治疗。

如果患者在职，而且强迫症状与工作有关，我们建议患者继续上班，这样可以进行相关的暴露。但是，因为 EX/RP 治疗每天要花 5~6 个小时，治疗期间患者每天只能工作半天。

对于那些症状与工作无关的患者，他们可以决定在强化 EX/RP 治疗期间，继续或者不继续工作。因为治疗非常耗时，我们通常建议患者要从工作中拿出相当一部分时间来。如果对于患者来讲，难以做到拿出整整 3 个星期进行治疗而不工作，治疗师可以建议患者工作半天或者只是在治疗的第 1 周或第 2 周不工作。

三、针对强迫清洗和强迫检查的患者进行仪式行为阻止法的规定

1. 清洗仪式行为阻止法指导

- 在治疗期间，你不要允许自己用水清洗身体的任何部位。不要洗手，不要洗澡，不要用湿毛巾，不要洗衣服。
- 你可以用洗面奶以及其他的一些化妆品（如香水等），但是在你感到脏的候，不能用它们减少你的这种感觉。
- 用电剃须刀刮胡子。
- 水只能用于饮用或刷牙，注意不要用于洗脸或洗手。
- 每 3 天允许一次 10 分钟的沐浴，但是禁止仪式行为和反复对某些部位（如生殖器或头发）清洗。洗澡的时候由你的支持者计时，但是他（她）不用直接观察你。
- 在一些特殊情况中（如手术的清洗），可以不执行以上的规定，具体情况和治疗师讨论。
- 在家里的时候，如果你在某一时刻特别想去清洗或者有类似欲望，而且你觉得自己快控制不住自己了，这时候告诉你的支持者，让他（她）和你呆在一起，直到你的渴望降低到你可以控制的程度。

- 你的支持者要定期向治疗师汇报你违反规定的情况。他（她）可以努力以语言来制止你的违反行为，但是不能用暴力或者为这个事和你争执。他（她）可以关掉自来水龙头，如果你们先期就已经达成过协议。

2. 仪式检查干预指导

- 在第一次暴露练习和仪式行为阻止之后，不允许自己进行任何的行为仪式。
- 在大多数情况中，允许"正常"的检查（例如检查一次门是否锁上了）。
- 对于通常不检查的东西（例如将要被扔掉的空信封），禁止检查。
- 在一些特殊情况下可以不执行以上规定，具体情况要和治疗师讨论。
- 在家的时候，如果你在某一时刻特别想去检查或者有类似欲望，而且你觉得自己快控制不住自己了，这时候告诉你的支持者，让他（她）和你呆在一起，直到你的渴望降低到你可以控制的程度。
- 你的支持者要定期向治疗师汇报你违反规定的情况。他（她）可以努力以语言来制止你的违反行为，但是不能用暴力或者为这个事和你争执。

3. "正常"的检查行为指导

- 每天洗澡最多一次，每次不超过 10 分钟。
- 每天洗手不超过 5 次，每次不超过 30 秒。
- 以下情况要洗手：吃饭以前、上完厕所、拿过油腻的东西或者是明显很脏的东西。
- 继续坚持暴露，每周做一次暴露练习，让自己暴露于以前困扰自己的物体或者情境中。
- 如果以前的这些物体或者情景仍然有些困扰你，每周做 2 次困扰练习。
- 不要回避那些让你不舒服的情境。如果你发现自己有回避某个情境的倾向，要专门面对这样的情境，每周 2 次。

- 对于过去引发你检查的情境或者物体，检查它们的次数不要超过一次。
- 如果治疗师建议你在某些情况下不需要检查，一次都不要检查。
- 不要回避那些可能会引发你渴望检查的情境，如果你发现自己有回避某个情境的倾向，要专门面对这样的情境，每周 2 次，并且控制自己不要检查。
- 不要为了回避检查，而把责任推卸到你的朋友或者家庭的其他成员身上。

4. 典型案例

EX/RP 对于强迫障碍的治疗效果，国外学者日趋认同，现系统介绍一典型案例。

W 女士，26 岁，已婚，护理学学士，因严重的强迫洗涤问题前来就诊。诉说自己在过去的 6 周之内"几乎一直在哭泣"。6 个月前，她进入了她丈夫和小姑子合开的公司工作。她和小姑子是好朋友。前来本院就诊以前，曾经进行过系统脱敏，服用抗抑郁药治疗，并进行过认知重建治疗，但都没有什么效果。因为她的问题，至今不能胜任护理工作。

以上是 W 参与 EX/RP 治疗前，在临床初步估计时收集的信息。在评估者确定 W 没有精神问题、物质和酒精滥用问题之后，对其进行系统的 EX/RP 治疗。

（1）目前的症状：治疗师（T）首先收集 W 强迫障碍方面的信息，包括强迫思维的内容、外在和内在的恐惧线索、信念，以及消极回避和仪式行为。因为仪式行为是最明显的症状，一般可以先由此开始询问。

T：从你的既往治疗经历得知，你在清洗方面遇到了些困难。你能和我多谈谈这些问题吗？

W：最近我觉得我越来越难以控制自己了。我洗得太多了。我每次花很长的时间洗澡，我的丈夫很烦我。他和他妹妹想要帮助我，但是我还是控制不了自己。我总是很烦躁，我这一段时间几乎总是在哭（快掉泪了），什么都无济于事。

T：我明白，你现在看上去很难受，你能说说最近你清洗自己的情况么？这样我能更加清楚一些，你洗过多少次呢？

W：太多太多了。我几乎把所有的热水都洗光了。我必须洗手，几乎是所有的时间，我都在做这个事情。我从来没有觉得干净过。

T：你每次洗澡花多长时间？多少小时或者是多少分钟？

W：大概是 45 分钟吧，我猜是这么多。我想早点出来，有时候我让我丈夫把我叫出来。

T：你每天洗几次澡？

W：通常是两次，一次在早上，一次在晚上睡觉前。但是如果有的时候，我被什么事情弄得特别心烦的时候，我就专门洗一次。

T：那么你每次洗手大概花多长时间？

W：你是说我洗多少次吗？

T：你每次洗手大概花多长时间，然后一天之中要洗多少次手？

W：唔，大概一天 20 次。每次大概 5 分钟，或者更长一些。我总是觉得我的手不是真正地干净。就像我洗完手的时候，一不小心碰到了水池边上，我觉得我的手又脏了。

治疗师这时候基本了解了 W 最主要的仪式行为。现在需要做的就是进一步澄清是否还存在其他的强迫行为。

T：除了清洗自己以外，你还做其他什么让你感觉干净的事情吗？

W：是的，我还用酒精擦洗东西，比如我上车之前，我用酒精擦车座。

T：你用酒精擦自己吗？

W：不，只擦我觉得那么脏的东西。

T：你能告诉我你用多少酒精啊？

W：大概一周一瓶。

这时候，治疗师要选择是进一步询问 W 会用酒精擦洗哪些东西，还是问其他的仪式行为。治疗师选择继续询问她其他的仪式行为。在这个问题问得差不多的时候，再回过头来问W"不干净的东西"是哪些。

T：好，能告诉我你还做其他什么事情让自己干净一些，或者是做哪些事情把你周围的脏东西弄干净一些？

W：我现在正在想。

T：有没有其他我们称之为"强迫动作"的行为？你反复检查你的东西么？

W：没有，除非我觉得我没有洗干净，然后我就再洗。

T：除了清洗以外，没有别的重复性的行为？

既然该患者没有其他仪式行为了，治疗师就可以进一步调查强迫思维的具体内容。可以先从外在的线索调查起。

T：哪些东西会让你觉得想要去清洗自己？例如为什么你要擦洗你的车座？

W：我想我可能在以前把一些"狗屎"带到座位上了，或者我丈夫会带来。

T：从你的鞋子？

W：对，我还很担心我的衣服边缘会接触座位，而我的鞋子也可以踢到我裙子的边缘，另外在上台阶的时候，我还怕我的外套会擦着楼梯。

T：像这样的衣服？（W穿了一个稍过膝盖的服装，看起来要接触到鞋底或者是阶梯的可能性不大。）

W：对。

T：你裙子上沾过狗屎么？

W：我没有这么想过，不过我觉得我的裙子上可能有，虽然这种情况很难发生，是吗？

　　对于强迫障碍患者来说，一些几乎发生不了的事情对他们来说是很平常的，此类的认知歪曲可能是由于高度焦虑造成的。缺乏安全感往往导致患者过度寻求安全，或是进行仪式行为。在这里，如果治疗师向 W 保证她的裙子上不会沾有脏东西，并不会有什么治疗意义，因为这是她牢固持有的观点。所以治疗师继续询问强迫障碍的细节。

　　T：狗屎是最让你受不了的东西吗？

　　W：可能吧。对，我觉得是，但是浴缸里面的细菌更加让我觉得可怕。

　　T：什么样的细菌？

　　W：从洗手间来的细菌。你去过浴室，你是知道的。

　　T：尿和屎？

　　W：对，尿没有像另外一个（屎）那样让我难受。

　　T：为什么？

　　W：因为我在学校学习护理的时候，我知道那个几乎都是废物。我在学习微生物学的时候很难受，因为让我学习那些微生物和细菌实在让我很痛苦。我学得不好，我是尽量不让自己去想那些东西的。

　　W 对狗屎和浴缸细菌的害怕，说明在她的恐惧结构中，可能包括对患病的担忧。治疗师进一步询问 W 接触污染物后会发生什么让她害怕的事情。

　　T：你是害怕你会因为粪便生病吗？

　　W：是的，我觉得是这样。就是这么回事，虽然我知道别人不会像我一样害怕。你知道，对他们来讲，他们平时走到浴室里面，然后洗澡，什么都不会想。但是我做不到不想，我觉得我没有把它弄得足够干净。

　　T：如果你没有充分地清洗自己，你会生病么？或者你会使得别人生病吗？

　　W：我主要担心自己会生病，有时候我也担心我丈夫会生病。

　　T：你担心你会生什么病？

W：我不敢确定，某些病吧。

T：好。那么你如果沾上了粪便，除了生病以外，还可能会发生什么不好的事情？

W：我觉得如果我把狗屎或者是粪便弄到了裙子上，我还担心别人对我有不好的看法。其他人可能会看到或者是闻到，他们肯定会觉得恶心，而且他们还会觉得我是一个很脏的人。我想我害怕别人会觉得我不好。

治疗师就此点做了一些工作。治疗师询问 W，如果她的裙子上沾上了粪便，别人对她有负性评价的可能性有多大。收集到的这些资料，在以后做想象暴露的时候都会用上。对 W 的强迫症状有了基本的了解之后，下面进一步询问外在的威胁性刺激。

T：除了人和狗的粪便，以及厕所以外，你还觉得什么东西会"弄脏"你？我用"弄脏"这个词对你来讲确切吗？

W：对，我觉得就是这样。我觉得它在我的皮肤上，虽然我看不见。另外，我看见我车上的鸟粪我也觉得很难受。

T：鸟粪，就是一小滩白的鸟粪。

W：对，我弄紧我的裙子，免得沾上那个东西。

T：好，鸟粪，还有别的东西吗？

W：死的动物，死在路边的。我觉得有些细菌或者类似的东西，会弥散在它周围的空气中，或者弥散在马路上。虽然我的车不会轧过它，但是汽车轮子会沾上那些发散出来的细菌，把那些细菌带到车里。

T：你看到死动物以后，会做什么呢？

W：我会远远地绕开。有一次我刚刚下车，就看到一只死老鼠正好在车边上。我不得不把我所有的衣服洗了个遍，而且我马上回去洗澡。那次我难受了整整一天。

T：听起来这是一件让你很难受的事情。除了死动物以外，你觉得还有什么东西有可能弄脏你。

W：我想不起来了。有很多地方我不敢去，都是因为害怕我上面说到的那些东西的缘故。

治疗师进一步询问其他东西，因为这些东西可能与开始谈到的脏东西存在内在的联系。

T：那么垃圾呢？

W：对对对，也是烦我的东西，我还尽量避免靠近街边的水沟。

T：你怕沟里的什么东西？

W：我觉得是死动物。而且一下雨，细菌就会沿着街面跑，还有那些腐烂的垃圾。有时候我觉得那些水沟真实恶心。

T：噢……唔……你害怕你会因为死动物和垃圾染上病，是吗？

W：对，就像厕所和狗屎一样。

为了下一步进行暴露治疗，治疗师让患者列出一个等级表，按照脏东西令其不舒服的程度，从最轻到最严重排列。这里还要调查患者与各个脏物相关的一些回避性行为。

T：现在，我们把那些让你难受的东西都列出来。我需要你告诉我，如果你接触到我说的东西，你有多难受，用0～100评分。0表示一点都不难受，100表示你曾经最难受的感觉。

W：好。

T：如果你接触到狗屎，你有多难受？

W：是洗到我能想到的为止吗？

T：不，如果说你那时候不洗的话。

W：那是100。

T：死动物呢？

W：也是100。

T：在你汽车上的鸟粪呢？

W：这要看是干的还是湿的。

T：两个都告诉我。

W：湿的100，干的95。

T：你家里水池子里面的垃圾是多少？

W：没有那么坏，50。但是房子外面的垃圾是90。

T：为什么有这么大的区别啊？

W：因为垃圾箱里面有很多很久的垃圾。

T：我明白了，公共厕所是多少？

W：很不好，95。

T：汽车轮子？

W：通常是90，如果经过死动物的话，是99。

T：公共厕所的门把手呢？

W：外面的门把手比较低，40左右。但是里面的门把手是80，因为她们上完厕所以后就会拉那个把手。而且，我知道有些人不洗她们的手。

T：我明白了。公园里有狗在附近的草地呢？

W：如果我是走过那片草地，是80或者85。不过我通常不会那样做，我还非常害怕人行道，你知道，在水泥路面上的那些黄点点，我觉得可能是某些腐烂的东西，或者是狗屎。

T：那些东西让你难受的程度有多大？

W：如果踩在了黄点点上，大概是90。我通常是绕边走。

按照这样的方法，治疗师要收集10~20个项目，其中的大部分项目要与患者的强迫思维或者是仪式行为有关，按照各个项目主观不适感（SUDS）评分的高低，把这些项目排列起来，为下一步暴露治疗的计划做好准备。把那些对患者困扰程度差不多的项目放在一起。另外，要注意研究不同刺激之间SUDS评分区别的原因，通常这样可以帮助治疗师了解患者特有的"强迫思维逻辑"。这些信息可能反映患者对不同刺激的不同害怕程度之间的内部联系，而且与患者对风险的估计、对自己责任的认识都有关系。

另外，会谈的内容收集到W大量的回避行为和仪式行为的信息。通过一步一步询问患者一天中的具体活动，从早上起床的那一刻开始，一直到晚上睡觉的时候结束，可以更加详细地了解到这方面的信息。通常患者在会谈中，并不能够非常准确地描述强迫症状，正如一个患者曾经告诉我们，他"从来没有以那种方式考虑过他的强迫症状（译者注：从早到晚的症状发生的情况）"。所以，通过患者的自我监测，就可以提高患者对症状的意识水平，也可以让治疗师更加确切地掌握患者强迫思维与仪式行为方面的信息。

对于 W，我们比较关心与她洗澡过程相关的事物，例如喷头、使用厕所、拿毛巾和脏衣服、穿衣服和穿鞋子等。还可以通过了解其他的事情，如购物、在外吃饭、打扫房间、准备晚饭和工作等，进一步了解 W 的回避行为模式。下面我们举一个例子。

T：W，为了对你的治疗做出详细的计划，我需要了解你在日常生活中回避哪些东西。要不然从你早上起床的时候开始说起。

W：我会首先去洗手间。

T：穿着睡衣吗？

W：我会脱掉睡衣，因为我怕它碰到马桶，脱掉它免得把它弄脏。

T：很好，继续。

W：我去了洗手间，我会用很多手纸，因为我不想接触里面的东西。大便以后我必须要洗个澡。

T：洗澡之前你是怎么准备的？

W：在洗澡前，我会在喷头旁边的金属杆上挂一条新毛巾，在没有用毛巾以前，我不想让它接触其他任何东西。嗯，我把我的拖鞋放在正好对着门口靠近浴缸的那个地方，这样我洗完澡了以后就可以直接穿上鞋。

T：你说你洗澡 45 分钟，为什么会花这么长时间呢？

W：我会按照固定的顺序洗澡，而且我会记下每个部位的擦洗次数。比如我洗我的手臂 4 次，这样总的来说，洗的时间比较长。

T：你按照怎么样的顺序洗澡呢？

W：首先我洗手，然后洗脸和头发，然后从上到下洗。

T：生殖器和肛门部位呢？（这些部位往往会困扰患者，因为他们通常害怕粪便弄脏自己。）

W：哦对，那些地方最后洗，在我洗完了脚以后。

这些信息的收集，有利于治疗师估计，在暴露治疗过程中会遇到哪些患者所独特的回避行为，并提前做好准备对这些行为提供专门的指导。治疗结束时要着重关注 W 清洗自己的次数和清洗的顺序。在收集信息的初步阶段，指导 W 对自己的强迫行为的频率和时间做自我监测。

T：在我们这次和下一次治疗之间，我希望你记录你所有的清洗行为，包括用酒精擦洗过什么东西。你可以用这个表（递给患者一个仪式行为的自我监测表），把你每一次的清洗行为都记录下来，包括清洗的时间，什么东西你要清洗，清洗前你有多焦虑。这个表格会帮助我们进一步了解那些你忘记提到的脏东西，我们还可以用这个表来监测你的治疗进程。

W：你是希望我在每个地方，然后每隔半小时做一次记录吗？

T：不是，只是在你清洗的时候，或者使用酒精擦洗东西的时候做记录。

W：好的。

在进行 EX/RP 治疗之前，治疗师要先向患者介绍 EX/RP 的治疗原理。

T：下面我想先向你介绍我们治疗的一些情况。这个治疗叫做"暴露和仪式行为阻止法"疗法。在治疗中，我会要求你直接面对那些让你害怕或者是你觉得脏的东西和情景。我们按照一定的步骤从易到难，最后到最困难的情景。比如我们让你接触浴室外面的门把手，然后走过鸟粪等。我们会在一起做这些事情，我会帮助你。这个过程可能会持续一个半小时，或者是两个小时，而且，我们每个工作日都要见面。同时，我会给你布置类似的作业，你要在治疗以外完成。

W：你的意思是我必须接触那些东西吗？甚至是狗屎？

T：对，为了最终克服类似的恐惧，人们必须学会面对他们所害怕的东西，而且与那些东西呆在一起，一直到不舒服的感觉减少到一定程度为止。

W：即便是我这样做了，我觉得我也要花一年的功夫才能适应。

T：记得么，你对于狗屎的感觉并非从来就是如此吧。在你更小的时候，你是不是踩到过狗屎，然后在草地上擦干净，接着去玩了。

W：是啊，我都忘记了。好像是很久以前的事情了。过去我的确是不会再想这些东西了。

T：为了帮助你回到你以前的状态，我们需要把你暴露在你所害怕的东西面前。现在，我要介绍治疗的第二部分。我会要求你3天内不能洗澡，不能洗手。3天后，你可以洗一次澡，但是只能洗10分钟。洗澡之后，你要继续接触那些脏东西，而且只能再过3天以后才能洗澡。

W：不可能！绝对做不到。如果我能做到，我还需要来这里？不洗，不可能。每天我都努力想停止，或者洗得少一些，但最后我都放弃了。你的意思是说我在上完厕所或者是在吃东西以前，我不能洗手？其他人在上完厕所或者是吃饭前都会洗手，为什么我就不能像平常人那样，一定要洗得少一些？

T：其他人没有强迫障碍。你是不是能注意到，对你来说，如果洗手，你就会觉得自己干净一些，焦虑就更少一些？

W：对。

T：如果你在你感觉弄脏以后清洗自己，即便是很简单的清洗之后，你不会感觉到，其实这种脏的感觉，在你不洗的情况下也会慢慢消退。如果你很紧张，这种感觉消退的时间长一些，也可能是几个小时，但是最终你会感觉好起来。但是，如果你每隔几个小时洗一次，即便是每次洗的时间很短，这也会强化你清洗自己，最终就变成一觉得脏就要洗手或者是洗澡。

W：但是为什么是3天？我能不能像别人一样，每天洗一次澡？

T：因为同样的时间，对你来说，等上24小时洗一次澡你也会感到放松。你认为只有通过洗澡才能洗干净你身上的脏东西，一天洗一次仍然会加强你的这个信念。你要学会用水和香皂让你感觉干净和新鲜，而不是用它们来去掉你身上的污染物。

W：我想我明白了，我知道，我洗澡是为了把那些我害怕的脏东西从我身上去掉。过去我洗澡是为了把汗和泥点洗干净，感觉舒服一些。不过这么长时间不洗，我不是很能确定我是否能够做到这一点。

（2）制订治疗计划：第二次开始，治疗师先简要回顾患者的自我监测记录。其他的时间主要用于制订治疗计划。

T：好，现在我想我们一起来讨论第一周的治疗计划。我们将采用想象暴露和现场暴露的方法，想象暴露是指让你想象着与那些你害怕的东西接触，现场暴露指的是让你真实地与那些你害怕的东西相接触，治疗原理我们在第1次的会谈中都讨论过了。想象暴露中，你主要集中于想象如果你不清洗，会发生的不好的事情。现场暴露中，主要是让你直接面对你觉得受到污染的东西。通过限制你的清洗行为，让你学会在没有仪式行为的情况下如何生活。在想象暴露治疗中，你要想象自己接触那些你所害怕的东西，比如说马桶，然后不洗，最后生病。你还可以想象你去看医生，他也不知道是怎么回事，查不出来。这是不是你的一种想法？

W：对，还有我丈夫生病了，这是我造成的。

T：好，就想这些类似的内容。我是不是还可以加上其他人会谴责你的不小心？这是你害怕的吗？

W：是的，尤其是我母亲。

T：好，就让她批评你不小心。你还能想象到其他能够加入到这个景象中的东西吗？

W：没有了，就那么多。

T：在现场暴露之后，我们可以把这些画面想象得更加细致一些。我们现在看看那些你所害怕的或者回避的事物列表，你确定它们的顺序是正确的么？然后，我们来决定哪天做哪件事情。

W：好的。

W检查了她的列表，其中包括垃圾箱、厨房地板、浴室地板、公共走廊里的地毯、给植物上的肥料、污水坑、汽车轮胎、干的狗屎和鸟粪。如果需要，也可以修改列表。

T：现在我们来做一个治疗计划。在第一天，我们做那些外面门的把手、我书架上的书本、灯绳以及楼梯的扶手。第二天我们要做60~70的东西，比如水龙头、空地板、脏衣服以及那些在你丈夫桌上的东西。（治疗师接着制订第3次到第5次的细节，每天的难度上升。）在第二周，我们会反复地暴露在你最困难的情景中，比如水沟、公共厕所、鸟粪和狗屎，我们还要去找一只死动物，从它旁边走过，触摸它附近的路面。

在某些时候，直接接触一些患者害怕的东西（例如杀虫剂或者其他的化学药品）可能会产生实际的危害。这时候，要注意选择一个中间的状态，协调好回避行为和真正的危险这两方面。例如可以让患者接触非常少量的化学物品，这样的量对于患者也是无害的，在W的例子中，不提倡W直接接触死动物，可以用脚碰碰动物的皮毛，然后接触她的鞋底，这样就足够了。通常来说，治疗师要衡量暴露中引发的痛苦水平与事物真正的危害性这两个方面。强迫障碍的患者一般不能够真实客观地估计到事物的风险，所以治疗师有责任确保暴露是安全的。例如，害怕艾滋病的患者，如果让他（她）接触从垃圾箱拣出来的很脏的针管，会引发很大的痛苦，而且直接接触针管也是很危险的。类似这样的安排是不合理的，治疗安排中要排除这样的项目。

T：你觉得这个计划怎么样？

W：第一周还可以，不过我确实有点害怕第二周。我不知道我是否有能力接触浴室和狗屎之类的东西。

T：很多人在开始的时候都这么想，但是在第一周结束后，你去公共厕所或者接触汽车轮胎，就不会像现在这样害怕了。记住，我一直会在这里帮助你，因为治疗开始的时候会是相当困难的。

W：对，我能想得到，好像我现在没有别的选择了。我洗得快疯了，我对自己都很烦。我想我将会过上从前过的日子了。

T：很好，记着，每次治疗结束以后，我会要你花2~3个小时继续做类似的事情，这些事情一般你在治疗中都做过了，所以对你来说不会是那么困难的。我知道你和你丈夫说过，让他帮助我们监督你，支持你，所以我过会儿会在会客室见他。

W：对，他说那样很好。他想知道他能够做什么。

T：我们把他叫进来吧。你和你的小姑说过了么？如果你丈夫不在身边，她也可以过来帮忙。

W：对，她也非常支持，不过今天因为小孩有点事情，她没能过来。

T：如果她来不了，我可以和她打电话联系。你把你丈夫叫过来。

治疗一共进行3周15次，每个工作日都要进行治疗。第4周，治疗师家访2次，每次4小时。家访中，治疗师主要监督和支持W，对以前其家里和邻居所有引发焦虑的事物都进行了暴露治疗。之后，进行每周一次的后续治疗，以巩固治疗效果，解决W的其他问题。

正如我们前文提到过的，治疗从中等难度的项目开始，在第二周开始的时候，要进行最难的那些项目。并且，第二周、第三周这两周时间都是进行最难的项目。下面的部分是第6次治疗（第2周的第一次治疗）的具体情况，大家可以了解治疗的过程。

T：这个周末怎么样？

W：没有那么好。我开始觉得我能恢复到我想象的那样好。星期天的时候，我洗了一次澡，按时结束的时候我非常地焦虑，我不能确定我洗干净了没有。

T：大多数人这时候都会这样想。不过记住，你不是要洗"满意"，而是就是去洗。你丈夫看时间了吗？

W：对，他按照你说的，给我报时间"5分钟，7分钟，9分钟"，然后是"停止"。

T：你按照他说的停止了没有？

W：按照了，不过很不容易。

T：我知道，我很高兴你遵守规定。

W：我已经下决心了，这是我能够变好的一个机会，所以我要尽我最大的能力。

T：很好，我很高兴你能够这样积极地看问题。家庭作业完成得怎么样？

W：我接触了地板、我的鞋底和水泥地面。我都写在表格上了。星期六，我到我姐姐家，我还能够和她的小孩一起玩，就像我们计划的那样。我坐在地板上的时候，他们踩在我身上，我还尝试着接触他们的鞋底。星期天，我和我丈夫去了公园，虽然我没有坐在草地上，但是我到处转了转，回来之后我还摸了摸我的鞋帮。

T：是鞋子吗？

W：是的，我们还到小镇上走了走，我把一些垃圾扔进垃圾箱，我用力把那些垃圾往进塞，这样我就能够碰着垃圾箱。这可是一件非常不容易的事情，但是我做到了。

T：真不错。听到你做了这么多我真高兴。你门前的擦鞋垫呢，还有你去过你家的花园没有？

W：我站在擦鞋垫上了，我还在花园里站着，不过我还不能摸那些脏东西。邻居的狗到处跑。我知道我应该摸摸它，但是我实在是没有那个勇气。

T：很好，你确实做了很多事情，今天我们计划一些事情，这样以后你走进花园就不会那么困难了。

W：好的。

W非常抱怨治疗的安排。其他患者也有类似的情况，特别是在治疗的第1周，有些患者有时候不按照仪式行为阻止法的安排去做。治疗师一方面要对患者的某些抱怨表示理解，一方面要强调完全遵守治疗协议的重要性。对于家庭作业，患者有时候不完成某些作业，这样的现象也不是不常见的。这时候，要强化患者已经做了的事情和已经取得的成果，并鼓励他（她）完成所有的作业。

T：你和你丈夫是怎么做的？

W：星期天晚上他好像疯了似的，因为我老是问他是怎么洗澡的，我洗得到底干净不干净。我想我问得太多了，所以他发了脾气。后来我们就看看电视，然后聊了几句，他就向我道歉。不过我能够理解，我的问题问得太多了。其他方面就没什么了，这个周末还是挺好的。

T：哦，这真是一件不幸的事情，不过他没有回答你的问题，这是一件好事，他没有必要向你保证你是洗干净了。

W：我想他也是很不容易才知道，哪些时候可以回答我，哪些时候不必回答我。实际上对这一点，我也不是很确定，下周三我洗澡之前，你能不能和他说说……

T：这是个好注意。这次治疗结束以后，我会和他打个电话，好，今天先来想象，你开车来我这里，然后你车的轮胎没气了，你必须要换。另外一辆车正好从旁边的一个小水坑经过，把很多泥点溅到你身上和你的车上。然后你走到车后面的时候，正好看到有一只死动物，离你很近，你真地感到受到感染了。你走到附近的加油站，看看那里有没有人能够帮助你安装好你的轮胎。这时候你忍不住要小便，需要用他们的厕所。他们同意帮你充气，但是你必须把轮子给他们，因为他们太忙了。所以你必须拿着那个轧过死动物的轮子给那些修理人员。我们还可以在路上加一些鸟粪，然后你就觉得生病了，你觉得主要是被死动物感染了，听起来这是不是非常糟糕？

W：是的，呃。非常不好。我一定要这样想吗？不要紧，我知道答案了。

T：好的，我希望你现在闭上你的眼睛，想象你在西部大街上开车。

治疗师要注意，在检查患者作业的时候，不仅要看作业是否完成，还要确定患者没有仪式行为。这能够强化患者的自我暴露。要检查患者作业的完成情况，因为患者不一定会主动报告自己有一些作业没有做。如果直接问他们，他们会承认自己没有做，如果提供充分的强化，一般他们在下一次就会完成作业了。

对于 W 和其丈夫之间的冲突，按照我们的经验，一般家庭成员都是特别愿意提供帮助的，但是，在他们帮不上忙的时候，他们可能会很沮丧，这样会增加患者的焦虑。通过与治疗师的接触，提供给他们一个和治疗师沟通的机会有利于消除他们的受挫感，治疗师还可以指导他们选择其他的行为，降低家庭的紧张气氛。

患者还可以把类似的情节加入到她的想象暴露情景中，假如这样的情节非常细致，而且治疗师和患者有了充分的讨论，那么患者对此也会更容易接受一些而不会感到惊奇。这样的想象一般进行 1个小时，或者是直到患者的焦虑明显下降为止。然后，患者就要直接面对那些类似想象的现场暴露。

T：现在要真正干事情了。我昨天在路边发现了一只死动物，离这里大概有一里路吧。我想我们今天要去那里。

W：哦，不会吧！你就是专门替我找的？

T：是啊，今天是我们的幸运日。你知道我们今天需要找一只死动物，正好我找到的这只离我们不远。

W：好吧。

幽默有时候是非常有用的，也是非常鼓舞人心的。同时要注意治疗师在这里不是嘲笑患者，而是要和她站在一起。患者和治疗师在治疗过程中，可以制订出对这个治疗有独特作用的一本参考书，以帮助患者更好地按照治疗要求进行治疗。例如，一个患者与治疗师讨论暴露的时候，将暴露比喻为"吞青蛙"。当治疗师询问患者是否在早上"吞青蛙"了，这一方面是承认作业是有相当的困难的，一方面让患者知道两次治疗期间是需要完成作业的。治疗师要了解患者的人际交往风格，这样就能够利用其中的一些因素，促进治疗目标的实现。

T：（在办公室外面了）就在那里，在车的后面。我们过去看看，在周围走走。我并不认为你要用手直接接触它，因为它有点臭了。不过我希望你走近它，然后碰碰你的鞋底。

W：恶心！真的是死的，这么大。

T：对，挺大的，不过是一只死猫。它能有什么危害？

W：我不知道，也许我的手上会沾上细菌。

T：哪种细菌？

W：我也不知道，就是细菌。

T：就像我们以前已经处理过了的厕所的细菌？

W：就那一类吧。人们不会走到死动物那里。

T：他们也不会跑回家洗澡或者是用酒精给汽车消毒。现在是克服这些的时机了。好，我会先做，你跟着我做。（患者跟在后面。）好，我们在它旁边走走。那里有个石头，还有它尾巴下面还有张纸，你把它拿起来。

W：（看起来非常不舒服）啧啧！

T：我们都拿着这个东西。然后拿这些东西到你的面前，碰碰你的裙子，你的脸和头发。就像这样，很好，你的焦虑水平是多少啊？

W：99。我觉得快100了，就是少一些痛苦。如果你不在这里，肯定是100。

T：从你的经验，你知道不一会儿这就会过去。保持跟这些石头和纸在一起，坚持，你就会做得很好的。

W：（几分钟以后她看起来还是很难受）如果不是为了我，你还会那样做吗？

T：是的，如果这是我的汽车，而我的钥匙掉在了这里，我就会把它们拣起来，然后接着干我的事情。

W：你不一定要洗？

T：是的。死动物是让人不愉快的，但是它们是我们住的这个世界的一部分。我们能从它们那里生病的可能性有多大呢？

W：很小，我觉得很小。我现在感觉好一些了，大概是90。

T：很好，我们继续。

这个过程一共持续大约45分钟，一直到患者的焦虑有实质性地降低。在这个过程中，交谈的主要内容是患者所害怕的情景和患者的反应。治疗师每隔 10 分钟左右询问一次 W 的焦虑水平。在治疗过程中，治疗师和患者要讨论相关的问题，例如习惯化、风险、责任以及长远的效果等。同时，必须保证患者的注意力还集中在暴露任务之中。询问 SUDS 评分有两个目的，一个是它可以反映出患者恐惧的降低，另外使得患者注意力再次集中于暴露任务之中。然而，如果这种非正式的谈话干扰了患者的暴露治疗，使得患者不去想她现在的处境，治疗师就要注意限制这样的谈话。

T：现在感觉怎么样？

W：嗯，现在好一些了，但是我觉得还不够明显。

T：SUDS 是多少啊？

W：如果让我说的话，大概是 55～60 吧。

T：你今天已经很辛苦了，累了吧？我们现在停下来，我希望你把这个石头和这张纸带在身边，这样你可以一直受到污染了。你可以把它们放在你的口袋里，然后经常接触它们。我还希望你用它们污染你的办公室和你家里。同它们和所有的东西接触，比如厨房、椅子、床，以及你衣柜里面的衣服。哦，另外，我还希望你开车上下班的时候，从这条路经过。这些你能做到吗？

W：我觉得可以吧。就是把这些脏东西带回家有点困难。

T：你可以和你丈夫通个电话，让他帮助你。记住，如果你需要，你可以在任何时间给我打电话。

W：好的，这是一个好主意。我现在就去上班，然后和他商量。明天见。

以上说明的是具体进行暴露疗法的操作过程。治疗师要清楚地回答患者的问题，而不是回避治疗的基本目标——患者暴露于其恐惧的情境中。虽然开始焦虑会上升较快，但是对一些患者来说，焦虑也会很快下降，对另外一些患者来说，焦虑的下降速度虽然慢一些，但是最终也会降下来。正如我们前文提到过的，暴露联系一直持续到患者表现出明显可见的放松，或者是患者主诉 SUDS 显著降低（减少 40% 或者 50%）的时候，可以结束。

在 10～15 次治疗之后，患者的焦虑水平就会整体下降。在 15 次，W 报告的 SUDS 评分为 70（原来为 99，当然这个得分依然比较高），持续了几分钟。她的最小评分为 35，平均的 SUDS 评分为 45。最可喜的是，在治疗结束的时候，SDUS 评分最高的项目不超过 50，在暴露练习之后，这些项目的得分不超过 20。对于 W 来讲，还需要一些后续的治疗，因为她的焦虑仍然相对较高。

为了帮助 W 养成正常清洗的习惯，治疗师在第 3 周治疗中，把正常清洗规范交给她。可以允许患者每天洗澡一次，每次 10 分钟。如果手很脏或者是黏了，可以洗手，但是每天只能洗 5 次手，每次不超过 30 秒。

在第 4 周家访中，具体情况如下：

T：这个周末怎么样？

W：不算太坏。但是我过了一个郁闷的周六。我们去野餐，但是野餐的那个地方有挺多狗屎。我想玩排球，但是我穿的是凉鞋，所以我只有脱了鞋赤着脚。

T：真不错。我很高兴听到你这么做。

W：是啊，可是我把这些东西带到了家里，因为我赤脚或者穿着凉鞋在家里到处走，我在第二天还难过了一天，一直到我和我丈夫说了说我的想法。他说他不在乎，我觉得好一些了，把家里弄脏了，好像我觉得有些罪恶感。不过，他觉得没什么，我觉得也对。

T：很好，你将来也会及时做出类似的判断。你清洗方面的行为呢？

W：都还可以，在我吃饭以前，我洗半分钟，因为玩排球弄得很脏。之后，虽然我感觉很不好，但是我刻意不去洗，因为我知道如果我洗澡了，这就是又在做"去污染"行为。我在周六晚上洗了个澡，我的确感觉放松了，但是我也知道我必须光着脚走走那些被我弄脏的地方，后来我就这样做了。

T：很好。听起来你已经很好地掌握了这种方法。我真高兴。

当你觉得受污染的时候，你没有去洗澡，当你觉得有细菌的时候，你把自己暴露在那个环境中。好，让我们来看看那些仍然需要处理的家里的问题。还有没有继续让你很烦恼的事情？

W：地下室。一年前，我把一些没有处理过的小猫盒子，还有一些旧鞋扔了进去，这些东西都是些有很多细菌的东西。还有衣柜里面一些旧衣服。另外我还有些怕我家的后院。还有后面的走廊，很多鸽子常常在房檐下休息，走廊和扶手上有很多鸟粪。所以我想着等你哪天过来，然后我再过去。

T：好，我们现在就开始。哪个是最容易的？

W：地下室和衣柜。

T：好，我们现在就下去。

在家访时进行的暴露练习，方法同现场暴露一样。通常，在家的暴露时间可以持续更长一些（从2～4小时）。一直到所有的"脏东西"都被接触过了，所有"干净"的地方都被污染了为止。如果患者有强烈的愿望，希望长久地养成不回避的行为习惯，这样的家访要多重复几次。

（3）后续治疗阶段：W继续进行了3个月的后续治疗，每周一次，一直到她新出现的一个强迫思维消退为止。她开始害怕自己在开车的时候会撞倒路人，"我会撞人"的想法时不时地侵入到她的头脑中，特别是在她拐弯或者是倒车的时候。一旦被引发出来了，这个想法就会存在好几个小时。为了克服这个新的问题，治疗师建议W增加开车时间，禁止改道，禁止从后视镜观察是否有人被撞倒。告诉W，只有在她确信撞倒了人的时候，才可以停车。忽略"可能会撞倒人"的想法。为了减少W对于强迫思维的焦虑（例如"噢，天哪，又有了，真烦人"），建议W期望这个强迫思维的重复发生。在3周的自我暴露以后，反复出现的会撞倒人的强迫思维，从开始的一天几次下降到一周一次。相关的SUDS评分从95下降到50。

关于W与清洗相关的强迫障碍，只有对狗屎有部分的复发。对于公共厕所和死动物的恐惧依然保持在很低的水平。治疗师感觉对于狗屎的暴露治疗不够，为了克服这个问题，W 又进行每周 3 次、每次 1 小时的暴露练习，开始是接触人行道上的黄点子，然后是走近狗屎，最后是踩狗屎。作业包括去公园，在小道上走路但是不看路上，踩狗屎，在她认为有狗玩过的草地上走走。这样的治疗持续了 4 周，然后减少到每周 2 次，再进行了 3 周治疗。然后是每周 1 次，一共 6 周的后续治疗，继续进行暴露练习，并处理她日常的其他问题。关于疱疹的新闻让 W 对公共厕所恐惧了几天，但是不久就恢复正常。

在下面的对话中，是治疗师在 9 个月以后的追踪调查中与 W 的谈话。

T：我想知道，与 9 个月前你来到这里时相比，你现在的感受是什么？

W：我确实感觉好多了。有时候，我还是会感觉不好，我一般自己就处理了。但是一想到去年夏天，我是如何地痛苦，洗得如此之多，我就觉得自己整个人都发生了变化。可以说是好了 80%。我不准备去做护士了，我现在的工作也非常好。我丈夫和我现在做得都非常好，有时候，我有点害怕什么东西，他就很敏感。我希望他能够听我说，然后给我说"没什么，一切都很好"，而不是忧心忡忡地看着我。可能是他担心我又回到以前那样了。所以弄得我有时候觉得不太自由，当然通常他一般能处理得很好。我其实也没有什么可抱怨的。我去年一团糟的时候，他受了挺多的苦。

T：很高兴知道你感觉这么好。你看起来也是比以前轻松多了。你比以前笑得更多一些。我不知道你能不能想起来吗？不过开始你确实笑得很少。

W：我记得。

T：还有什么落下了吗？另外的 20% 是什么？

W：我觉得是强迫思维。我仍然觉得自己会开车撞人，通常有这种想法的时间少于 15 分钟，但是现在一般在晚上出现。

T：经常出现吗？

W：我觉得一周一次或者两次。另外我还是特别不想在公园的草地上走路。我现在首先就怕了起来。我经常这样，不过我一般都自己能意识到。

T：你的意思是你必须提醒自己不要回避狗屎？

W：对，我倾向于非黑即白地看问题，或者觉得事情没有一点坏处或者是没有一点好处。我发现自己对很多事情都有罪恶感，比如在饱餐之后再吃甜食。我倒是可以停下来不吃，但是好像我倾向于对自己的行为感到羞耻，或者采取惩罚自己的方式。现在，我的想法已经发生了很大的变化，我现在有更多的乐趣了。我的工作也很吸引人，所以我可以一整天工作，不会因为自己的什么事情受到影响。我以后都能这样吗？

T：应该可以，至少在一定程度上是可以的。我们知道你还有强迫思维的倾向。很多有强迫障碍的患者，他们接受了治疗以后，说他们对仪式行为的渴望下降很快，但是强迫思维减少得缓慢一些。你有时候也许会有一些想法干扰你，但是只要你注意，不要用仪式行为或者通过回避来减少它带来的烦恼，它对你的影响自然而然会减少。你能处理吗？

W：我觉得应该可以。虽然它仍然让我有点烦，但是我觉得自己过上正常人的生活了。我觉得其实每个人都可能有些问题需要处理的。

通常，患者不会报告说强迫思维会完全消退，4个星期的治疗要让患者的强迫症状完全消退，这也是不现实的。患者要想到未来还将继续同强迫障碍进行斗争，这时候治疗师和患者可以一起总结针对强迫障碍的治疗方法。

四、国内学者提出的心理模式

国内学者认为强迫障碍的心理模式有三点：第一，强迫思维是一种能引发焦虑的思想，但焦虑的产生需要某些"附加条件"，如果缺乏这些条件，在强迫思想重复产生时焦虑常会自动减轻。而在强迫思维的患者中，由于强迫行为这样一个附加条件的作用，焦虑不可能减轻。第二，强迫行为是一种自发的行为（公开的动作或隐藏的思想活动）。这些行为使得强迫思维不暴露且使焦虑和不适感有所减轻，即强迫行为可使应急状况得到短暂缓解。但焦虑的减轻很可能会进一步强化强迫行为，从而导致强迫思维和强迫行为之间的恶性循环。第三，患者习得的回避行为也会阻止思维（或焦虑）的产生。这样，强迫思维就不容易暴露出来。强迫障碍的心理学模式是认知行为评估和治疗的基础。

所以，治疗过程应包括将患者暴露到他们所害怕的刺激中去，鼓励他们停止任何阻拦或终止这种暴露的行为，还要鼓励患者重新评价他的恐惧从而使他发觉自己所害怕的事实际上不会发生。据此，提出了有强迫动作的强迫障碍的治疗和无明显强迫动作的强迫障碍的治疗方法。

（一）对强迫动作的治疗

对有明显强迫行为的强迫障碍的治疗过程包括三个方面。首先是故意地暴露于以前所有回避的情境中；其次，对所害怕的刺激（包括想法）给予直接的暴露；最后是对强迫仪式以及中和行为进行预防。认知行为治疗需要医患间共同协作来处理靶症状，患者自身也要负起责任、共同制订计划并认真完成家庭作业才能取得良好的疗效。具体操作过程可分如下几点。

1. 提出一些合理的建议

在治疗初期，医生和患者要对暴露和反应预防的合理性进行深入讨论。要让患者认识到，将自身暴露于困难的情境可提高勇气和信心来应付每天的不良刺激。鼓励患者面对焦虑，而不是用仪式动作来消除焦虑。但患者常会担心，在暴露时焦虑会严重发作而不是像医生预期的那样减少。此时，医生笼统的保证无济于事。医生应表示同意："的确，开始时焦虑不会马上减轻。"当患者问："假如不做强迫动作，焦虑会持续多久呢？"医生可告诉患者："如能坚持不做中和行为，焦虑一般在 1～2 小时内消失。"

2. 与患者一起制订治疗计划

治疗计划要与患者一起协商。对短期、中期、长期目标达成一致意见。开始布置的家庭作业不要太难，让患者产生中等程度的不舒适感。处理的靶问题应是与患者生活有关的问题且患者能依靠自己的力量来获得成功。对于患者无法处理的问题，可记下来并在下次会谈时讨论解决。

3. 对暴露的说明

暴露会使患者感到很痛苦，但当患者对治疗有信心时，常能忍受较高程度的痛苦。医生对患者的痛苦表示深切的关注和理解有助于建立一种真诚和信任的医患关系。医生可对暴露做这样的说明："一般来说，在你开始暴露时会产生一定的焦虑。人们常认为焦虑会持续下去并逐渐加重无法忍受。但经过这一阶段的治疗你会发现，焦虑不会增加到无法忍受的程度，并比你估计的更快减退。持续时间一般是半小时到 1 小时。在你经过 2～3 次暴露后，不舒服和痛苦感会逐渐减轻。"

4. 示范

有时在患者去完成指定的任务之前，医生可先做示范。假如治疗者暴露于患者所害怕的刺激的程度比要求患者做的更多，患者的顺从性会增加。例如有个患者因害怕洗发剂会致癌而反复洗手。医生先介绍了暴露的方法，然而在自己手上和脸上抹了大量洗发剂，再要求患者在手上抹一点并同意 3 小时内不洗手，同时评定患者所产生的不适感和洗手冲动的程度和次数。在会谈期间，患者发现焦虑程度在减轻，强迫洗手的冲动也逐渐减退了。

（二）对无明显强迫动作的强迫障碍的治疗

缺乏明显强迫动作的强迫障碍被认为是一种难治性强迫障碍。这一类强迫障碍，回避和强迫活动几乎完全隐藏起来，因此难以接近和控制，这是一种以"强迫性穷思竭虑"（obsessional ruminations）为主要表现的强迫障碍，但强迫性穷思竭虑这个术语有些混乱，因为它实际上包含了强迫思维和"精神中和"（mental neutralizing）两部分。例如一位患者讲，她有一种有关家人死亡的想法和意象，每次她都会反复思考这些想法达 3 个小时。仔细地询问后发现，这种想法有两种不同的功能：首先她头脑里有这样一种插入性想法："我的儿子死了。"当这种想法出现时，她又用下面的想法去中和它："我的儿子没有死。"同时头脑中形成一种清晰的意象，她的儿子正在进行正常活动。于是形成恶性循环，使强迫思维迁延不愈。下面是两种较常用的治疗方法。

1. 习惯性训练

习惯性训练（habituation training）常采用以下一些策略：

（1）故意地激发强迫思维。

（2）反复写下这些强迫想法。

（3）要求患者将强迫想法讲出来，录在磁带上，再反复听录音带。例如，一位患者记录了这样的强迫思维："我可能会伤害我的儿子，可能会用厨房的刀刺伤他，使他流血而死。"可用录音机重复录下患者陈述的这段插入性思维，持续 30 秒，再要求患者集中注意倾听这个录音带，不允许有任何中和的想法。听 10 遍，每听一遍后，按 0 ~ 100 分来评定焦虑和不舒服感的程度。听完磁带，再进行讨论，观察是否有中和以及回避的想法。要求患者用磁带联系至少每天 2 次，每次 1 小时，直到焦虑程度比最重时下降 50%。一旦患者能在听到录音后不出现中和想法并仅有轻度焦虑，就可换上新的强迫思维来重复这个程序。一旦患者习惯了 1 ~ 2 种想法，对其他强迫想法就能逐渐认识并适应，且较少出现焦虑情绪和痛苦感觉。

2. 想法停止

"想法停止"（thought stopping）的目的在于提供一种策略来消除强迫思维、缩短它的持续过程，从而可增强患者的自我控制力，减少痛苦。正如认知行为模式所描述的，强迫思维由于中和及回避而持续下去。想法停止能有效地消除中和与回避。开始时，治疗者与患者一起列出四条强迫思维以及一些激发强迫思维的情境。治疗者随后对患者说："我希望你坐在椅子上，闭上双眼，让自己放松。我将对你描述一种激发性情境，然后再描述你列出的一种强迫思维，一旦在你头脑中出现一种强迫想法时，请马上举手，现在开始。"治疗者然后描述一种典型的能激发强迫思维的情境，必要时继续描述一种强迫想法。一旦患者举起手，治疗者就大声喊"停"，此时，患者会说，强迫想法确实消除了。接着，治疗者还要指导患者将想法转换到一种轻松愉快的情境中，鼓励患者尽可能地对这种愉快情境的细节进行想象，当患者在脑海中对此情境有了一个清晰的画面时，要患者再次举手。此时让患者对强迫思维所产生的焦虑和不愉快感进行评定。通过反复训练，患者能自己应用这种技巧。当他头脑中产生强迫思维时，可以自己默念"停"并将想法转到轻松愉快的意象上来。随着患者自我控制能力的增强，强迫思维就会变得不那么痛苦和强烈，直到患者对它们不再引起注意。

（董汉振）

第五节　内观疗法

一、内观疗法介绍

"内观"指"观内""了解自己""凝视内心中的自我"之意。借用佛学"观察自我内心"的方法，设置特定的程序进行"集中内省"，以达自我精神修养或者治疗精神障碍的目的。内观疗法可以称作"观察自己法""洞察自我法"。

内观疗法（Naikan therapy）是日本吉本伊信先生于 1937 年提出的一种源于东方文化的独特心理疗法。内观疗法的三个主题是："他人为我所做的""我给他人的回报"和"我给他人带来的麻烦"。内观者围绕这三个主题，把自己的一生分成若干年龄段进行回顾，对自己人生中的基本人际关系进行验证，从而彻底洞察自己的人际关系，改变自我中心意识。这和吉本伊信毫无精神医学和心理学的背景有关。所以吉本说："我没有学问，内观理论让学者去研究，我的终身工作就是做内观的向导。"这也是内观疗法迟迟未能建立的原因。

吉本伊信所创的内观疗法，可以说是直接受了日本净土真宗"身调"的影响，是一种不饮食、不睡眠去悟生死无常、转迷开悟的修养。在佛教中的内观指的是观察事物的本来面目，是一种如实觉察自己身心的实相，而达到净化心灵的过程。从观察自己的呼吸开始，使心专注，而后用这种敏锐的觉知，去观察身上的感受，体验无常、苦、无我的真谛。吉本的"内观"放弃了宗教色彩，以人格的转变为目的。

内观疗法的人生观认为不光明的人都是患者，亦即在健康者与精神官能症患者之间没有明确的界线。内观疗法强调人性暗淡一面，要求患者学习正确的反省方法。内观疗法认为"无明"是精神官能症的根源，也就是说神经质症状是来自欲望太大、过分执迷而拘泥于此的欲望。此执迷与拘泥乃是由于不了解一切是空，一切是无我的"无知之无明"（迷惑）所引起。因此，精神官能症的根源是欲望，而欲望的根源是"无明"。内观疗法认为只要无明消失，欲望将转为欲生，精神官能症就可以治愈。内观疗法以欲望为精神官能症的根源，这种观点与现代精神医学的理念不谋而合。

二、内观疗法的治疗范围

按照内观治疗的程序，回顾对方给自己的关照，使内观者重温被爱的感情体验，唤起内观者的自信、责任感、受恩要报的义务感。回顾自己给对方添的麻烦会唤起羞愧感、非病理性罪感（在日本这种罪感体验和认识是针对自己侵害了人们之间已经确立的关系准则和秩序）。以上两类感情互成表里，加剧了内观者的情感活动，从而为破坏原来的认知框架创造了基础。通过内观，内观者爱他人的社会性意向、重建自我形象的意向、改进人际协调的意向均会提高，这对革新自我有重大意义。把遗忘的、混乱的、杂乱无章的经历，按照题目回忆整理，达到自我洞察和对人理解，建立新的关系和新的生活。通过内观过程，可以重新了解自己、减轻烦恼、提高自信、振作人生。

内观的对象可以是精神健康的人，如学生、护士、医生、教师、职员、家庭主妇等，尤其对独生子女的自我中心问题，效果显著。内观疗法作为心理疗法应用则对象是精神不健康的人，如夫妇关系不洽、非社会行为、逃学、强迫障碍、焦虑症、恐怖症等神经症、酒精依赖、抑郁症、心身疾病等。

三、内观疗法的治疗机制

1. 罪恶的意识与接纳

内观疗法的罪恶感和一般所定义的罪恶感并不相同，一般认为罪恶感是来自防卫的罪恶感或者是对于他人加诸自己的束缚表示不满。而内观疗法则认为罪恶感是来自"自私"，也就是所谓的"我执"。吉本伊信说：内观的目的在于祛除"我执"。要祛除"我执"，在内观上需要先察觉自己的"我执"，如果以内观的自我省察三个观点来说，就是要察觉到自己得到别人的恩惠太多，却一直未注意及此，不但未感恩图报，反而带给别人太多的麻烦，自己的自我本位、放任、傲慢、匮乏体贴心是这些罪恶的根源。

罪恶感的察觉在治疗上有何意义呢？这是内观疗法非常重要的一点。从治疗的观点可以归纳如下：是可以祛除拒绝改变的心态。接受心理治疗者同时有两种心理，一为企求改变的需求，一为害怕改变的心理。患者因内观而面对自己的丑陋与脆弱，抗拒改变的心理也迅速消失，对别人的恨意与不满随之消失。敌意与不满的心理乃是认为自己是对的，是被害的，自己有权利要求对方的心态所导致的。因此，一旦了解自己是错的，自己太任性，并且是个加害者，则怨恨与不满将无存在的余地。不仅如此，还会对别人的温馨、恩惠产生感谢与喜悦的念头。可以放弃虚伪的面具，寻回真正的自我。

一旦对于自己的丑陋有正确的认识之后，就能平心静气地接纳自己及别人。

2. 爱的重新体认和同理心与共同意识的建立

内观疗法除了要求去察觉个人的罪恶，同时也强调要去察觉他人的爱。爱的自觉在内观疗法上有很重要的因素。

（1）爱的重新体认：内观法的基本课题是"了解他人对自己照顾多少，自己又对这些人回报了多少"，亦即检讨过去到现在的具体事实看是"施"多还是"受"多。要去体会在过去的人生过程中有哪些人关爱到我或别人为我做的事情，有属物质的、劳力的还有精神层面的。而在内观的过程中，感受爱最强烈的，莫过于洞察到"别人为我有献身的、牺牲性行为的爱，而自己却有背叛性行为，尽管如此，别人仍然宽恕自己"。换言之"自我牺牲"的宽恕才是人类最高的爱。从正面去内观他人的爱就能回忆过去自己所遗忘的爱，并且去感受别人给予自己的爱，因此，过去认为自己未被爱而有被害意识者，一旦想起自己被爱的事实，心理会有很大的冲击，内观加深。一个人到了这个境界，就会放弃对于周围人的偏见，融为一体，称为"人我一体感"。

（2）共同意识与同理心的建立：当自己很亲近的人说出感谢的意思时，中国人常说"别见外"，可见中国人把人我分为"自己-亲人（包括'亲近的人'）-陌生人"，愈亲近，就像自己的亲戚那样看待，"亲人"意识并非固定的，乃是相当流动的。当发现过去自己认为"亲人"与"自己"是一体的感觉原来是单向的、不切实际的想法，于是把"亲人"和自己分开来，当做一个陌生人去观察。换言之，把别人当作一个独立的人格去看、去回想他们所施予的爱与关怀时，内观法是要打破过去模糊不清、未分化的人我一体的感觉。内观愈深，则人际关系也愈明确而有分寸；Rogers C. R. 的咨商理论强调同理心的重要性，内观疗法强调的也是同理心。当内观者在进行内观的过程始终无法摆脱自我中心的时候，内观师会指示他："对方做这件事情的时候，他的心情如何？""你这样做，对方会有怎样的感受？”因此，内观愈深，则内观者可以发现到过去太固执己见的自己，于是尽量从共鸣的立场去了解对方。"共鸣的了解"就是站在对方的立场去看，此即同理心。"同理心"是"共同意识"的基础，共同意识即自己和别人的连带感。人的存在是透过共鸣的过去产生连带感，一旦失去连带感就会产生空虚与孤独的疏离感。总之，从内观疗法的观点去看，内观带动以爱为基础的同理心，使内观者与他人产生连带意识，最后克服存在的空虚与孤独。

四、内观疗法的实施方法

1. 集中内观

集中内观的进行步骤可分为如下：

（1）保持放松的姿势，坐下。为了做到心理上和视觉上的隔离，往往在屋里的一个角落，用屏风围起来，坐在中间。内观者可以躺着，可以闭眼睛也可以睁着眼睛。设定孤独地、自己静静地面对自己的情境。

（2）要反省自己和重要情感联系人的关系事实。从最亲近的人开始（多为母亲），包括三点具体的事实：

①母亲为我做过哪些事情（20%）。

②我为母亲报答过哪些事情（20%）。

③我带给母亲的困扰有哪些（60%）。

括号内为内观时间的分配比率。

（3）调查的次序是按年代顺序，从幼年时代到现在。

（4）依次进行父亲、（外）祖父母、兄弟、姐妹、配偶、子女、公司同事等，针对身边的每一个人进行调查。一个循环后又回到自己对于母亲的主题，时间切割得更细。

（5）每1.5～2小时有3～5分钟的晤谈，晤谈者打开屏风，互相敬礼之后，内观治疗师按照当事人所反省的各方向加以询问，每天大约晤谈七次。

（6）内观的主题包括生活费的计算、撒谎、偷窃等。每一个主题都要严格站在对方的立场去看，自己有没有过失。

（7）上午六时起床，从六时三十分至下午十时就寝为止，全部为内观时间（洗澡、上厕所以外的全部时间）。严禁收听收音机、看电视、读书、与别人交谈。除非紧急事件不能打电话。三餐送到内观处，边内观边用餐。

2. 日常内观

（1）每日定时实施，像集中内观时针对特定人物做一定时间的内观。

（2）针对昨天和今天的人际关系进行内观。

（3）若靠自己难以维持日常内观，可以设法由有内观经验者集合做日常内观，或每周写一封信给内观治疗师，报告内观的结果，也可以写内观日记，接受检查。

3. 渐进内观

医院实施内观疗法，拘束性的强弱对于治疗效果有影响，因为吉本模式的内观疗法拘束性太强，医院实施起来较感困难，于是有"渐进内观"的产生，所谓"渐进内观"是随着内观的过程逐渐增加每天的内观时间，增强整体的拘束性，这种改良式内观疗法不但容易导入，治疗效果也相当。

五、内观疗法的生活应用

1. 感化教育

最早把内观法带入感化教育的是柏木幸雄。而后久保田秀夫、广中博等人进行实验研究。其结论是：受试者对于不完整、不稳定的自己有了新的认识，并且更具有弹性的看法和想法。

2. 医院

内观疗法在医疗上的应用，可以适用于不同年龄、不同性别、不同问题、不同症状的案例。医院导入内观疗法有以下几个趋势：

（1）在设备方面，由团体房间到个别房间，再进到专用个别房间，目前已有内观疗法病区（山东淄博市第五人民医院）。

（2）在时间方面，由短时间的治疗趋于长时间的治疗。

（3）在增强动机方面，已渐趋于系统化。

（4）在内观治疗师方面，由原来的1~2人到多数化，再发展为团体化，目前已有专职者。

（5）在指导内容方面，不断有辅导员的研习、研究会以提高其专业技能。

（6）内观疗法一旦成为医院心理治疗的制度之后，整个医院的治疗结构也发生改变。

（7）对于治疗效果的提升成为医疗小组的共同愿望。

（8）有关内观疗法的治疗效果的研究、调查受到重视。

六、内观疗法用于强迫障碍的案例

患者小文，27岁，两年前因丈夫酗酒成性，并出现外遇，从而出现强烈的情绪不安和反复洗涤的行为。此时正值她孕期，虽然丈夫决心痛改前非，但她仍无法停止反复洗涤，双手已经洗得褪皮，她觉得家里全部被所谓"肮脏"的东西污染了。她把丈夫赶出了家门，自己回到了母亲（离异单身）家居住，仍洗涤不止，殴打母亲，曾经连续两天两夜不间断地洗涤衣物及身体，禁止母亲外出，将房门反锁，以至于家里的食品已经没有了，最后母亲趁其精疲力竭而晕倒之机逃跑求助。

母亲带她去济南等地住过几次院，用过各种抗抑郁剂，但效果不理想。听人介绍，来到淄博市第五人民医院心理科住院。这时她已经生下一男孩，在心理科病房内，照看婴儿和喂奶等工作全部由其母亲一人承担（一家三口都住心理科病房），虽然如此，她仍旧打骂自己的母亲，逼迫母亲陪伴她一起洗涤。她常常焦虑不安，情绪无法控制，冲动任性，常常把病房的门踢烂，把母亲的手抓破。

在淄博市第五人民医院路英智博士的督导下，张勤峰医生对她进行了内观心理疗法的导入，细致而人性化的前期心理治疗结束后，她非常愿意接受内观疗法，对我们的期望值非常高。于是内观治疗小组开始对她进行为期七天的内观治疗。

内观疗法的设置是严格的，每日要求十几个小时独自坐在屏风内思考内观师安排的题目："对方给我的恩惠，我给对方的回报，我给对方添的麻烦。"每隔 2 个小时我们要去和她访谈面接一次。因为患者及其母亲、婴儿共居一室，难以在除内观外一起生活的时间保持绝对安静，所以允许其在每天十几个小时内观外的时间内和母亲及婴儿交流，但避免和其他人交流。内观在专门的内观室内进行。因为篇幅有限，仅将治疗的片段摘录如下：

第一天，关于母亲的主题内观。患者的内观日记摘要："我坚持了一天，真是难受，感觉控制不了自己的行为，思想也常常跑题，我偷偷跑出屏风去洗了几次手，但内心似乎感到平静了一点……"

行为观察：我们与她访谈时她总是独自在哭泣，我们陪伴着她，不加评判地共享着她的感受：她为母亲对自己伟大的爱感到幸福，内心安宁。而又对自己的任性觉得愧疚。她不止一次地跑到洗手间长时间洗手。今天她对母亲的态度有所转变，未曾打骂母亲。

第二天，仍然继续关于母亲的主题内观。内观日记摘要："今天心情很糟，我的思维常常跑题，控制不住想去洗涤，但想到张医生、孙护士、韩护士等人对我的鼓励和关怀，我应该坚持下来，我有信心。关于母亲我体会的很多，我太对不起她了，我那样自私、任性，总是关心自己，忽略了母亲的爱，而却给她带来那样的伤害，虽然这样，母亲还是陪伴着我 …… 到了晚上，我仍旧坐在屏风内，我内心如此激动、愧疚，妈妈，我对不起你……"

行为观察：偷偷跑出去洗涤的次数和时间减少，主动帮母亲收拾餐具，母亲感动得流泪。患者晚上睡眠不佳。

第三天，关于父亲的主题内观。日记摘要："从来没有这样的机会独自思考人生和周围人的爱，父母虽然离异，那是他们的感情问题。父亲是那样地爱我，我为什么却如此恨他？我真的是不明事理啊。我想到小时候，他冒雨抱我去医院，央求医生用最好的药物……而我，又为他做过什么呢？"

行为观察：偶尔偷偷去洗涤。会主动去抱抱自己的孩子，去医院食堂给母亲买来她爱吃的饭菜，晚上给母亲端来洗脚水。她母亲找到我们，哭着说自己的孩子进步真是很大，说无法表达对我们的感激之情。同时我们对母亲也做心理治疗，重点讨论如何和女儿建立良好的沟通方式。

第四天，仍然是关于父亲的内观。日记摘要："按照医生的要求，我分阶段进行了关于父亲的思考，想到几十年来父亲对我的一点一滴，我感觉父爱如此厚重。这么多年来，我远离了他，他独自一人在外居住，他多么孤独。他挂念我，曾经给我打电话，我一听是他的声音就会无情挂掉。现在想来，父亲会多么伤痛。我是多么的固执！爸爸是爱我的，而我……医生，我想给爸爸打个电话可以吗？"

行为观察：洗涤的次数显著减少，情绪变得较前低落，曾拉着母亲的手说对不起。开始关注自己的孩子，帮母亲按摩头部。

第五天，关于丈夫的内观。日记摘要："一天的内观，使我感受到丈夫一直是爱我的，宠我的，是我的任性和自私使他借酒消愁和发生外遇。可我现在把他拒之门外，我该怎么办？我想电话联系他，请他回到我身边，我要向他认错。我开始感受到，我反复洗涤，真正的意义可能是想洗去心灵上的污垢。如今的我，通过内观，心灵已经越来越纯净了，我洗涤的冲动少了许多。"

行为观察：一家三口相处和谐，照顾婴儿和母亲的行为更多。偶尔对母亲指责，但过后有后悔之情。

第六天，关于婴儿的内观。日记摘要："从我母亲那里得到了很多母爱，而我对自己的孩子又是怎么做的？自我生下他来，就未曾管过他，孩子活到今天，是我的母亲在抚养照顾。我真的很惭愧，我只想到了自己。"

行为观察：基本担当起照顾婴儿的责任，心情非常好，常常面带笑容。经常帮助母亲做一些其他的事情，强迫性的洗涤行为显著减少。

第七天：总结阶段。日记摘要："我觉得生命如此珍贵，生活很重要，我对未来开始充满信心，我被爱包围着，我内心从未有过像今天这样的幸福感，我要回报，我想把自己的生活规划起来，一步步完成既定目标。我感觉自己越来越有信心了，我开始一步步走向成熟。"

七天的内观完成，患者的变化是巨大的，这让我们感受到，源于东方文化的内观疗法有着独特的心理治疗意义，更具有人本主义的色彩。

七天集中的内观结束，我们又和患者讨论安排了日常内观（每天固定半个小时的内观思考），并进行森田疗法方面的互动讨论，安排森田作业内容。二十天后自动出院。

患者出院两个月后，又亲自坐了很远的车来到我们淄博市第五人民医院，告诉我们，强迫症状完全消失，现在生活很幸福，虽然还没有联系上丈夫，但她在等待。她还送给我们一面锦旗"内观疗法——七天改变我一生"，以示感激之情。

（董汉振）

第六节　森田疗法和内观疗法整合应用

森田疗法和内观疗法被认为是东方式心理治疗体系，它们均于日本的同一时代创立，森田疗法的灵魂取源于佛教中的禅宗，而内观疗法则为净土真宗，但两者并无宗教色彩。这两种理论和方法，都是基于对人类的自然主义观察以及对这些观察结果深刻的内省。

来源于佛教文化的两者有很多共通之处。虽然它们的操作形式不同，但都有例如"事实为真"（森田语）"打碎我执，恢复纯朴"（内观语，破除自我中心、恢复纯真的心之意）等思想内核。内观以情感启动为切入点，森田则以认知和行为作为治疗线索。内观"动之以情"，打破自我中心，由感恩和内疚情感而自发涌现出感恩回报式的建设性行动，森田"晓之以理"，以切实的行动投入到建设性生活方式上来为己任。

两个具有共同文化基础，理论之间并无冲突的治疗体系衔接在一起，也许更能促进一个人的成长。况且现代社会"生的欲望"淡化的非典型神经质案例也越来越多，森田疗法并不能解释和拯救所有苦恼，整合能够优势互补，也算是一个"建设性的行为"吧。

一、森田疗法和内观疗法的共通之处和互补优势

1. 两者的操作形式看似矛盾，实则统一

内观疗法和森田疗法都是体验式的治疗形式，但体验的指向恰恰相反。内观即"观内"，是通过回忆与他人的关系而产生一系列的情感变化和感悟；而森田强调将精神能量指向身外，通过建设性的行动获得体验和领悟。两者岂不是存在矛盾和冲突吗？其实非但不矛盾，而且是一致的，相互补充的。

内观疗法同样是"不问疗法"，同样不以症状做分析和讨论对象，而是以一种全新的角度回忆和思考一路走来的人生之路，而非对症状的关注。从这点来看，这种积极对过去思考的行为，同样是一种森田式的建设性行动。内观过程，是专注注意力的过程，是为所当为的过程，是建设性行动的过程。

2. 两者互补的优势

森田疗法不注重探讨过去和内心情感，而内观疗法则弥补了这个缺憾，却又不违背森田疗法的原则。虽然建设性的行动可以改善人的情感，但情感作为行动的源动力的影响也是不容忽视的，人有责任的行为的驱动力是人的高尚情感，如果单讲你应该去做该做之事，不如先通过内观启动原本就有的善良而纯真的情感，在此情感自然驱动下的行为更有动力、更有效，森田的为所当为则会自然启动。

当然，内观疗法本身只重视内心的体验，并没有对患者提出和明确如何对待症状和如何建设性生活的课题。所以内观后的患者，

如果再经过森田疗法的指导，其行为更有目的性和确定性。

对于"生的欲望"淡化的神经症案例，内观疗法是一个很好的补充。事实上，随着内观的深化，患者会逐渐滋生出清新、解放和安静的感觉，进而内心充满充实感和活力，增强了与周围人和环境的共感和包容性，对自我及对周围环境的责任感被激发，从而发挥精神上自律和充满活力的生命的能量。内观后，"生的欲望"被重新激发或者加强。

3. 两者的"事实为真"

森田疗法的"事实为真"，是当前客观存在的事实、心身变化的事实，认识到对这些客观现实只有去接纳尊重的事实；内观疗法体验到的"事实为真"是我们成长过程中的事实，例如被爱的事实，给人添麻烦的事实，对他人的误解、无意或有意伤害，自我中心的事实，自己是一个具有良知之心和罪恶之心的复合体的事实。这些事实由于"我执"而被忽视了，却常常把责任归罪于环境、社会、他人。

在这个过程中，我们会发现真我，发现事实上的我。此时，我们会产生大量的情感体验，无条件被爱的幸福感、价值感、意识到自我中心的事实产生的愧疚感、罪感。这些事实和产生这样的真实情感无疑是对我们内在重要客体的积极而有意义的重建过程，是对旧的自我扬弃和重新构建的过程。

4. 两者的"为所当为"

森田疗法的为所当为，当何为？森田疗法告诉我们应随着本来有的生的欲望，去做应该做的事情，把注意力及能量投向自己生活中有确定意义、且能见成效的事情上。其实有不少患者不自觉就陷入努力做事是为了消除症状的误区上来，这虽然是正常的真实的意愿，但患者要走的路会长些。这其实还是自我中心意识作怪。内观疗法使我们在"寻爱之旅"的道路上深切体验到自己的自我中心，就会在爱的力量驱使下产生新生活的动力，去过一种以满足自己欲望的且以情感为重、责任为重、为他人着想和做事的生活，当为之事就会很自然地呈现在患者眼前，此时再加上森田疗法的指导，就会投入到建设性的生活中来了。

5. 两者治疗的目标

森田疗法和内观疗法其目的都是人格的成长和完善，不是消除症状。所以，在日本或美国的一些森田疗法机构中，在判断患者疗效时，常采用"毕业"而不采用"治愈"这样的标准。内观疗法创立者吉本伊信也认为"治病只是内观伴随的现象而已"。

二、森田疗法和内观疗法整合的尝试

目前为止，淄博市第五人民医院内观研修中心已经尝试将 54 例具有森田神经质特点和 18 例非典型森田神经质（生的欲望淡化）的患者进行了内观疗法合并森田疗法的治疗（临床诊断为：强迫障碍、焦虑症、疑病症、躯体形式障碍等），并取得较好的效果。

具体应用原则是：先进行集中 7 天内观体验，继而进行森田疗法的体验。

我们发现，内观过程中和内观后的来访者首先出现情感发生变化，体会到无条件被爱的事实（幸福感、感恩的情感），并产生"非病理性罪感"。情感的启动打破了心理治疗的抵抗。自我中心主义认知模式发生改变，有了爱他人的意向，连带感建立，人际关系好转，具有了回报的强烈动机。

随着患者情感和内心世界的变化，我们会很容易观察到他们行为的自觉变化：在病区内主动帮助他人的行为增多，与工作人员和其他患者的交往模式出现改善，变得谦虚，更关心体谅别人了，主动打电话给亲友，主动去做打扫卫生工作，各种集体活动变得积极……可见他们的"兴趣"已不再是症状或者说是"我"了，其"生的本能"不自觉投向具有建设性的生命活动中去

集中内观后，患者随即进入森田疗法，一般从第二期开始做起。医生和其讨论森田理论并进行各种实践活动的体验，我们医护人员普遍感觉，经过前期的集中内观治疗后，患者能更好地投入到森田

实践中去，比过去单纯应用森田疗法更加顺利，并且最终的效果也非常好。尤其是"生的欲望淡化"的患者两者合并治疗，比单纯应用森田疗法更加有效。

我们提出森田疗法和内观疗法的整合概念，原因是两者之间具有很多的共通之处，而在操作程序上，我们其实应用的是"合并"治疗。

森田疗法和内观疗法的整合或者合并，需要我们继续在临床的尝试和应用中总结经验，找出两者衔接和整合的更好的程序。

（张勤峰）

第七节　心理动力学派的治疗方法

心理动力学派的治疗，目的在于通过精神分析技术帮助患者理解症状产生的原因，如家庭关系、教育背景、生活方式、个性形成等。强调通过顿悟、改变情绪体验以及强化自我人格力量的方法去分析和解释各种强迫症状之间的矛盾冲突，以此达到治疗的目的。在治疗过程中大量地运用阐释、移情分析、自由联想以及自我重建技术。经由分析来了解患者潜意识的欲望与动机，认识对挫折、冲突或应激的反应方式，体会病理与症状的心理意义，并经指示与解释，让患者获得对问题之领悟；经过长期的治疗，基于患者与治疗者所产生的转移关系，来改善患者对人的关系，调整心理结构，消除内心之情感症结，以促进人格之成熟及适应能力。

随着社会工业化进程的加速，竞争意识的增强，人的思维模式、行为模式不断改变，各种冲突不断增加，人们的精神不断受到社会文化背景和环境因素的影响。显然100年前的经典精神分析法所针对的心理疾病与现今心理疾病致病条件和原因不同，其理论原则和治疗的形式当然也要随之改变，所以精神分析学说，随着人类发展和社会变化，不断修正是必然的。不论用什么方式，找出引起精神病理症状的潜意识原因，把患者意识不到的心理活动意识化，这并非易事。施治医生要把患者早年心理创伤的经历与日后生活态度结合起来进行分析，整个分析过程耗时、费钱，患者和医生都要投入精力，只有良好的医患配对关系，治疗才能有效。强迫障碍是一种典型冲突疾病。患者内心忧郁苦思，自觉痛苦万分，不可名状，但医者检查无客观体征，病症顽固、反复、病程较长、缠绵难愈。强迫障碍患者在被潜在的无意识动机驱使着，而自我不能察觉，不能意识到他们的病和心理冲突的关系，却在影响人的工作、学习、生活。人的现实情感被破坏，主观意志无法解决它，为了保护自己，以症状为代价来缓和内在冲突。患者担心万一出差错，并且认为所恐惧和担心万一的理由是对的，就应该加以对抗和预防。通过自由联想、释梦和解释移情，扩通和破除患者的阻抗，让患者体验和感受症状的幼稚、可笑、愚蠢性，真正情感上感悟，症状就失去存在的意义而消除，从而调整精神活动，新的行为模式逐渐建立。

　　下面介绍一例采用精神分析疗法了解患者的潜意识心理欲望与动机，并把整个早期心理创伤的经验与日后的生活态度结合起来进行分析，取得了显著的效果。

　　病例：女，24岁，已婚，大专，自幼就很少讲话，胆小，害怕见生人。病前性格孤僻、自卑、内向、固执、自尊心强，评估过程中表现为刻板、小心谨慎的合作态度。自诉：婚后夫妻感情不和。常因一些家庭琐事与丈夫吵闹，抱怨丈夫粗暴，厌烦性生活，不愿与人交往，工作不顺心。一天给丈夫洗衣服，发现衣服上有血迹，随后感到恶心，大洗自己的衣裤、身体，但还是感觉不洁，半年来强迫症状越发不能控制，抄写材料时，发现有字迹歪斜，不合心意，就反复多次抄写至精疲力竭，莫名其妙地反复洗手，睡觉、出门都要反复检查门，走路总走右边，睡觉、坐座位都按这一方式进行，自己明知这些行为和想法无意义、可笑，但无法消除，内心十分痛苦，愿心理医生帮助。

医生对其病情表示关心、理解和同情，让其在定期的心理治疗室舒适而坐，全身自然放松，自由联想，不必拘泥顺序，想到哪就说到哪，把脑子里想到的，平常不愿向别人启齿的，与道德有关的甚至违背常理的内容，不要顾忌都说出来，尽可能地回忆早年生活经历及自己的感受。在最初的自由联想中，患者并没有说出与病症关联的主要内容，但对安全的治疗气氛感到满意，并且表露出欲言又止、迟疑的复杂心情，医生仍然保持相对沉默，专心倾听，表示理解和支持，让其放松，尽量回忆既往生活中所遇不愉快的事情以及自己的感受，只有说出来想到的事情，治疗才能有效。

一天，患者精神状态显得比以往好，显然是对自由联想有所顿悟，沉默片刻后，吐诉了童年时期在放学回家的路上被人强暴一事，泣不成声，稍待心情平静，让她全身放松，按医生引导去想，当时放学后同学们都很高兴，告别了同学，在回家的路上，这时天色渐黑，突然从小山后冒出一个大男人把我抓住，当时我害怕极了，哭喊、挣扎都无济于事，那大男人把我拖到凹地，记得当时我用小手挡那硬东西，回到家母亲看见我满身泥土、血迹和被扯乱的衣裤，明白原由，把我抱在怀中哭了很久，当时我还不满 6 岁。母亲说不能把这事告诉别人。

通过自由联想，使患者理解早期心理创伤与症状的内在联系，长期精神压抑，过强自责把无法表现的内心痛苦以及对强暴恐惧、怨恨的不满情绪移置到其他对象上，把难以解决的心理冲突替换为反复洗手，反复锁门，用反复洗手拭净自认为"不洁"的事情，反复锁门，是不安全感和不确定感的病态防御。

患者倾吐了压抑在内心里的精神创伤事件，宣泄了相应的感情，领悟了医生的解释、指点，能对自己的行为、感情进行自我探索，在现实生活中不再苛求自己，善于自我肯定，排除疑惑。

患者的梦境是：只身走在陌生的大荒滩里，天气很热。远处好像隐约可见树木和工厂的高大烟囱，有人扬鞭赶着马车冲我压过来了，像是躺在医院里，全身发热，在流口水，反复用手擦抹，戴高帽子的大个医生走过来了，他手里的大针管装满了血，我在挣扎，折断了针头，这时妹妹说姐夫被大火烧死了，我哭得很伤心。

医生解释为，陌生的大荒滩、远处的景物是童年经历。烟囱、鞭子是阳具的象征，被车压过有性交之意，发热、流口水用手擦抹、帽子、折断针头几点结合起来分析，患者可能有手淫习惯，内心里对丈夫也有一种复杂的感情，显然其梦留有早期心理创伤的痕迹，由于童年受到的性伤害经验，使患者形成性心理障碍，把性生活看成是一种伤害、虐待，把丈夫连同成年男人视为伤害虐待者加以敌视，视性生活为"不洁"，形成一种自责、自罪和羞耻感，把无法解决的性冲突转为"手淫"。经过反复解释，患者理解了梦的原始含义，认识了自己的行为、情感的幼稚性。

治疗将要结束了，患者对治疗效果感到满意，一再感谢医生的帮助，体验到有父母般的爱心，并说现在工作生活很顺心，过几天我就要过生日了，显然这是一种新的移情，把对父母的爱和感情移向医生。经过再次解释，患者认识到自己是由分离而产生的焦虑。经过 10 个月的精神分析治疗，强迫障碍治愈，半年后随访，情绪稳定，一年后的访问，精神状态与病前判若两人，夫妻和睦，交往广泛，工作成绩突出，被领导提升为科室负责人。

（董汉振）

第八节　家庭治疗

家庭治疗是把家庭看成一个群体，需以组织结构、交流、扮演角色、联盟与关心等观点来了解；并依"系统论"的观点来体会此家庭系统内所发生的各种现象。即系统内任何成员所表现的行为，都受系统内其他成员的影响；个人的行为影响系统，而系统也影响成员。这种紧紧相关的连锁反应，可导致许多所谓病态的家庭现象；而一个人的病态行为，也常因配合其他成员的心理需要而被维持。

一、家庭治疗的各种模式

家庭治疗的模式包括以下：

（1）系统式家庭治疗；

（2）结构性家庭治疗；

（3）行为家庭治疗；

（4）策略性家庭治疗；

（5）分析性家庭治疗；

（6）综合性家庭治疗。

家庭治疗的各种模式中最常用的是系统式家庭治疗。系统式家庭治疗是以整体观或系统观看待个体的心理行为障碍。该理论以为，家庭中每个成员都有自己认识事物的内在解释，这个认识决定着个体一贯的行为模式，反过来也受自己行为效果的制约和影响；同时每个成员的内在解释与外在行为也会在影响家庭其他成员的同时，反过来接受其他成员的影响。个体的正常行为或病态行为都是这种连环套式的循环反馈关系层层作用的结果，治疗的要点在于通过引入新的观点和做法，来改变与病态行为相互关联的反馈环，着眼点在于改造家庭内各成员的相互作用模式，包括各个成员的内在解释及行为模式、家庭意识形态。治疗的具体步骤包括治疗性会谈和两次会谈之间的作业安排。在会谈中医生通过循环性提问、反馈性提问、差异性提问等来了解情况与传递信息。会谈结束后，治疗医生要对会谈做总结，表明对家庭问题的看法与建议，布置相应的作业让家庭去做。有时治疗师会布置一些令人不解、违反常情的作业，这称为"又悖论处方"。如要求怀疑患癌的疑病症患者，当着家人的面诉说自己患了癌症，并要表现出恐惧和焦虑，家人要同意患者的说法，家人可说："是啊，确实是患了癌症啊，病得很重啊。"如果患者不能表现出恐惧和焦虑，家人要用小水枪或弹橡皮筋惩罚他。对吵架的夫妻，要求他们定期主动吵架，或让他们在4周之内，每个人记录对方20条好的行为等。系统式家庭治疗的对象一般是全家。每次会谈持续1.5~2小时，整个疗程1~10次。

二、家庭治疗的具体操作方法举例说明

患者为中年女性，家庭主妇，高中文化，性格内向，做事认真，近一年来怕脏，频繁洗澡、洗手，情绪烦躁不安，害怕做家务，家庭生活状态混乱不堪，要求治疗。

治疗师：欢迎你们全家来，你们家谁最想来咨询，谁第二，谁第三个想来咨询？

女儿：我们全家都想来。

妻子：我最想来，病在我身上。

治疗师：你的情况我了解一点，王医生说你总是洗澡，爱清洁。你丈夫认为这是个问题，是病吗？

妻子：他觉着我没太多问题，说我是思想问题，总说别洗了。

丈夫：她就是思想问题，搞得家里没法生活，哪儿也不敢动。女儿工作很忙，还给她洗衣服，我管理着很多企业，老给我添乱。她老克服不了。

治疗师：你们家谁最先发现你妈妈有问题？

女儿：可能是我妈自己吧。

丈夫：都看出来了，刚过春节她就开始了。

妻子：比那时候早，我没有告诉你们，从去年12月搬房子的时候就开始了。刚搬房子我擦地板，总觉得擦不干净，没完没了地擦，又觉着身上也脏，衣服沾一点水也换，衣服换的没有了，就穿她爸爸的。后来觉着厕所也脏，大小便后没完没了地洗屁股。

治疗师：如果没有症状是0分，症状最严重是10分，K先生，你女儿现在认为是多少分，你妻子现在是多少分，你认为是多少分？

丈夫：妻子可能是8分，女儿认为是7分，我认为是7~8分。

女儿：我认为是 8 分。

妻子：我认为是 8~9 分。好多事你们都不知道。

治疗师：你们家做了些什么事，来帮助你妈妈？

女儿：我帮妈妈洗衣服，因为她不敢洗，怕洗起来没完没了。爸爸领她去某精神病院，医生说是强迫障碍，给开了"多塞平"，服药后老睡觉，好像是更厉害了。

丈夫：她求神拜佛，迷信，以为中了邪，还是不管用。

治疗师：你们家真是做了很大的努力，并不是每个家庭都能做到这些事情。我倒觉得，虽然你妈妈有点麻烦，这对女儿倒是个锻炼，她料理家务的机会多了。自从你妈妈有问题后，你爸爸有什么变化？

女儿：我爸爸挺烦躁的，也不敢在外边玩了，不过爸爸对妈妈还是挺关心的，拉着我们去散心旅游，逼着她去别人家玩扑克。

治疗师：这倒不错，你妈妈有麻烦后，你爸爸回家勤了，对你妈妈更关心了。

妻子：不如以前好了，我们俩知道。从前我们家可好了，人们都羡慕。

会谈持续了 2 小时，谈到 1.5 小时的时候，休息 10 分钟，接着治疗师进行结束干预的总结和提出建议：

我们谈了 1.5 个小时，你们给了我很好的印象，我感到你们全家都很努力。我见过很多家庭，并不是每个家庭都能做得像你们那样好。我有几个建议：K 夫人每天上午 9 点唱半小时的歌，我记得她对唱歌很有兴趣，K 夫人每周主动要求丈夫下班后至少有 2 次要晚点回家；假装自己的手疼，不能沾凉水，因为你洗的衣服太多了；可以随便谈论症状，开点玩笑，别太认真，家中多一些轻松活泼的活动。4 周后再谈。

第二次会谈：一个月后，全家三口按时到达门诊。K 先生认为，治疗建议有效，感到家庭的气氛好多了，妻子洗的次数有所减少，他的压力减轻；K 夫人说，她每天坚持唱歌，感觉不错，已经能做一点家务活了，换衣服少了；她女儿说觉得有希望。K 先生认为，他夫人的病症还有 5～6 分,女儿认为有 5 分,K 夫人认为还有 7 分左右。

本次又会谈 2 小时。治疗师感到全家对治疗方式较满意,但希望得到更好更多的建议。结束会谈时的总结和建议:K 夫人退休时,症状出现了。这说明她不适应退休后的枯燥生活,她是一个要强的人,她不愿意像老年人那样生活。症状出现后,全家人都很关心,努力帮助她,同时,夫人也感到内疚和不安。开个玩笑,现在 K 夫人是有事可做,有衣服可洗,不寂寞了。这就使生活有了新的内容和焦点。但是,整天忙于对付病症毕竟令人疲惫,不太好玩。建议多做一些更有趣、新鲜的、和以前不大一样的事情。如果你想减轻一分的症状就要多做二分的新鲜的事情。建议每个人都做一些令别人吃惊的好事情。例如,K 夫人可以突然打电话给亲戚,邀请他们来家做客;K 先生突然给夫人买了一盘流行歌曲;女儿给爸爸做了一顿他非常喜欢吃的饭等。另一个建议是:K 夫人如果控制不住想洗手、洗澡,你就定个时间洗个痛快,如晚上 8 点,大家都回家后洗 30 分钟。请大家监督,如果不洗就逼着她做。另外我们感到,你们家中丈夫太强,也太累,丈夫应该表现的要适当诉说工作中的困难、烦恼、身体不适等,他需要妻子的照顾。

第三次会谈:一个月后全家按时来门诊。家庭作业的完成情况:全家经常督促 K 夫人在晚上定时洗澡,女儿发现妈妈突然去商场买东西了,她感到非常高兴。K 夫人经常给丈夫量血压;K 夫人邀请亲戚吃饭;女儿因为手关节疼,不再给妈妈洗衣服,妈妈换洗衣服行为减少了。丈夫认为妻子的病还剩 3 分,妻子认为是 4 分,女儿认为是 3 分。治疗师建议,继续按照上次的要求做,妈妈应要求女儿每周至少找她的男朋友两次,提出 K 夫人既然退休了,为何不去老年大学学点知识? K 夫人听后有些生气。

第四次会谈:患者的症状大部分消失,仅残留睡觉前多洗几次手的习惯,家庭生活基本正常。治疗师建议,K 夫人不必急于消除症状,有时可以假装还有症状。你康复得太快,别人就不照顾了。对仍存在的问题引导全家人在生活中慢慢调整。至此治疗基本结束。

几个月后，由于女儿要结婚并且婚后女婿要在他们家生活，K 夫人忙得顾不上自己的症状。她女儿打来电话说母亲全好了。

（董汉振）

第九节　支持性心理治疗

支持性心理治疗是以指导、劝解、安慰、鼓励、支持、保证为主要内容，运用心理治疗的基本原则进行操作，目的是为了支持患者应付感情上的困难和心理上的问题。在临床上它是最普通的、最被广泛应用的心理治疗方法。Leigh 等指出，支持性心理治疗的目的是加强精神活动的防御能力，控制和恢复对环境的适应。

应用支持性心理治疗治疗强迫障碍常用以下方法。

一、细心倾听

强迫障碍患者的强迫观念主要是以刻板形式反复进入患者意识领域的思想、表象或意向。这些思想、表象或意向对患者来说，是没有现实意义的，不必要的或多余的；患者意识到这些都是他自己的思想，很想摆脱，但又无能为力，因而感到十分苦恼。强迫动作是反复出现的刻板行为或仪式动作，是患者屈从于强迫观念力求减轻内心焦虑的结果。从支持性治疗的角度说来，治疗者要能以"同理心"的心态来听取并理解患者的处境，治疗者能让患者倾诉内心的痛苦与烦恼事，可发生情感的"宣泄作用"。细心倾听让强迫障碍患者感觉到医生在专心致志地倾听他的诉说，而且是十分认真地对待他的问题。

二、解释指导

有许多强迫障碍患者焦虑、烦恼的产生多数来源于缺乏对强迫障碍的发病原因、性格特点及社会心理因素的正确认识。治疗者要根据强迫障碍的发病原因、机制、表现及治疗效果、愈后情况，运用通俗的语言，按照患者的现实情况，把强迫障碍的性质讲清楚，借以改善患者的认识和观念，使其养成较合理的适应方式。解释和指导用语，必须简明扼要，并进行必要的重复。

三、保证支持

强迫障碍患者处于焦虑和苦恼时给予保证、支持是十分必要的。但若对患者了解不够，过早的保证不能实现时，患者会感到受欺骗，使治疗前功尽弃。因此，治疗者提出保证要有足够的证据，使患者深信不疑。这种信任感是取得疗效的重要保证。当患者问及强迫障碍的愈后时，治疗者如有点把握，尽可能向好的方面回答，但附上几条希望，如患者从哪些方面去努力，才能实现愿望。

（董汉振）

第九章 强迫障碍的其他治疗方法

第一节 电抽搐治疗

一、电抽搐治疗强迫障碍现状

电抽搐治疗（electroconvulsive therapy，ECT）产生于20世纪30年代，经过近70年的不断研究，该治疗方法增加了很多改良措施，变得更加安全，使患者更容易接受。目前的电抽搐治疗过程是患者在全身麻醉下入睡，并给予肌松剂及氧气，然后给予大脑一个短暂电刺激，引起大脑皮质广泛性脑电发放，使大脑神经细胞释放化学物质以恢复大脑正常功能，达到控制精神症状。在我国，一般称之为无抽搐电休克治疗或改良电抽搐治疗，而国外一直沿用原来的名称。

电抽搐治疗被认为是治疗重性精神病，特别是抑郁症的最安全和有效的方法之一，而对强迫障碍等神经症疗效尚不确定，临床应用也较少。其原因可能有以下几点：

（1）药物和心理治疗对很多强迫障碍患者有效。

（2）强迫障碍患者常有较完整的自知力，对个人或外界没有危险，所以不愿采用ECT这种"强烈"的治疗方式。

（3）对电抽搐治疗不良反应认识不足而不愿采用该治疗。

（4）一般认为电抽搐治疗对于强迫障碍效果不好。如Garrido报道，电抽搐治疗强迫障碍与抗抑郁药物疗效相当，而且电抽搐治疗患者较药物治疗患者住院天数长。所以他认为电抽搐治疗对强迫障碍效果欠佳。

虽然有关电抽搐治疗对强迫障碍的疗效尚不确定，但很多研究证实还是有效的。上述 Garrido 的研究实际上说明电抽搐治疗对强迫障碍有效，只不过不如药物突出。还有研究发现药物合并电抽搐治疗比单用药物治疗疗效大大提高，有效率达 75%。而患者的强迫型人格障碍表现越轻，电抽搐治疗疗效越好。

不同研究结论不一，可能与研究选用的受试者及电抽搐治疗方案不同有关。

二、电抽搐治疗强迫障碍的选择

一致性较高的研究结论是电抽搐治疗对有某些特点的强迫障碍患者疗效更突出，建议有这些特点的强迫障碍患者可以考虑选用电抽搐治疗。

1. 电抽搐治疗对伴有内源性抑郁的强迫障碍效果更好

患者伴有抑郁情绪越严重，ECT 治疗效果越好。有研究发现一些强迫障碍患者的地塞米松抑制试验（dexamethasone suppression test，DST）和快动眼（rapid eye movement，REM）睡眠潜伏期与抑郁症患者相似，这类患者对 ECT 治疗效果好。

2. 对难治性强迫障碍患者采用电抽搐治疗可能取得很好的疗效

很多研究和病例报道都发现药物和心理治疗无效的难治性强迫障碍患者经 ECT 治疗后，症状明显改善。而且这些症状改善与抑郁症状改善无关，提示 ECT 对强迫症状本身有治疗作用。所以对于这类患者，推荐采用电抽搐治疗合并药物治疗的方式。

三、电抽搐治疗强迫障碍的治疗次数

ECT 治疗次数应该基于临床疗效以及期望获得最大效果的目的而确定。很多研究发现电抽搐治疗强迫障碍尤其是难治性强迫障碍在 1 个疗程（6～12 次）之内效果一般不满意，常需要较长期巩固维持治疗。例如，于苏文等报道两例难治性强迫障碍患者分别经过 19 次、29 次电抽搐治疗达到痊愈水平。治疗频率可根据患者的病情由每周 2～3 次延长到 1 周 1 次、两周 1 次……甚至 1 个月 1 次。

四、电抽搐治疗强迫障碍的机制

电抽搐治疗可引起多种激素的改变，使得脑内各种神经递质正常化，纠正了强迫障碍患者中枢 5- 羟色胺系统功能紊乱，从而改善了强迫症状。

五、合并用药

强迫障碍一般采用较大剂量的抗抑郁药物进行治疗，部分患者可能合并抗精神病药物。传统抗精神病药或抗抑郁药物与电抽搐合用会加重不良反应，所以在电抽搐治疗之前最好降低或者停用这些药物以避免不良交互作用。新型抗精神病药或抗抑郁药本身不良反应小，它们与电抽搐治疗的交互作用也大大降低，但是与电抽搐治疗合用仍需注意药物尽量单一使用，必要时减量。具体如下所述。

1. 三环类抗抑郁剂

一般建议电抽搐治疗前停用或减量使用这类药物。但一些研究中患者合用氯米帕明 300mg/d，并未发现严重不良反应。所以医生可根据患者的年龄、健康状况、耐受性等对合并药物剂量进行个体化调整。

2. SSRI 类药物

一般来说合用是安全的。

3. 非典型抗精神病药物

这类药物单独与电抽搐治疗合用是安全的，而且可能缩短起效时间。但是如果强迫障碍患者同时服用抗抑郁药物，建议电抽搐治疗前减少抗精神病药用量或停用。

4. 镇静催眠药

苯二氮䓬类药物增加发作次数，缩短发作时间，同时可能降低疗效，尤其对单侧电抽搐治疗的疗效影响更大。所以在电抽搐治疗前苯二氮䓬类药物一定要减量，最好停用这类药物。

综上可见，电抽搐治疗虽然不是强迫障碍的一线治疗方法。但是对于难治性、顽固性患者或者合并抑郁情绪明显的患者，可考虑采用电抽搐治疗，患者可能需要较多治疗次数，甚至长期巩固维持治疗。

（孔庆梅）

第二节　手术治疗

自精神外科创立起，难治性强迫障碍就是其最佳适应证之一，是改善难治性强迫障碍的最后可选手段。近年来，随着神经解剖学、神经生化、神经影像学等技术的快速发展，世界范围内再次对精神外科治疗难治性强迫障碍给予了关注。早期手术治疗的有效率高（71%），而近年来有效率低（32%～40%）。其原因是早期的有效药物少，"难治性"标准低，而现在有效药物多，"难治性"标准高。难治性强迫障碍进行精神外科治疗的手术方式主要有内囊前肢毁损术、扣带前回毁损术和脑深部电刺激（deep brain stimulation，DBS）、边缘白质毁损术，其治疗基础是通过手术破坏强迫障碍病理通路（眶额回 - 纹状体 - 苍白球 - 丘脑 - 眶额回皮质环路）的直接环路，达到直接环路和间接环路的功能平衡，从而缓解强迫症状的目的。

一、精神外科和强迫障碍外科治疗的历史

Egas Mo niz 最早采用外科手段治疗精神病患者 。二十世纪四五十年代精神外科曾一度盛行，主要的手术方式为脑额叶白质切开术。但随着更有效的精神药物的问世和外科治疗带来的创伤和不

良反应，此种手术方式逐渐被淘汰。1947 年立体定向技术的出现，使神经外科医生可以利用此项技术毁损脑内不同的靶点，达到治疗的目的，其中包括扣带回前部切开术、内囊前肢切开术、尾状核下切开术和边缘叶脑白质切开术等。随后，Leksell 采用 γ 刀毁损内囊前肢治疗强迫障碍。最近 20 年，精神外科飞速发展，主要原因有两点：①精神科药物出现耐药性或者效果不佳；②新的外科技术出现，减少了手术的并发症和风险。如 γ 刀可以降低开颅带来的风险；脑深部电刺激术（DBS）有着可逆性和可调节性的优点，避免了毁损术带来的功能障碍，从而消除了毁损术在医学伦理学方面的争论。值得一提的是，不论是美国的"关于精神病外科的司法调查"还是英国的"新精神卫生运动"，调查结果在总体上肯定了精神外科积极疗效的一面。历届国际精神外科学会大会，均肯定了手术是有效的、安全的，主要发达国家均以立法形式确定其为合法的治疗手段，对精神外科的研究和治疗改进也一直存在。我国自 2013 年 5 月 1 日起实施的《中华人民共和国精神卫生法》中也明确规定，医疗机构对精神障碍患者实施手术治疗，应该向患者或者其监护人告知医疗风险、替代医疗方案等情况，并取得患者的书面同意；无法取得患者意见的，应该取得其监护人的书面同意，并经本医疗机构伦理委员会批准。

二、精神外科治疗的规范要求

1988 年我国首届精神外科研讨会组织精神病学家与神经外科医师共同商定了《全国精神外科协作组关于现代精神外科手术治疗的要求（草案）》，为国内精神外科的规范化开展提供了参考依据。

1. 手术治疗之目的是解除病痛，力争恢复精神功能，适应社会工作和生活。

2. 开展该项工作的单位或地区应具有确切诊断精神疾患和手术治疗的必要设备、经验和技术条件。

3. 精神病手术病例的选择、诊断、检查、手术方案及疗效评价应有精神和神经外科医师密切合作处理。一般要求术前患者收治精神科或转诊。

4. 术前必须预先征得患者和（或）家属的同意，医师有责任向家属和（或）患者说明手术的性质，手术毁损的范围、预期效果以及可能的并发症和危险。

5. 手术必须是其他常用精神病治疗方法（心理、药物、电休克治疗等）未能奏效的难治性病例和靶症状。

禁忌证：对症状性精神病、器质性精神病、严重躯体疾病、严重精神衰退以及 18 岁以下和 70 岁以上患者不宜手术治疗。

三、精神外科的神经解剖基础、神经传导环路和手术技术

基底节环路即皮质 - 纹状体 - 苍白球 - 丘脑 - 皮质（cortico-striatal-pallidal-thalamic-cortical, CSTC）环路在调控机体运动、认知、边缘系统等功能方面起重要作用。大脑皮质通常投射点对点的兴奋刺激到纹状体（包括壳核、尾状核、伏隔核），而后者的棘细胞轴突发出纤维到苍白球内侧部、黑质网状带和苍白球外侧部从而调控机体的运动、认知、边缘系统等功能。CSTC 环路存在直接通路（即皮质 - 纹状体 - 苍白球内侧部 - 丘脑 - 皮质），被认为有易化运动的功能，而间接通路（即皮质 - 纹状体 - 苍白球外侧部 - 丘脑底核 - 丘脑 - 皮质）被认为可抑制不想要的运动。因此，这些环路中某些组成结构的异常可引起运动过少或自主运动过多等各种运动障碍（如帕金森病）。同样，很多研究者发现 OCD 患者反复出现的不可抑制的强迫观念或强迫动作，与其存在直接通路的过度兴奋和间接通路的相对抑制有密切关系；且眶额回皮质、扣带前回和尾状核是构成上述环路的重要组成结构。

OCD 的外科治疗是基于神经功能影像学（PET 和 SPECT）。OCD 患者和对照组相比，在静息情况下 PET 和 SPECT 显示眶额叶皮质、扣带回和尾状核代谢高信号，症状活动期的信号也较对照组活跃。经过药物和行为学治疗后的患者上述区域的代谢信号减低。

根据上述发现，眶额叶皮质、扣带回和基底节（主要是尾状核和丘脑的背内侧）在 OCD 的发病过程中起着至关重要的作用。所以破坏其中一处或多处，打断其神经传导通路是外科治疗 OCD 的病理生理学基础。外科手术是通过立体定向毁损、γ 刀或者 DBS 毁损或者高频刺激扣带回、内囊前肢和基底节等来打断神经传导通路，达到治疗疾病的目的。γ 刀的优势在于可以避免开颅带来的并发症，但精确度相对于毁损术和 DBS 手术稍差；而 DBS 手术具有可逆性和可调性的优势。

四、手术方式及疗效

1. 内囊前肢毁损术

Lopes 综述该手术方式对难治性强迫障碍的缓解率达 38%～100%，是最经典的手术方式。Christensen 等报道 2 例难治性强迫障碍接受手术治疗。1 例 10 岁时患强迫障碍，经过一系列药物治疗及行为治疗无效。18 岁时接受了手术治疗，之后能正常上学并顺利大学毕业，Y-BOCS 评分降至 0 分。另一例患者 17 岁开始患强迫障碍，病程 47 年，经过非手术治疗强迫症状没有缓解，他在 64 岁时接受手术治疗，术后两年 Y-BOCS 评分由术前 30 分降至 8 分，社会功能大部分恢复。该病例说明了手术治疗难治性强迫障碍的安全性，适用于年轻患者，也适用于老年患者。但同样因样本量太少，需要进一步验证。国内孙伯民等对 28 例难治性强迫障碍进行内囊前肢毁损术治疗后，16 例强迫症状完全消失，8 例显著改善，4 例无明显变化。其中 1 例出现并发症，12 例术后有轻度认知障碍及短暂记忆障碍，3～10 天后恢复，2 例术后有人格改变，孙伯民等认为该手术方法安全，显效迅速，是一种理想的替代治疗手段。张海音等对这 28 例患者随访，发现术后 2 年总有效率为 53%，明显低于术后 3 个月，认为该手术对强迫行为的疗效差，对强迫思维的疗效好。谢世平等报道了 12 例采用 γ 刀毁损内囊前肢治疗难治性强迫障碍的 3 年随访研究，应用 Y-BOCS 量表、社会功能缺陷筛选量表（social disability screening schedule，SDSS）分别评估患者术前和术后的强迫症状和社会功能，结果手术总有效率为91.7%（11/12），其中7例痊愈、3例显著进步、1例进步、1例无效。姜克明等报道了26例采用立体定向热凝毁损扣带前回和内囊前肢治疗难治性强迫障碍的2年随访研究，Y-BOCS量表术前评分为26.12±7.66，术后评分为16.46±6.24，得出两者之间有明显的统计学意义。Mindus回顾了325例采用这种手术的患者，发现70%患者的焦虑或强迫思维和行为有明显好转。严重的外科并发症发生率很低。内囊前肢切除部分包括了连接额叶眶部与丘脑背内侧核及有关核之间的交往纤维束，核磁共振已确定内囊前肢切除的范围和部位与手术后强迫症状好转有明显关系。值得注意的是，大多数研究发现，利用现代精确定位外科手术局部毁损内囊前肢、扣带回或额叶，不但没有人格改变和认知功能受损的不良作用，而且由于强迫症状好转，这些部位的功能还有轻微的改善。

2. 扣带前回毁损术

Jenike等报道了33例在美国Massachusetts综合医院二十年间采用扣带前回毁损术治疗难治性强迫障碍的随访研究，应用耶鲁-布朗强迫量表（Y-BOCS）和临床疗效总评量表（CGI）分别评估患者术前和术后的强迫症状和临床疗效。该文献以Y-BOCS评分改善至少35%和CGI评定为1级（很大改善）或2级（适度改善）作为评定手术有效的标准，其手术有效率为25%～30%。Dougherty等对药物治疗及行为治疗无效的44例难治性强迫障碍患者行扣带回前部切断术治疗，平均随访32个月，用Y-BOCS评定治疗效果，发现有14例完全缓解，6例部分缓解，提示有32%～45%对药物治疗及行为治疗无效的难治性强迫障碍患者对扣带回前部切断术有效，而且没有任何不良反应。该手术也是治疗难治性强迫障碍的选择之一。Kim等对14例难治性强迫障碍患者行扣带回前部切断术治疗，在术后发现Y-BOCS平均减分率为36%，6年达到缓解的标准。术后12个月Y-BOCS减分率≥35%，CGI评分达到显著进步或明显进步，神经心理测验未发现明显的认知功能损害。一般认为扣带回前部切断术极少引起认知损害，明显改善强迫症状。Lopes 报告该手术对难治性强迫障碍的缓解率达 27%～57%。

3. 边缘白质毁损术

边缘系统脑白质切断术本质上是扣带回切断术和尾状核下神经束切断术的联合使用。Montoya 等随访 21 例行边缘系统脑白质切断术的 OCD 或抑郁症患者，36%～50% 的患者治疗有效。韩国人 Kim 等报告了亚洲 12 例难治性强迫障碍患者，在 1993 年实施边缘白质切断术后，进行平均 45 个月的随访研究。发现全部患者恢复了病前的生活功能，Y-BOCS 平均分由术前 34 分降至 3 分。这个长期随访研究显示，脑立体定向外科手术边缘白质切断能安全有效地治疗难治性强迫障碍。Lopes 报告该手术方式对难治性强迫障碍的缓解率达 61%～69%。Tippen 和 Henns 回顾了 6 项改良脑白质切开术的研究结果，包括 110 例强迫障碍患者，近乎 81%（89 例）的患者至少达到改善，病情改善的病例中半数以上的患者达到完全缓解。这些患者的远期效果尚未报道。

4. 脑深部电刺激

脑深部电刺激（DBS）是一种新型功能性神经外科手术方式，治疗时，刺激电极被放置在特定的脑区域，持续高频电刺激来源于一个植入的、可编程的刺激发生器，和人工起搏器相似。相对于其他手术其具有以下几方面优势：①临床获得疗效的同时，不对手术靶点产生不可逆损伤；②医生可控制刺激的强度和频率；③有利于研究者制造虚拟刺激来进行盲法安慰剂对照研究。因此，DBS 发展前景广阔，DBS 植入治疗难治性强迫障碍可能会是一个很有发展潜力的治疗选择。DBS 已被美国食品和药物管理局（FDA）批准用于特发性震颤和帕金森病的治疗，2009 年 FDA 正式批准 DBS 治疗难治性强迫障碍。Galbriels 等研究了 4 例至少经过 2～3 种 SSRI 药物、氯米帕明、抗精神病药物增强剂和认知行为治疗无效的难治性强迫障碍患者，经 DBS 治疗后，3 例患者 Y-BOCS 评分减分率在 35%

以上，初步显示了其在难治性强迫障碍治疗中的有效性。Greenberg 等的研究，共报道 26 例难治性强迫障碍患者，DBS 治疗 1 个月 Y-BOCS 减分率≥35% 的患者比例从 28% 增加到 61.5%。Abelson 等对 4 例难治性强迫障碍患者进行盲法、开 - 关设计、双侧内囊前肢放置电极刺激治疗，1 例患者在双盲研究阶段、开放性研究阶段和长期随访时均体验到情感焦虑和 OCD 症状显著改善，另 1 例患者在开放随访阶段体验到中度改善。

五、不良反应

尽管各手术方式都会带来一定的不良反应，但随着立体定向设备精度和手术技术的提高，不良反应的发生率已明显下降。对于手术是否会带来认知功能障碍或人格改变，各文献报道不一。Dougherty、Jung、Oliver 等在研究中采用心理量表或神经心理测试都未发现患者术后有明显认知功能障碍或人格改变；但国内张海音、谢世平等的研究报告中各发现有 1 例出现人格改变，Liu 等的研究报告中有 2 例出现人格改变。另外，患者术后还可能会出现短暂的记忆受损、脑水肿、神志淡漠、排尿障碍、癫痫和幻觉等，但大多数不良反应都是一过性的。DBS 植入术不良反应较少，主要有因电刺激引起的热感、精神愉悦、视觉光点、胃肠道不适等。因 DBS 植入未对神经组织造成不可逆的损伤，故这些症状大多是一过性的，而且可以通过调节电刺激的开关、刺激频率的高低等减轻患者的不适。

现代精确定位外科手术的不良反应很罕见，但对于手术治疗 OCD 有效的资料必须谨慎对待，因为对治疗的负性结果很少报道，从所收集的外科治疗的资料来看，严重 OCD 患者有半数以上获得改善。当较保守的治疗失败时，可考虑选用外科治疗。由于现代手术损伤范围小，手术后人格改变罕见，手术并发症也很少，对于严重影响社会功能的 OCD 患者和经典治疗无效的患者，外科治疗是一种结局较好、危险性相对较少的治疗方法。这种方法是否能改善严重 OCD 伴有人格障碍的患者还不得而知。最近的文献总结认为最好首选扣带回前部切断术，因为其结果好，不良反应几乎没有，对无效的患者，可考虑内囊前肢切断术或边缘白质切断术。国外研究提示可逆性 DBS 能够缓解难治性强迫障碍患者的病理症状，且无明显不良反应发生，对神经组织无不可逆损伤，因此 DBS 植入治疗难治性强迫障碍可能会是一个很有发展潜力的治疗选择。

（任清涛　范玉江　闫　俊）

第三节　应用传统医学治疗

一、概述

中国传统医学具有悠久的历史，而且有其独特的理论体系及治疗方法。近年来，由于中西医结合的拓展，对精神疾病的研究与临床也逐渐走向科研的轨道，中国中西医结合学会精神疾病专业委员会先后制定三种精神疾病的辨证分型标准（精神分裂症、情感障碍及神经症），以便统一认识，推动临床科研及工作。

中医认为强迫障碍源于肝、心、脾、肾等多个脏器的功能失调，常见病因有肝郁化火、肝郁脾虚、心脾两虚、肝肾阴虚及脾肾阴虚等。

二、中医中药治疗

中医根据强迫障碍的不同临床表现，采用辨证的方法分成不同的类型进行治疗。①肝郁化火型：宜清热泻火，平肝安神。药用川龙胆草、黄芩、丹皮、龙骨、牡蛎等。②肝郁脾虚型：宜疏肝解郁，健脾化痰。药用柴胡、白术、陈皮、青皮、术香等。③心脾两虚型：宜补益心脾，养心安神。药用党参、柏子仁、酸枣仁、远志、炙甘草等。④肝肾阴虚型：宜滋阴潜阳，养心安神。药用熟地、黄精、女贞子、合欢皮、酸枣仁等。⑤脾肾阴虚：宜温补脾肾，安神定志。

药用枸杞子、熟地、附子、干姜、酸枣仁等。有报道显示采用上述辨证论治，治疗强迫障碍总有效率达 94%。

汤洁等（2002）用益肾壮胆汤治疗强迫性恐怖症 20 例。结果：痊愈 16 例，好转 4 例，总有效率达 100%。

刘晓春用温胆清汤治疗强迫障碍 25 例。结果：治愈 13 例（占 52%），好转 12 例（占 40%），无效 4 例（占 8%），总有效率为 92%。

中药治疗强迫障碍目前报道的病例尚不多，也缺乏专业人才的系统临床实践及研究，今后应扩大专业人才队伍，共同研讨其临床分型及治疗，提高临床总结及研究的科学性。

三、针灸、电针治疗

针灸治疗精神疾病在《内经》中就有记载，也是遵循辨证论治循经取穴的原则，一般取头面部，督脉穴位为多。在针灸的基础上，目前精神疾病针灸治疗的领域中发展出电针等疗法。治疗采用针灸的针、中医辨证的穴位加电流即为电针治疗。治疗强迫障碍常用的穴位为百会、印堂、内关、劳宫、太阳等，对病例随机分配，与经典抗强迫药物氯米帕明对照研究，采用常用的评定强迫障碍的 Y-BOCS 量表对其疗效及不良反应进行评定，使评定量化且客观。

电针已广泛用于治疗抑郁症与强迫障碍，可能与强迫障碍的发生机制与脑内 5-HT 功能失调有关。近年的研究证明，电针刺激督脉的百会及印堂穴等也可增加脑内的 5-HT 浓度，从而治疗强迫障碍。

舒德海（1999）采用以电针为主治疗强迫障碍 30 例。结果：电针组和采用氯米帕明的对照组总有效率分别为 83.3%、86.7%，两组治疗前后的差异均非常显著（$P<0.01$），但治疗后两组间疗效无明显差异，说明电针与对照组氯米帕明有同等疗效。

张平根等（2000）对 84 例强迫障碍患者用电针与氯米帕明进行了对照观察，结果显示两组疗效为 64.3%、73.8%，疗效相当，显效时间两组都在 7～20 天内，药物显效快，3 周后两组疗效开始相当。不良反应氯米帕明显著多于电针组，随访 1 年，电针组的复发率明显少于药物组。

高斌等（2004）对 65 例住院及门诊的强迫障碍患者用电针与氯米帕明对照研究其疗效。结果：两组患者治疗 1 周末 Y-BOCS 量表评分与治疗前比差异均有显著性（$P<0.01$），从治疗第 4 周起电针组疗效好于药物组，而不良反应电针组明显少于药物组，说明电针组安全性更好。

四、电刺激治疗

早在 1985 年，日本学者就开始将电刺激治疗强迫障碍应用于临床。当时日本学者对强迫障碍进行行为疗法治疗时，患者会出现明显的焦虑、烦躁和恐惧，因此约有 14 名患者中途中止治疗。为了弥补行为疗法的不足，在行为疗法的基础上加用穴位刺激，可使行为疗法实施中患者出现的焦虑、烦躁在较短时间内消失，快速达到行为疗法的目的。以后日本一些学者在对强迫障碍实施行为疗法的同时合用电刺激的治疗，以缩短行为治疗强迫障碍的起效时间。

（方明昭）

第四节　重复经颅磁刺激治疗

一、重复经颅磁刺激治疗的治疗原理及安全性

重复经颅磁刺激（repetitive transcranial magnetic stimulate，rTMS）治疗的原理是利用时变磁场诱发感应电场来激活大脑皮质神经细胞，从而影响脑内代谢和神经电活动等生理过程，最终实现治疗精神障碍与神经系统疾病的目的，具有无损伤、操作简便、安

全可靠等优点，目前在临床应用上正得到积极推广，在治疗抑郁症、焦虑障碍、精神分裂症方面具有广阔的治疗前景。2008年美国食品和药物管理局（FDA）批准将rTMS应用于难治性抑郁症患者的治疗。

rTMS是一种新型的非药物治疗方法，它可以在清醒状态下对人类大脑进行非侵入性的刺激。相比于传统电刺激，rTMS更容易实现颅脑深部刺激，且对人体的伤害小，同时还有改善认知功能的作用。国内外大量临床研究以及Meta分析结果，一致认为rTMS是一种安全无创的治疗技术。在治疗中/后出现的不良反应中，头痛最常见，多为轻度、短暂的紧张性头痛，刺激额叶时发生头痛的频率最高，低频刺激较高频刺激更可能诱发头痛。其他方面的不良反应，如头晕、局部疼痛、局部肌肉抽搐、耳鸣、听力暂时变化等，均可耐受而且在治疗结束后可自行缓解。

目前认为rTMS最危险的不良反应为诱发癫痫发作，但迄今为止罕有因rTMS治疗诱发癫痫的病例报告，国外学者统计了自rTMS应用于临床治疗抑郁症后共有8例患者出现了癫痫发作，发生率仅为0.003%。据统计，它们均是在刺激过程中发生，而且发作后均无遗留后遗症。分析原因发现，大多数癫痫发作都是在使用了标准之外的皮质刺激参数时或者是由于现有的药物降低了癫痫发作阈值，还可能与刺激频率、强度、疗程相关，尽管如此，既往有癫痫发作史或癫痫发作家族史仍为rTMS的治疗禁忌证。

二、rTMS治疗强迫障碍的临床实践探索

基于OCD的发病机制研究发现和经颅磁刺激治疗的发展，国内外的精神科医生对rTMS治疗OCD的疗效进行了一些临床试验，在国内外期刊上也能找到一定数量的论著及综述，在这些文章中rTMS均是作为OCD的辅助治疗手段，但总的来讲，这些临床试验得出的关于rTMS治疗OCD的疗效结果并不统一。分析其中的原因，一方面与临床试验的设计、样本量的大小、临床评估工具、

是否设置"伪刺激"对照组等有关，另一方面则是经颅磁刺激的治疗参数，尤其是刺激频率、刺激部位以及治疗时程等核心参数并不统一，因此得到的治疗结果也是参差不齐，优劣参半。尽管如此，这些临床试验在进一步探索 rTMS 的临床应用和明确强迫障碍的发病机制方面，给了我们更多的提示。以下我们通过两个比较典型的临床试验来看 rTMS 辅助治疗 OCD 的疗效。

1997 年国外学者 Greenberg 首次将经颅磁刺激应用于 OCD 的治疗，当时他将 12 例难治性强迫障碍患者分别给予右侧前额叶和枕叶单次 rTMS 治疗（20Hz，80%MT，20min），结果显示，接受右侧前额叶治疗时患者的强迫意向明显减少，效果可持续 8 小时，但刺激其他部位时强迫观念及强迫行为无效。自此之后，大量的学者也开始尝试将 rTMS 应用于 OCD 的治疗研究。

国内学者唐立岩等完成了一项"重复经颅磁刺激联合帕罗西汀治疗强迫障碍的对照研究"，试验中受试者入组后根据随机数字表随机分配到联合治疗组（rTMS+ 帕罗西汀）和药物治疗组（伪rTMS+ 帕罗西汀），帕罗西汀用量在 2 周内渐增至 40 ~ 60mg/d。联合治疗组治疗时使用 rTMS 真刺激，刺激部位为右侧背外侧额叶，刺激频率为 10Hz，刺激强度为 100% 运动阈值。药物治疗组治疗时使用 rTMS 伪刺激，观察疗效 6 周。采用耶鲁 - 布朗强迫量表（Y-BOCS）、汉密尔顿焦虑量表评定疗效，并评估治疗过程中的不良反应。6 周后评估疗效并分析数据，得出 2 组治疗对强迫症状和焦虑症状均有效，但联合治疗组优于药物治疗组，且差异有统计学意义，在治疗过程中均未发现有明显且严重的不良反应。在治疗机制的探讨中，强迫障碍患者前额叶皮质代谢亢进和血流灌注增加，内侧皮质抑制功能减弱，rTMS 通过脉冲磁场刺激前额叶，改变前额叶的兴奋性，从而产生了抗强迫临床疗效。

也有国外学者认为强迫症状的改善可能是 rTMS 抗抑郁焦虑效果的继发效应。Sujit Sarkhel 使用 10Hz 的 rTMS 治疗强迫障碍患者，发现患者的汉密尔顿抑郁评分和汉密尔顿焦虑评分下降，认为

rTMS 主要改善了强迫障碍患者的抑郁焦虑情绪，而对强迫症状无明显作用。

虽然很多临床试验得出结论即 rTMS 辅助治疗 OCD 优于单一药物治疗，但是关于刺激部位的选择也有很多争论，不同的临床试验也得出了不同的结果，国外有学者认为疗效与刺激左右侧额叶无关，也有学者认为刺激左侧额叶效果更佳。

三、rTMS 治疗强迫障碍的研究前景

在 rTMS 治疗 OCD 的临床试验中，研究者需严格控制无关变量的干扰，最好采用大样本的随机对照双盲试验，若有可能，受试者最好不要使用药物治疗，同时筛选没有伴发抑郁的患者，这样可以避免药效或共病症状对试验结果造成的影响。在临床试验中，最好采用更广泛的刺激参数，并延长治疗疗程，最大限度发挥 rTMS 的疗效。

另外，目前对 rTMS 的研究热点，无论是治疗抑郁障碍还是强迫障碍，正逐步向定位导向 - 靶向治疗发展，所谓定位导向 - 靶向治疗，是将 rTMS 治疗与功能性脑影像研究等能反映大脑结构、功能的手段结合，针对不同的靶症状，选择特定的脑区进行刺激治疗，并且充分考虑患者个体信息（如解剖结构和症状情况等），调整线圈位置和倾斜角度，优化 rTMS 的频率，选取不同的刺激时间，更准确地评估 rTMS 治疗中特定脑区的感应电流分布，从而形成个性化、有针对性的治疗方案。可以在保证患者安全的前提下，优化治疗方案，减少不良反应，提高疗效，同时可以为疗效评估建立清晰的量 - 效关系，更有助于为制订新型治疗方案提供剂量学依据，具有重要的科研和临床意义。

（董问天）

第十章 难治性强迫障碍

第一节 概 述

强迫障碍（OCD）是一种慢性易致残性神经症，给患者带来显著的压力，损害患者的社会和职业功能，降低生活质量，国内外学者进行了大量研究，近三十年有关 OCD 的研究获得了持续进展，其成为焦虑障碍中研究最深入的疾病。目前，美国精神病学协会实践指南将行为心理治疗和高剂量 5- 羟色胺类抗抑郁药作为 OCD 的标准治疗。Eddy 等的 Meta 分析发现，选择性 5- 羟色胺再摄取抑制剂（SSRI）和认知行为治疗（CBT）都可以产生较高的疗效指数，SSRI 治疗的疗效指数可达 1.18，SSRI 合并 CBT 的疗效指数可达 1.72。尽管如此，仍有约 38% 的难治性病例未能获得显著的疗效，而且症状完全消失的患者比例小于 30%。随访研究发现，接受标准治疗的患者症状完全消失者仅为 12%～20%；使用更为积极的、优化的药物和行为治疗，仍有约 10% 的患者难以获得满意疗效。这些患者可能是强迫障碍的一个亚型，长期以来，因其治疗困难而备受关注，成为困扰广大临床工作者的一大难题。

难治性强迫障碍目前尚无普遍可以令人接受的统一定义，一般来说，难治性强迫障碍是指足量（推荐剂量的高剂量一端）、足疗程（一般 8～10 周）的三种 5- 羟色胺再摄取抑制剂（其中包括氯米帕明）治疗无效，无效是指 Y-BOCS 评分下降少于 35%，即可称为难治性强迫障碍病例。然而，难治性强迫障碍的确认在实际临床操作中却存在偏差。尽管其他一些治疗可能对特定临床亚型的强迫障碍治疗更加有效，但许多患者采用单一 SSRI 治疗无效后即被认为是难治性强迫障碍。所以，在难治性强迫障碍确认前，临床医生首先应确定该患者是否对各种治疗真正没有反应，例如诊断是否正确、是否未遵医嘱、是否对其共病进行了一并治疗、是否运用过行为治疗，还是仅仅给予了足量、足疗程的药物治疗。

难治性强迫障碍的特点：对于 SSRI 治疗不理想或无效的难治性强迫障碍可能是强迫障碍的一个亚型，国际难治性强迫障碍治疗协会通过回顾性研究发现，难治性强迫障碍一般症状严重，自知力差，慢性病程，较多合并双向情感障碍、进食障碍、抑郁、酒或药物滥用及精神分裂症；治疗效果佳的强迫障碍一般有较高的抽动症家族史，较多合并冲动控制障碍，发作性病程多见。

第二节　难治性强迫障碍的治疗

一、换用另一种抗强迫药物

（一）换用另一种SSRI

SSRI 是 OCD 治疗的一线药物，但 40%～60% 的 OCD 患者经足量、足疗程的 SRI 治疗后仍无效；SSRI 对强迫障碍的治疗理论是通过增加区域性脑通路 5-HT 神经递质而起作用，如果患者对氯米帕明和其中一种 SSRI 无效，换用另一种 SSRI 有可能取得好的疗效，因为这些药物都可阻断 5-HT 受体再摄取，但其亚受体是不相同的，常见的如氟伏沙明、西酞普兰等，在 SSRI 中阻断 5-HT 再摄取由强到弱依次为帕罗西汀、舍曲林、氟西汀、西酞普兰和氟伏沙明，大约有 25% 的患者换药后可取得好的疗效。

（二）换用另一种SNRI

SSRI 治疗无效的强迫障碍患者的治疗策略之一就是换用 5- 羟色胺 / 去甲肾上腺素再摄取抑制剂（SNRI），其原因可能是 SNRI

作用于多种神经递质系统，作用谱系更加广泛，部分患者治疗反应可能更好。在 Ravizza 等人的研究中，28 例经过两种 SSRI 充分治疗无效的强迫障碍患者分别换用文拉法辛（8 例）、高剂量氯米帕明（150～225mg/d，11 例）和 SSRI 类药物西酞普兰（9 例）治疗，治疗有效的判定标准为 Y-BOCS 评分减分率≥35% 和临床疗效总评量表（CG1）评分≤2 分。结果，在完成该试验的患者中文拉法辛治疗有效率为 42.8%（3/7），氯米帕明治疗有效率为 37.5%（3/8），西酞普兰治疗有效率为 14.30%（1/7），提示强迫障碍一种药物治疗无效换用另一作用机制的抗强迫药物治疗还能取得效果。同样，在另一项研究中，Hollander 等研究了文拉法辛治疗 SSRI 治疗无效的强迫障碍患者的效果，结果 29 例一种 SSRI 治疗无效的强迫障碍患者换用文拉法辛治疗后有效率是 75.9%（22/29），两种 SSRI 治疗无效者换用文拉法辛治疗有效率为 81.8%（18/22）。然而，此两项研究均没有设立安慰剂对照组，尚需一些双盲安慰剂对照研究以进一步证实该结果，换药时应采用 24 周换药过渡期，如在过渡期获效，可保持当时并用的药物品种及剂量。

二、加增效剂

如经上述治疗效果欠佳，可在 SSRI 治疗的同时加增效剂。常用的加入增效剂有 2 种办法：第一，合用可以增强 5-HT 功能的增效剂；第二，合用低剂量的多巴胺拮抗剂。具体合用哪一种增效剂还需考虑强迫障碍的亚型和共患症状，共患注意缺陷多动障碍（attention deficit hyperactivity disorder，ADHD）加用兴奋剂作为增效剂，共患双向情感障碍加心境稳定剂作为增效剂，共患抽动障碍加神经阻滞剂，脑电图异常加心境稳定剂或抗癫痫药。

关于合用增效剂使难治性强迫障碍病情改善的药理学机制可能是：①由于 SSRI 治疗的延续，或者是由于增效剂单独抗强迫作用的结果；②可能是由于增效剂与 SSRI 相互作用的药物动力学结果（包括相互间血药浓度的影响及对神经递质的影响等）。但是，目前未发现单独的抗精神药物等增效剂具有抗强迫作用；并且，在单独用 SSRI 治疗至少 12 周后，难治性强迫障碍的强迫症状处于稳定状态；另外，有研究发现合用利培酮组与合用安慰剂组 2 组间的 SSRI 血药浓度无显著性差异，但合用利培酮组的难治性强迫障碍治疗有效。因此，合用增效剂的病情好转是否由于增效剂与 SSRI 相互作用的药物动力学结果还需进一步的研究。再者，为什么单用氯氮平、奥氮平和利培酮会加重甚至诱发其强迫症状，但氯氮平、奥氮平和利培酮与 SSRI 合用对部分难治性强迫障碍却有较好疗效呢？对其机制的研究很有必要。关于影响合用增效剂与 SSRI 治疗难治性强迫障碍的相关因素研究不多，究竟难治性强迫障碍的疗效与增效剂改善焦虑、抑郁或精神性症状有无关系？或者增效剂的剂量与难治性强迫症状改善程度是否呈正相关？不同类型的增效剂与不同的强迫障碍亚型及家族史等有无关系？McDougle CJ 等初步研究认为难治性强迫障碍的疗效与增效剂改善焦虑、抑郁或精神病性症状无关，利培酮的剂量与难治性强迫障碍症状改善程度无关联，但缺乏详细的研究。

（一）典型抗精神药物

有研究报道在 SSRI 治疗剂量的基础上合用小剂量的多巴胺拮抗剂氟哌啶醇和匹莫齐特等增效剂对难治性强迫障碍有效，特别是对共患慢性抽动障碍和分裂型人格障碍的强迫障碍有明显疗效。国内奈效祯等（2008）报道在帕罗西汀基础上加用氟哌啶醇治疗 33 例难治性强迫障碍患者，结果表明治疗 12 周末显效率为 63.6%。强迫障碍量表总分、强迫观念和强迫行为因子分及社会功能缺陷筛选量表总分随着治疗时间的延续均呈持续性下降，治疗 8 周末均较治疗前有显著性差异（$P<0.05$），12 周末有极显著性差异（$P<0.01$），说明氟哌啶醇联合 SSRI 类药物治疗难治性强迫障碍有效。这可能是由于，氟哌啶醇可通过中度阻断 D_1 受体而抑制直接通路，高度阻断 D_2 受体而引起间接通路脱抑制性兴奋，从而起到辅助治疗强迫障碍的作用。但由于氟哌啶醇锥体外系反应明显从而限制了其使

用。

　　有报道对于抗强迫障碍的一线药物（氯米帕明和 SSRI 类）治疗无效后，合用抗精神病药物可改善其症状，但停用抗精神病药物2 个月后，83.3% 的患者复发。这说明抗精神病药物对难治性强迫障碍的治疗有增效作用，维持抗精神病药物作为增效剂治疗也有其必要性。单用典型抗精神病药，如氯丙嗪（抗多巴胺 D_2 受体），通过对 75 例强迫障碍的门诊患者使用氯丙嗪治疗的研究，以安慰剂为对照，结果发现氯丙嗪缓解强迫症状令人失望，此后再无类似对照研究，仅有极少病例报告有效。一般认为单用典型抗精神病药治疗强迫障碍无效。

　　（二）非典型抗精神病药物

　　SSRI + 神经阻滞剂（特别是非典型抗精神病药物）是当前难治性强迫障碍治疗最有希望的方法之一。双盲研究证实利培酮、奥氮平、喹硫平作为增效剂对部分难治性强迫障碍有效。有研究显示，加入利培酮可以明显改善患者的强迫意念。McDougle 等（2000）将 SSRI 治疗无效的 36 例强迫障碍患者随机分为利培酮 + SSRI 治疗组和安慰剂 + SSRI 治疗组，随访期限为 6 周。结果治疗 5 周两组疗效即显示出明显差异，治疗 6 周后差异更加明显，利培酮 + SSRI 治疗组有效率为 50%，SSRI + 安慰剂治疗组无 1 例有效。研究结束揭盲后，14 例服用安慰剂 + SSRI 治疗的患者又予利培酮继续治疗，结果 7 例显效。有研究报道合用利培酮对共患双向情感障碍的难治性强迫障碍疗效更佳。对使用氟伏沙明治疗强迫障碍无效的患者，联合使用奥氮平治疗 3 个月的开放性研究，大约 50% 患者出现疗效。有研究报道加用喹硫平增效剂后，其强迫症状改善，但抑郁症状和焦虑症状并无改善，显示出增效剂的独立改善强迫症状的作用。许多文献报道氯氮平在治疗精神疾病时，会引起或加重强迫症状，根据强迫障碍的受体超敏假说，长期应用氯氮平应该对强迫症状有一定的治疗效果，但是 McDougle（1995）等人所做的一项研究中没有得到上述效果。目前不主张合用此药。然而，亦有不同的研究报道，Shapira 等最近在美国国立精神卫生研究所的资助下完成了奥氮平＋氟西汀治疗难治性强迫障碍的研究。氟西汀治疗 8 周无效的 44 例强迫障碍患者被随机分为奥氮平＋氟西汀治疗组（22 例）和继续单用氟西汀治疗组，6 周后所有病例症状均有显著改善，但组间没有差异。作者推测其原因可能是 SSRI 治疗 8 周仍能产生疗效，因此在联合应用抗精神病药物增强 SSRI 的疗效前，SSRI 单一治疗应在 8 周以上，甚至 12～14 周。阿立哌唑是多巴胺受体部分激动剂，它的受体结合方式与其他非典型抗精神病药物不同之处在于，它部分激动 D_2 和 5-HT$_{1A}$ 受体，并有效地拮抗 5-HT$_{2A}$ 受体，这种受体结合方式为 SSRI 类药物起到更好的协同作用创造了条件，使抗抑郁药物的作用增强，2005 年美国 Ashton 报告了第一例成功应用阿立哌唑增效治疗强迫障碍有效的病例，此后，一些预实验和个案也相继报告了阿立哌唑作为增效剂治疗难治性强迫障碍的结果，都表明阿立哌唑作为增效剂治疗难治性强迫障碍有效，Muscatello 等进行了一项阿立哌唑作为 SRI 或氯米帕明增效剂治疗难治性强迫障碍的随机双盲安慰剂对照研究，结果表明阿立哌唑作为 SRI 或氯米帕明增效剂治疗难治性强迫障碍有效且耐受性好。

（三）碳酸锂

有若干研究报道锂盐作为增效剂对难治性强迫障碍有效，但在双盲对照研究中与安慰剂组无显著差异。碳酸锂作为一种心境稳定剂，有文献报道其与 SSRI 合用对难治性强迫障碍有一定的治疗效果，有专家认为合并抑郁障碍者可以锂盐作为增效剂。Gordon 等人报道碳酸锂与 SSRI 合用对强迫障碍有效。但是，唯一的一项双盲安慰剂对照临床试验发现碳酸锂对难治性强迫障碍的治疗效果与安慰剂比较差异无显著性。

（四）抗抑郁药

虽然还缺乏双盲研究证实有效，但氯米帕明在临床中普遍被用作难治性强迫障碍的增效剂，但在合用过程中要注意 SSRI 可显著提高三环类抗抑郁药的血药浓度，故氯米帕明的剂量不宜过大，有专家建议不要超过 50mg/d。Malejo 等人（1992）所做的双盲对照研究揭示单胺氧化酶抑制剂（MAOI）治疗难治性强迫障碍有效。有个案报道曲唑酮和 MAOI 类药作为增效剂对难治性强迫障碍有效。对于有惊恐和恐怖症状的强迫障碍可考虑 MAOI。

（五）抗焦虑药

抗焦虑药常作为辅助剂使用，对于强迫障碍伴有焦虑共病患者及在进行行为治疗中不能耐受因暴露和反应预防训练而引起焦虑的患者，可以使用抗焦虑药。但单独使用时，对强迫症状无明显治疗作用。在更换任何抗抑郁药之前，可加用辅助药物 2~4 周，观察是否能促进疗效。个案报道氯硝西泮单用或作为增效剂对强迫障碍均有效，机制可能是作用于 5- 羟色胺。有癫痫史、脑电图异常或可疑部分癫痫发作的强迫障碍可以考虑氯硝西泮治疗。1990 年 Hewlett 等人报道 3 例对 SSRI 无效的患者，换用氯硝西泮治疗后效果明显。Hewlett 等（1990）随后所做的氯硝西泮与氯米帕明治疗强迫障碍的双盲对照研究中得出相似的结果。丁螺酮对于难治性强迫障碍的疗效也存在争议。一般认为，该药对于强迫障碍的核心症状无效，但是对强迫障碍伴有的焦虑症状效果明显。药物初始剂量为 15mg/d，根据临床表现增加到 30~60mg/d，每天分 3 次给药，治疗持续时间为 6 周。

（六）抗癫痫病药

Cora 等人在加用抗惊厥药治疗难治性强迫障碍的开放性研究中发现抗惊厥药对难治性强迫障碍有一定的治疗效果。5 例接受平均剂量为 68mg/d 氟西汀治疗 12 周无效的患者改用加巴喷丁，6 周后平均剂量为 2520mg/d，最高剂量达 3600mg/d，从 2 周起患者的焦虑症状、强迫症状、睡眠状况、情绪均有明显改善。但本研究尚需大样本、双盲、对照研究来验证。有个案报道氯米帕明合用卡马西平对难治性强迫障碍有效，特别是在合并有冲动行为的强迫障碍患者中，但卡马西平能减少氯米帕明的血药浓度，所以卡马西平的增效作用不可能是由于增加了氯米帕明的血药浓度所致，卡马西平可促使释放 5-HT，这可能是解释其增效的原因之一。

（七）其他

有报道色氨酸作为增效剂有效，作为 5-HT 合成原料的氨基酸，有人报道 L- 色氨酸对于强迫障碍的治疗有一定效果，但是在临床应用时应特别小心，因为色氨酸可引起血嗜酸性粒细胞增多性肌痛症。推荐剂量为 2 ~ 10g/d。

甲状腺素作为增效剂对重性抑郁有较好的疗效，有研究报道其作为难治性强迫障碍的增效剂也有疗效。Joffe 等人在 1 项开放性研究中用甲状腺素与 SSRI 合用治疗难治性强迫障碍，结果提示甲状腺素对于难治性强迫障碍有一定的治疗效果。Aronson 等人（1996）检索 Medline（1966—1995）以及手工查阅有关文献后，做 Meta 分析发现甲状腺素对于难治性强迫障碍有治疗效果。但是 Plgott 等人所做的一项对照研究却未能得出相似的结果。甲状腺素的推荐剂量为 25 ~ 50μg/d。

双盲对照研究发现口服吗啡对难治性强迫障碍有显著疗效。Schindler 等也报道了 2 例难治性强迫障碍患者加用屈大麻酚后，症状改善。

肌醇，作为葡萄糖的异构体和磷脂酰肌醇循环的前体，与 5-羟色胺再摄取抑制剂合用或者单独应用可以治疗难治性强迫障碍。有一项双盲研究报道肌醇可以改善难治性强迫障碍的症状，提示 6 ~ 12mg/d 可以治疗难治性强迫障碍。Seedat 等人（1999）在一项开放性研究报道肌醇合并 SSRI 治疗难治性强迫障碍共 10 例患者，平均剂量 18mg/d，持续治疗 6 周，第 8 周运用 CGI 量表评定，结果 3 例有效，作者认为难治性强迫障碍群体中，有一部分人应用肌醇有效。

吲哚洛尔，作为一种 β 受体阻断药，是所有辅助治疗药物中效果相对较好的药物。Dannon 等人（2000）在一项双盲研究中，发现吲哚洛尔与 SSRI 合用治疗强迫障碍有效。吲哚洛尔对应用 SSRI 部分有效的患者效果明显，而对那些应用 SSRI 完全无效的患者几乎无任何效果。

三、静脉滴注氯米帕明或西酞普兰

　　治疗难治性强迫障碍的另一种方法是氯米帕明静脉用药，此方法在美国已经受到重视。操作方法为，初始剂量25mg，第10天增至250mg，维持这个剂量到第14天。Brian等研究发现，难治性强迫障碍经2周药物清洗期后改静脉滴注氯米帕明，第1~2天为25mg/d，第3天50mg/d，第4天为75mg/d，第5天为100mg/d，第6天为125mg/d，第7天为150mg/d，第8天为175mg/d，第9天为200mg/d，第10~14天为250mg/d，静脉用药14天后，病情明显改善，然后再换用口服氯米帕明，剂量为250mg/d。有报道称在氯米帕明静脉滴注前催乳素及可的松血浆水平较低者及静脉滴注14天后生长激素水平分泌明显增多的难治性强迫障碍患者，对静脉用药氯米帕明效果较好。Koran等（1994）应用氯米帕明静脉滴注治疗5例重性强迫障碍患者（Y-BOCS评分≥25分），其中4例为难治性强迫障碍。氯米帕明起始剂量为25mg，每周治疗6天，共6~7周，治疗第4周时氯米帕明平均用量140mg。治疗结束，所有患者治疗均有效，Y-BOCS平均减分率为71%，疗效最差的患者减分率为26%。Fallon等评价氯米帕明静脉滴注与安慰剂的对照研究，入组病例均为口服氯米帕明无效的OCD患者，结果发现，静脉滴注氯米帕明有效。

　　用于难治性强迫障碍治疗的西酞普兰静脉滴注疗效亦获证实。PStefano研究发现，静脉滴注西酞普兰可安全、快速地改善难治性强迫障碍。剂量用法为，1~2天为20mg/d，3~6天为40mg/d，7~21天为60mg/d，从22天后换用口服西酞普兰，剂量为40~80mg/d，但要注意其心血管系统的不良反应。Pallanti等将39例至少两种SSRI充分治疗无效的强迫障碍患者选为研究对象，西酞普兰起始剂量为20mg/d，逐渐加量至40~80mg/d。结果38例患者完成试验，20例患者Y-BOCS减分率≥40%，患者Y-BOCS量表平均减分率为 25%。

四、难治性强迫障碍的精神外科手术治疗

自精神外科创立起，难治性强迫障碍就是其最佳适应证之一，是改善难治性强迫障碍的最后可选手段。近年，随着神经解剖学、神经生化、神经影像学等技术的快速发展，世界范围内又掀起了精神外科治疗难治性强迫障碍的热情。早期手术治疗的有效率高（71%），而近来的有效率低（32%~40%）。其原因是早期的有效药物少，"难治性"标准低，而现在有效药物多，"难治性"标准高。难治性强迫障碍进行精神外科治疗的手术方式主要有内囊前肢切断术、扣带回前部切断术和脑深部电刺激（DBS）、边缘白质切断术、尾状下束切断术，其治疗基础是通过手术破坏强迫障碍病理通路（眶额回 - 纹状体 - 苍白球 - 丘脑 - 眶额回皮质环路）的直接环路，达到直接环路和间接环路的功能平衡，从而缓解强迫症状的目的。

双侧立体定向、前内囊切开术是一种有效的外科治疗方法。Mindus 回顾了 325 例采用这种手术的患者，发现 70% 患者的焦虑或强迫性思维和行为有明显好转。严重的外科并发症发生率很低。双侧内囊前肢切断术治疗难治性强迫障碍已有 50 年的历史。Liu 等报道 35 例难治性强迫障碍患者进行了双侧内囊前肢切断术，3 年随访的结果发现 20 例难治性强迫障碍患者症状完全消失，10 例难治性强迫障碍患者显著改善，5 例难治性强迫障碍患者无改善。内囊前肢切除部分包括了连接额叶眶部与丘脑背内侧核及有关核之间的交往纤维束，核磁共振已确定内囊前肢切除的范围和部位与手术后强迫症状好转有明显关系。值得注意的是，大多数研究发现，利用现代精确定位外科手术局部毁损内囊前肢、扣带或额叶，不但没有人格改变和认识功能受损的不良反应，而且由于强迫症状好转，这些部位的功能还有轻微的改善。

Tippen 和 Henns 回顾了 6 项改良脑白质切开术的研究结果，包

括 110 例强迫障碍患者，近乎 81%（89 例）的患者至少达到改善，病情改善的病例中半数以上的患者达到完全缓解。这些患者的远期效果尚未报道。

Dougherty 等人（2002）对 44 例接受扣带回切断术的难治性强迫障碍患者平均随访 32 个月以后，14 例患者完全缓解，6 例患者部分缓解，总有效率为 45%，且没有发现任何不良反应。作者提示神经外科术至少可以部分缓解难治性强迫障碍患者的困境。另外，Price 等人（2001）随访 5 个由于有自残行为而接受边缘白质切断术的患者，结果发现其中 4 例症状明显改善，尤其自残行为改善更明显。

DBS 是一种新型功能性神经外科手术方式，相对于其他手术方式具有刺激电压、频率、脉冲可调，不毁损靶目标的优势，具有广阔的发展前景。DBS 已被美国 FDA 批准用于特发性震颤和帕金森病的治疗，现开始尝试用于难治性强迫障碍。Galbriels 等研究了 4 例经过 2~3 种 SSRI 药物、氯米帕明、抗精神病药物增效剂和认知行为治疗无效的难治性强迫障碍患者，经 DBS 治疗后，3 例患者 Y-BOCS 评分减分率在 35% 以上，初步显示了其在难治性强迫障碍治疗中的有效性。近年来，DBS 治疗难治性强迫障碍研究获得了显著效果。Greenberg 等的研究，共报道 26 例难治性强迫障碍患者，DBS 治疗 1 个月 Y-BOCS 减分率 ≥35% 的患者比例从 28% 增加到 61.5%。Abelson 等对 4 例难治性强迫障碍患者进行盲法、开关设计、双侧内囊前肢放置电极刺激治疗，1 例患者在双盲研究阶段、开放性研究阶段和长期随访时均体验到情感焦虑和 OCD 症状显著改善，另 1 例患者在开放随访阶段体验到中度改善。

现代精确定位外科手术的不良反应很罕见，但对于手术治疗 OCD 有效的资料必须谨慎对待，因为对治疗的负性结果很少报道。从所收集到的外科治疗的资料来看，严重 OCD 患者有半数以上获得改善。当较保守的治疗失败时，可考虑选用外科治疗。由于现代手术损伤范围小，手术后人格改变罕见，手术并发症也很少。对于严重影响社会功能的 OCD 患者和经典治疗无效的患者，外科治疗是一种结局较好、危险性相对较少的治疗方法。这种方法是否能改善严重 OCD 伴有人格障碍的患者还不得而知。最近的文献总结认为最好首选扣带回切开术，因为其结果好，不良反应几乎没有；对无效的患者，可考虑内囊前肢切开术或白质切开术。同时，手术治疗的安全性也需要更多的病例、更精确的脑部定位，以及更长时间的随访研究予以验证。

五、难治性强迫障碍的其他治疗措施

电抽搐治疗（ECT）虽已成功应用于抑郁症等其他精神病性障碍，但对强迫障碍的治疗效果有限。数个研究显示 ECT 治疗伴强迫症状的抑郁症有效，但对强迫症状的治疗效果似乎不大，但在伴有严重抑郁和自杀的强迫障碍中可用 ECT 治疗。刘严等（2011）对 62 例难治性强迫障碍患者随机分为研究组和对照组各 31 例。前者给予 ECT 合并帕罗西汀治疗，后者单用帕罗西汀治疗。观察 8 周，采用耶鲁 - 布朗强迫量表（Y-BOCS）、汉密尔顿抑郁量表（HAMD）评定疗效，用治疗中的症状量表 TESS 评定安全性。结果治疗后研究组的显效率为 60.0%，对照组的显效率为 25.8%，两组比较差异有统计学意义（$P<0.05$）。两组治疗后 Y-BOCS、HAMD 评分以研究组下降更明显（$P<0.01$），两组 TESS 评分差异无统计学意义（$P>0.05$）。结果 ECT 合并帕罗西汀治疗难治性强迫障碍可提高疗效，安全性好。

重复经颅磁刺激（rTMS）原用于重性抑郁症的治疗，现亦试用于难治性强迫障碍。一些证据显示，rTMS 能够降低强迫性冲动。Greenberg 等（1997）发现给予右侧前额叶 r-TMS 治疗，能够减少强迫症状达 8 小时之久，强迫性思维却没有改善。然而，rTMS 研究有助于阐明难治性强迫障碍的神经解剖环路基础，需进一步深入研究。迷走神经刺激术（vagal nerve stimulation，VNS）是应用于重性抑郁症治疗的最新手段之一，亦试用于难治性强迫障碍的治疗，但结论不一。

六、行为治疗及其他心理治疗

对于那些部分或完全对药物治疗无反应的患者，可以尝试行为治疗和药物治疗相结合的方法，特别是那些临床中强迫行为比较明显的患者。其中暴露疗法和反应预防是治疗强迫障碍的有效方法。难治性强迫障碍患者往往存在着早年的不良经历和家庭环境，所以多数患者性格不良，适应社会能力降低。防御机制是指"自我逃避不愉快和焦虑的方法，并且能控制冲动行为、情感、本能冲动"。它是自我用来驱赶那些能引起个体焦虑的性和攻击的冲动、欲望和想法的方式，被认为是一种持久的和重要的个体应对方式，是自我在调节主客观之间的冲突中发展起来的。每个人都运用某些防御机制来保护自我免受内心的冲突。从心理动力学角度来分析，神经症患者的特定心理防御方式可以反映其病理心理现象，防御机制被认为同神经症的症状之间存在特殊的联系，并逐渐内化成为人格的一部分。许晓峰（2011）对 43 例难治性强迫障碍患者（患者组）和 60 例健康志愿者（正常对照组）分别进行防御方式问卷（DSQ）以及耶鲁 - 布朗强迫量表（Y-BOCS）评定。结果患者组不成熟防御机制分高于正常对照组（$P<0.05$），其中潜意显现、退缩显著高于正常对照组（$P<0.01$）；患者组成熟防御机制分显著低于正常对照组（$P<0.01$），其中升华、压抑、幽默均显著低于正常对照组（$P<0.01$）；患者组中间型防御机制中，解除、回避、假性利他、否认高于正常对照组（$P<0.05$）。男性难治性强迫障碍患者在消耗倾向方面高于女性患者（$P<0.05$）。无工作难治性强迫障碍患者在回避方面高于有工作患者（$P<0.05$）。研究显示难治性强迫障碍患者较正常人过度使用不成熟和中间型防御机制。Alonso 等人（2001）对 60 例难治性强迫障碍患者所做的一项长期随访研究中，37 例患者在服用 SSRI 基础上接受平均时间为 2.5 年的行为治疗后，发现 Y-BOCS 强迫行为评分明显改善（$P = 0.01$）。郭蓄芳等（2005）报

道 7 例难治性强迫障碍采用结构式家庭治疗，取得较好疗效。许晓峰等（2012）研究显示难治性强迫障碍患者同样存在着不良的家庭环境和父母教育方式，因此对于强迫障碍患者来说建立一个有利于健康的家庭环境，指导父母的教育方式以及对患者和家庭成员进行有针对性的心理干预，有着十分重要的指导意义。

（任清涛　路英智）

第十一章 强迫障碍共病及强迫相关障碍

第一节 强迫障碍共病

一、关于共病

共病（comorbidity）这一概念最早由美国耶鲁大学流行病学教授 Feinstein 于 1970 年提出，也常被称为并存疾病、同病、合病等，最初的定义为"同一患者患有所研究的索引疾病之外的其他任何已经存在或发生在索引疾病过程中的疾病"。以后逐渐演变为既包括同时（simultaneously）发病，所谓横向联系（cross-sectional），也包括先后发病（in succession），所谓纵向联系（longitudinal）。共病被精神病专家用以研究精神病学领域"一人多病"的现象。1980 年 DSM-Ⅲ首先提出多轴诊断，并规定：若描述病情需求，可在轴Ⅰ和轴Ⅱ中做出多种诊断，但仍然保留了等级诊断的原则；ICD-10 建议临床医生遵循一个总的原则，即概括临床表现时需要多少诊断就记录多少诊断，当记录一个以上的诊断时，最好将主要诊断放在其他诊断之前以表明其为主要诊断，同时注明其他任何辅助诊断或附加诊断，与诊断目的关系最密切者优先。这为共病诊断提供了理论基础和依据。20 世纪 80 年代后，出现了大量关于精神疾病共病现象的研究，各个分类系统对共病的情况有各自的规定，文献报道的共病概念也不尽一致，缺乏可操作性的定义和标准。有专家认为，对于轴内疾病或者症状群，最好还是按照等级诊断的原则，以"一元病论"进行解释，谨慎地使用"多元论"，防止共病在精神科诊断的扩大化。不少专家认为，精神科目前多数的诊断不是病因诊断，而是症状诊断，所以共病实际上是"共症状群"。共病在精神病学领域是一个尚存争议的问题，也是当前精神医学研究的热点。共病到底是两种独立疾病在同一个体共存，还是有别于独立疾病的一种新的疾病种类，或是一种疾病发展过程中出现了几类症状的重叠？有待于进一步研究。共病研究是有其积极意义的：①几种相互独立的疾病如果能够经常同时存在，可能有其内在的联系，这种联系对研究发病机制有指导意义；②如果并存疾病普遍存在，那么排除性的诊断标准的正确性将受到挑战，可能引起诊断标准的改变；③某疾病治疗困难，医疗费用增加，住院时间延长，其原因可能是有并存疾病存在；④并存疾病的概念引起了治疗原则的改变，即多种疾病需同时治疗；⑤并存疾病的研究，对判断疾病的预后有重要参考作用；⑥由于并存疾病的存在，可能是某项研究尽管方法相同而结果却不同的合理解释。

强迫障碍是一类常见的发病年龄相对较早、呈慢性波动性病程的疾病。目前精神科医生普遍认识到强迫障碍常共患有不属于其基本症状的其他精神障碍。国外大多数研究表明至少 50% 的患者共患轴 Ⅰ 的其他障碍，多数患者至少可达到轴 Ⅱ 的一种人格障碍标准，往往给临床诊断及治疗造成一定的困难。强迫障碍共患其他疾病者病情往往更严重、误诊率高、治疗更困难、社会功能缺陷严重、自杀率高、致残率高、预后差。国内外均报道，强迫障碍共病尤以抑郁障碍、焦虑障碍、抽动症和人格障碍等居多。所以强迫障碍的临床评估应该重视共病，对其共患疾病一并治疗。

二、强迫障碍与抑郁障碍

（一）流行病学研究

强迫障碍与抑郁的关系一直是临床研究比较多的问题。Weissman 等研究者分析了 7 个国家的社区调查资料，发现强迫障碍患者具有显著的共患终生抑郁的危险，范围为 12.4% ~ 60.3%。Karno 等（1988）的流行病学调查发现，30% 的强迫障碍患者患有抑郁症共病。美国 ECA 研究表明 31.7% 的强迫障碍患者同时伴有抑郁，66% 的强迫障碍患者一生中有过重性抑郁症，85% 的慢性强迫障碍患者有继发的抑郁症状，15% 的强迫障碍患者有原发抑郁。Rasmussen（1986）报道 44 例强迫障碍患者，其中 80% 具有终生抑郁病史，30% 符合抑郁症的诊断标准。国内袁勇贵等发现，强迫障碍和抑郁障碍共病率为 35.5%，其中 21%（13 例）患者为轻性抑郁，14.5%（9 例）为重性抑郁，并且大多数强迫障碍和抑郁症共病患者的抑郁严重程度与强迫症状消长一致，提示可能为继发性抑郁。张岚等发现，抑郁障碍居强迫障碍共病障碍之首，占 47.5%（57/120），他们还发现，共患抑郁的患者中，39 例（68.4%）患者的抑郁继发于强迫症状之后，严重程度与强迫症状消长一致，提示可能为继发性抑郁；10 例（17.5%）患者认为抑郁与强迫障碍之间无明显关系，抑郁症状独立于强迫症状，提示是一种原发性抑郁；8 例（14%）患者的抑郁症状与强迫症状交替出现。因此，他们认为强迫障碍共患的抑郁可为原发性和继发性抑郁。继发性抑郁是继发于强迫症状所致的精神痛苦和社会功能的损害，而与原发性抑郁的共病率较低。Pigott 及其同事的研究发现强迫障碍患者同时患重性抑郁的比例为 61%，重性抑郁症的终生患病率为 85%。他们还发现有 13% 的强迫障碍患者还符合双相情感障碍的诊断标准。一项遗传流行病学调查发现，强迫障碍的父母有 8%、同胞有 2% 患有情感障碍，较对照组高，故认为两者存在联系。张迎黎（2012）等研究显示共病抑郁的 OCD 患者单身者多、教育水平高。虽然高文化水平是抑郁的保护因素，但 OCD 患者常常为拘谨、细心、过分注意细节，好思索、好反省、要求十全十美等个性特征，当受良好教育的 OCD 患者出现与性规范、道德观念、宗教信仰等相违背的强迫观念以及出现冲动、暴力、灾难相关的强迫观念时，在以上个性的基础上，更容易导致严重的心理冲突和应激反应，从而易于产生抑郁症状；还有教育水平高的人更易体验和暴露抑郁等不良情绪，因此共病抑郁的 OCD 患者教育水平偏高。该研究显示，共病抑郁的 OCD 患者强迫观念、强迫行为和总强迫分以及焦虑、抑郁分都显著高于非共病者，支持了以往相关研究结果，提示 OCD 共病抑郁患者有更广泛的心理病理问题。Hasler 的研究发现，重症抑郁发作和 OCD 的攻击、性、宗教、反复检查症状相关，Besiroglu 也证实了共病抑郁的患者有更多的与攻击相关的强迫症状。该研究发现，耶鲁-布朗强迫症状维度量表（DY-BOCS）评估的 6 个 OCD 症状维度中有 3 个症状是抑郁发生的危险因素，分别是与攻击、伤害、暴力、自然灾害相关的，与性、道德、宗教相关的，以及与对称、计数、次序相关的强迫观念和行为，与国外研究结果一致。

（二）病理联系

近年有研究提示，强迫障碍和抑郁障碍存在神经生物学的联系，如强迫障碍一级亲属中情感性障碍的患病率增高，两者均有部分患者存在着地塞米松抑制试验（DST）脱抑制，均有部分患者多导睡眠图显示快动眼（REM）睡眠潜伏期缩短，然而华西医科大学所做的对强迫障碍神经内分泌研究未发现有 DST 脱抑制表现，对强迫障碍的睡眠脑电图研究也未发现有抑郁症特征性的 REM 潜伏期缩短，因此尚无一致的资料支持强迫障碍是抑郁症的等位症。两者均有部分患者静脉注射可乐定后生长激素反应迟钝，且都对某些抗抑郁剂如氯米帕明、氟西汀等 5- 羟色胺再摄取抑制剂（SSRI）治疗反应好，说明两者都与 5- 羟色胺神经递质系统的功能紊乱有关。甚至有学者认为强迫障碍是抑郁症的一种形式或者变异。在抑郁症中，强迫症状也是常见症状，HAMD 量表中的强迫症状项目是一个常规内容。

（三）强迫障碍共患抑郁症的治疗

已证明抗抑郁药氯米帕明和 SSRI 具有抗强迫的作用。有研究显示，氯米帕明在缓解抑郁和强迫症状的效果方面是平行的。近年的研究显示，氟西汀、氟伏沙明治疗抑郁和强迫障碍共病患者，其强迫症状的改善与抑郁改善无关。Hoehrr Saric 等比较了舍曲林、地昔帕明及安慰剂在治疗抑郁和强迫的作用，发现舍曲林在减轻抑郁和强迫症状的疗效优于后两者。一项用奈法唑酮治疗抑郁和强迫障碍共病患者的 8 周试验显示，患者的抑郁症状和强迫症状均得到很好的改善。有人提出联合用药治疗此类疾病，如 SSRI 联合三环类抗抑郁药（TCA）、SSRI 联合锂盐、氯米帕明联合锂盐或 SSRI 等，但均缺乏相应的临床研究资料证实，且不排除因药物相互作用会引起严重的不良反应。用电休克治疗抑郁和强迫障碍共病的研究很少，有人认为只有在其他治疗无效时才考虑使用。

另有研究（Abramowitz 2000）发现，严重的抑郁状态会削弱认知行为疗法的效果，有严重抑郁症共病的强迫障碍患者，相对于那些抑郁症状不严重的强迫障碍患者来说，认知行为疗法效果要差一些。

抑郁症和强迫障碍的共病现象在三个方面相互作用：①有些抑郁症患者具有持久的、痛苦的焦虑性思维或穷思竭虑。抑郁症患者也可以表现出强迫行为，由于患者的强迫行为与抑郁症同时发生或出现在抑郁发作之后，因此，可以明确地诊断为抑郁症。治疗抑郁症的同时也可以缓解强迫症状。②强迫障碍是一种严重的造成社会功能残疾的疾病，常妨碍患者的家庭、工作和社会生活。毋庸置疑，这样的患者非常不快乐，这种痛苦可能达到诊断恶劣心境的程度，对强迫障碍的治疗也会使抑郁症状得到改善。③少见的情况是严重的慢性强迫障碍，但抑郁症却很常见。同一患者共存强迫障碍和抑郁症，对于该种情况，患者需要同时接受强迫障碍和抑郁症的治疗。

三、强迫障碍与焦虑障碍

在美国《精神障碍诊断与统计手册》第Ⅳ版（DSM-IV）中强迫障碍被视为一种焦虑性障碍，主要依据是强迫性思维可导致焦虑，焦虑性障碍所特有的回避行为也常见于强迫障碍。Foa 等从强迫与焦虑的关系上重新定义了强迫障碍，将 Obsessions 定义为激起焦虑的想法、想象和冲动；将 Compulsions 定义为用来缓和焦虑的行为与认知反应。而在 DSM-5 中将 DSM-IV-TR 的"焦虑障碍"拆分、重组为"焦虑障碍""强迫障碍和相关障碍"及"创伤和应激相关障碍"。DSM-5 的"焦虑障碍"一章不再包括强迫障碍（归入在强迫障碍和相关障碍章节中）和创伤后应激障碍、急性应激障碍（归入在创伤和应激相关障碍中）。"强迫障碍和相关障碍"一章不仅包括 DSM-IV-TR 中的强迫障碍，还包括躯体变形障碍、囤积症、揭皮症等，拔毛癖也从 DSM-IV-TR 的"未列入其他分类的冲动控制障碍"一章中移入"强迫障碍和相关障碍"一类中。

Rasmussen 和 Tsuang（1986）报道，在他们研究的强迫障碍患者中，30% 患有特定恐怖症，20% 患有社交恐怖症，15% 患有惊恐障碍。还有研究发现 10% 的女性强迫障碍患者患有神经性厌食症，33% 患有暴食症。袁勇贵研究了 62 例强迫障碍和 68 例焦虑症患者，发现强迫障碍共患焦虑症（包括广泛性焦虑和惊恐障碍）的发生率为 19.4%，焦虑症共患强迫障碍的发生率为 8.8%。张岚等（1998）研究 120 例强迫障碍发现，强迫障碍共患多种焦虑性障碍占 27.4%，以社交恐怖、单纯恐怖居多，其中 13 例社交恐怖症与强迫症状之间的关系显示，6 例发生在没有强迫症状时，7 例与强迫障碍同时出现，但内容与强迫观念无联系。近年来对社交恐怖症的神经生物学研究发现其存在 5- 羟色胺能系统的异常，且对 5- 羟色胺再摄取抑制剂及影响 5- 羟色胺系统的药物治疗有效，说明强迫障碍与社交恐怖症有一定的联系。对焦虑症的研究发现去甲肾上腺素、γ- 氨基丁酸可能与其病理生理有关，苯二氮䓬类药物及 β 受体阻滞剂可以明显改善焦虑症状，但对强迫障碍无效。提示两者在生化和药理方面可能有不同的机制。

四、强迫障碍与抽动障碍

强迫障碍与抽动秽语综合征（Tourette syndrome，TS）及抽动障碍之间的现象学联系已有许多报告。20%～30% 的强迫障碍个体报告自己现在或者以前曾经有过抽动行为（Pauls，1989）。据估计，抽动秽语综合征与强迫障碍的共病率为 36%～52%（Leckman & Chittenden，1990；Pauls、Towbin、Leckman 等，1986）。 另外有 5%～7% 的强迫障碍患者被认为深受抽动秽语综合征折磨（Rasmussen & Eisen，1989）。杨建红等（2005）报道 125 例 TS 中，强迫障碍共病率为 25.6%。Pauls（1991）报道 TS 中共患强迫障碍为 36%，并且有 1/3 的成人和儿童强迫障碍有 TS 史。张岚等（1998）的研究发现 120 例强迫障碍患者中，9 例（7.5%）当前共患慢性抽动障碍，21 例（17.5%）有慢性抽动障碍的终身患病率，并且 21 例共患抽动障碍的强迫障碍中，无一例诊断为 TS，21 例共患抽动障碍的患者中，男性 19 例，女性 2 例，提示男性患者共患抽动障碍者明显高于女性；且伴有抽动障碍的强迫障碍组共患一过性精神病、分裂型人格障碍、疑病症显著高于无抽动症组。

Pains 等进行了一项较大规模的强迫障碍家系调查研究。发现先证者亲属中抽动症 Tic（Tourette 障碍和慢性 Tic）的患病率（4.6%）明显高于对照组（1.0%），且女性强迫障碍患者的先证者更易出现 Tic，起病年龄较早的强迫障碍患者出现 Tic 的危险度较高，该研究的结论是强迫障碍是异质性疾病，有些病例有家族史并与 Tic 有关，有的病例有家族史却与 Tic 无关，另一些病例则无强迫障碍和 Tic 两方面的家族史。

有研究者提出强迫障碍与 TS 是同一基因的不同表现形式，并有不同的性别表达，男性更易表现为 TS 或抽动障碍，女性易表现为强迫障碍，但无更多的研究结果支持这一结论。近年对强迫障碍的器质性病因的研究中，基底核为一关键区域，而 TS 也被认为是基底核损害造成。且从症状学上，TS 也被纳入强迫谱系障碍，认为抽动及发声症状本身与强迫动作类似，先兆性冲动引起的不适在抽动后得到缓解，复杂的抽动则可能与强迫动作难以区别。但在治疗上 SSRI 对强迫症状有效，抽动的控制仍需用多巴胺能神经阻滞剂治疗。对于强迫障碍伴有抽动障碍者，治疗多合并多巴胺能神经阻滞剂如氟哌啶醇、利培酮等。

五、强迫障碍与精神病性症状

（一）临床现象

1. 伴有强迫症状的精神分裂症（强迫型精神分裂症）

临床常见在精神分裂症的早期有强迫症状，但由于分裂症状日趋突出时被掩盖或者经过抗精神病药物治疗后，强迫症状消失；或者在精神分裂症的进展期及缓解期出现强迫症状，这些情况通常诊断为精神分裂症，这是临床上最常见的。

文献大多报道 20%～50% 的精神分裂症患者有强迫症状，比例高于普通人群的强迫障碍患病率；并且显示伴有强迫症状的精神分裂症患者与没有强迫症状的精神分裂症患者比较，前者发病年龄早、住院时间长、对治疗不敏感、阴性症状严重、疗效差，与同龄人比较，社会适应能力差、就业结婚者少、依赖政府及家人资助者多。

Elsen 等（1997）报道有一部分患者（7.8%）的强迫症状始终存在，并不随精神分裂症的变化而变化，故近十多年来有不少学者对这一类型的患者进行研究，发现这一类型的患者病前认知能力、社会功能、可能的病因学、症状学、病程及预后等与没有强迫症状的精神分裂症有一些差异，并提出是一特殊类型的假说。同样在1991 年，英国伦敦的 Lewis 系统地研究了三对同卵孪生的兄弟，发现其中三人患有强迫障碍，是按 DSM 的诊断标准，但不符合精神病的诊断标准。随访研究时发现其另外三个同胞都患有分裂样人格障碍。他从遗传学的角度推测精神分裂症和强迫障碍可能真正同时存在。

在一项神经功能试验中，根据认知的结果将 80% 以上的精神分裂症患者准确分为有强迫症状组和无强迫症状组（Berman，1998），根据强迫症状的存在与否，精神分裂症可以分成两个不同亚型，有专家提出伴有强迫症状的精神分裂症为"强迫型精神分裂症"或"精神分裂症强迫型"，作为精神分裂症的一个亚型。

2. 伴有精神病症状的强迫障碍（分裂型强迫障碍）

强迫症状为主流症状，精神病性症状为次要症状。Berman 等（1998）报道 15% 的强迫障碍患者伴有精神病性症状。国内张岚等（1998）研究发现在强迫障碍的慢性过程中有 16 例（13.3%）患者出现一过性精神病性症状，病程 2 周至 3 个月，症状具有可逆性，也没有长期使用抗精神病药，他们还发现伴有抽动的强迫障碍组一过性精神病共病率明显高于不伴抽动症组。1993 年 Elsen 研究了 475 名强迫障碍患者，发现 14% 有精神病的症状，其中 5% 的人对强迫症状无自知力，9% 的患者按 DSM-II-R标准，既符合强迫障碍的标准，也符合精神病的标准（其中 4% 为强迫障碍合并精神分裂症，2% 为强迫障碍合并偏执状态，3% 有强迫状态合并分裂样人格障碍）。张伯全、崔玉华等（2006）报道 201 例强迫障碍患者，31.3% 强迫障碍患者伴有 3 条或 3 条以上的分裂型障碍症状，28.4% 的强迫障碍患者同时存在 ICD-10 分裂型障碍，有短暂的幻觉或妄想样信念者占 9%。与单纯强迫障碍相比，伴有分裂型障碍者起病相对较急、强迫症状比较荒谬、患者对症状顺从、自知力差、病情与社会功能障碍较重。分裂型障碍被认为是精神分裂症谱系的一部分。文献回顾显示 5% ~ 32% 的强迫障碍合并分裂型障碍。有专家提出伴有精神病性症状的强迫障碍及自知力不良型强迫障碍作为一个亚型，称为"分裂型强迫障碍"或"妄想型强迫障碍"。

（二）病因联系

强迫障碍 5- 羟色胺功能失调是目前最认可的神经病理生理假说，现在，越来越多的证据显示多巴胺系统可能参与其中，抗精神病药物能够调节脑内多巴胺功能活动，可作为一种强化治疗的辅助手段，联合 SSRI 用于提高抗强迫治疗的有效性，为强迫障碍的多巴胺作用机制提供了间接证据。

动物模型资料均提示多巴胺，特别是 D_1 和 D_2 受体可能参与了强迫行为的发生机制。Hollander 等、Zahn 等、Marazziti 等的研究发现强迫障碍患者体内的多巴胺及其代谢产物异常。药物激发试验也表明，多巴胺间接受体激动剂（如可卡因和苯丙胺），能够增加突触间隙多巴胺水平和多巴胺转运体密度，动物慢性服用可引起刻板行为和探寻行为，亦可加重试验动物的强迫症状；人类长期滥用可卡因可增加个体将来发生强迫障碍的风险。这些提示强迫障碍与脑内多巴胺功能亢进有关。

神经影像学的一些研究结果也提示基底节多巴胺系统参与了强迫障碍的病理机制，较高的多巴胺转运体密度和 D_2 受体功能下调意味着强迫障碍基底节突触较高的多巴胺浓度。

神经心理学的进展有助于揭示精神症状的神经解剖学基础。Berman 等（1998）通过研究一组稳定的精神分裂症患者，发现精神分裂症强迫症状的严重度对应的认知测查结果正好与强迫障碍患者的认知测查结果一致，并且强迫症状的严重度与其影响的认知区域相关（研究认为强迫障碍可以影响认知）。

遗传流行病学研究方面，杨彦春、刘协和（1998）的研究显示，强迫障碍患者一级亲属中，除强迫障碍外，精神分裂症的患病率也显著高于健康对照组。

以上发现提示强迫障碍与精神分裂症具有某些相同的病原学基础，有专家提出分裂 - 强迫谱系假说。

（三）治疗

对伴有强迫症状的精神分裂症的治疗，临床上常采用双管齐下的治疗方法，用抗精神病药物和抗强迫障碍的药物，大多数患者均能有一定的疗效。常用抗强迫障碍的药物如氯米帕明及 SSRI 类，但氯米帕明易激活精神病症状，故合并使用时需要谨慎，剂量不宜大。有些抗精神病药物如氯氮平可以诱发或者加重强迫症状，另外，传统的抗精神病药及利培酮治疗都有引起强迫症状的报道，在治疗上要注意此点。陈建萍等（2008）的一项研究对 36 例精神分裂症伴有强迫症状患者，在抗精神病药物治疗基础上应用电针百会、印堂穴合并氟西汀治疗分裂症强迫症状，取得较好疗效，未见明显不良反应，而且起效比单用氟西汀要快，具有良好的前景。

对伴有精神病性症状的强迫障碍及难治性强迫障碍的治疗，利培酮是经过双盲研究证实的有效的 SSRI 增效剂；奥氮平在双盲研究中显示可作为 SSRI 治疗无效的强迫障碍的一个可行的强化治疗备选药物；单盲研究证实喹硫平强化 SSRI 治疗难治性强迫障碍有效，可能是一个有效的增效剂。最近，Metin 等应用舒必利 325mg/d 联合 SSRI 治疗 20 例难治性强迫障碍，结果 95% 的患者疗效显著，提示舒必利亦能增强 SSRI 的抗强迫效应。Mc-Dougle（1995）曾报道小剂量利培酮合并氟伏沙明治疗难治性强迫症状获得显著疗效，冯斌（2013）曾报道穴位刺激调控法治疗伴有精神病症状的强迫障碍的策略，可供选择治疗方法时参考。

六、强迫障碍与人格障碍

许多研究显示 OCD 同人格障碍有较高的共病率，例如 Matsunaga 等（1998）研究发现日本强迫障碍患者中 53% 的人至少患有一种人格障碍；而 Bejerot 等的结果则显示高达 75% 的强迫障碍患者同人格障碍共病，且有 39% 符合两种以上的人格障碍诊断。上海王氏（2003）研究结果显示强迫障碍患者中 61.7% 患有人格障碍，其中 34% 同时符合两种以上的人格障碍诊断标准。Black 等报告与其他焦虑障碍相比，强迫障碍与人格障碍有更高的共病率。无论是采用自评调查表，还是定式晤谈，所报告的强迫障碍共患人格障碍发生率多为 33%~87%。综合文献，几乎所有类型的人格障碍均可见于 OCD，报道共病较多的有强迫型、回避型、依赖型、偏执型、分裂型人格障碍，而合并有强迫型人格障碍则相对少见，在强迫障碍患者中分类为 C 族的人格障碍（回避型、依赖型、被动攻击型和强迫型人格障碍）比 B 族人格障碍（表演型、边缘型、自恋型、反社会型人格障碍）更多见。有研究支持 OCD 与强迫型人格具特殊关系这一概念。然而共患强迫型人格障碍的患者极大部分同时共患其他人格障碍，似乎不支持上述特殊关系。

卢宁等（2004）发现 99 例强迫障碍中，有 56 例（56.6%）符合人格障碍的诊断，符合一个以上类别人格障碍诊断者为 26 例。以共病率高低排序依次为：焦虑 / 回避型、偏执型、依赖型、强迫型、冲动型、分裂样型、反社会型、表演型；并发现共病组的在婚率、全日制工作比率、功能大体评定量表总均分显著低于非共病组，共病组发病年龄较小、病程较长、受教育年限短；共病组病前突发生活事件发生率显著高于非共病组，此与 Ttallis F 的观察结果一致。共病组焦虑特质得分、ScL-90 总分显著高于非共病组，表明人格障碍对强迫障碍患者病理心理的严重程度、社会适应能力、临床治疗和预后有着不可忽视的影响。曹文胜等（2007）用 PDQ+4 在 44 例受试者中筛查，再用 PDI- Ⅳ 做半定式查询确定其中的人格障碍患者，用 NEO-PI-R 对所有受试者做人格测查，并与全国 12 个城市正常成人 NEO-PI-R 分比较，发现 44 例 OCD 患者中有 32 例同时符合人格障碍的诊断，共病率为 72.7%。该研究显示 OCD 与人格障碍共病的患者除了高神经质、内向以及严谨性较差外，人际关系方面信任感、坦诚性和利他性也较低，体现了人格障碍患者核心的人格特征。OCD 不伴有人格障碍的患者主要表现为兴趣狭窄、缺乏好奇心、不适应变化、保守等人格特质，却有较好的人际关系。确认 OCD 患者是否伴有严重人格障碍对预测治疗结果和制订治疗计划是至关重要的。有分裂型人格和可能有其他严重人格障碍的 OCD 患者药物治疗效果差，行为治疗效果也不好。

第二节　强迫谱系障碍

一、概念

近年来谱系概念已经在精神病学领域得到一定程度的认可。强迫谱系障碍是以 5- 羟色胺再摄取抑制剂（SSRI）对不同疾病的共同疗效作为证据，认为这类疾病具有共同的病理生理基础而提出来的。强迫障碍主要以反复出现的强迫思维和 / 或强迫动作为临床特征，与美国《精神障碍诊断与统计手册》第Ⅲ版（DSM-Ⅲ）轴Ⅰ和轴Ⅱ诊断中的其他精神障碍有明显的共病现象。过去十几年中，人们逐渐认识到有较多的精神障碍和躯体障碍可能与 OCD 相关联，相互间具有多方面的相似性。由此，Hollander 首先提出所有这些精神障碍可以组成一个疾病家族，即所谓强迫谱系障碍（obsessive-compulsive spectrum disorders, OCSD），又称强迫相关障碍（obsessive compulsive related disorder, OCRD）。

强迫谱系障碍与 OCD 具有的共同特点，可概括为五个方面：①性质相同或相似的临床症状，表现为反复出现的观念和（或）行为，不管内容是什么，但性质相似，反复出现而难以控制，是 OCSD 与强迫障碍相互间关联的有力证据。②相似的关联性特征，包括大多起病于青少年、病程持久，家庭成员中情绪障碍、人格障碍、躯体变形障碍（body dysmorphic disorder, BDD）等疾病的发病率高于普通人群，大多数 OCSD 伴有典型的强迫症状，与强迫障碍之间有较高的共患率。③相同或相似的病因学改变，OCD 和 OCSD 大都具有中枢 5- 羟色胺能系统和大脑额叶功能活动的异常。④对抗强迫治疗反应良好。选择性 5- 羟色胺再摄取抑制剂（SSRI）和行为治疗对 OCSD 大都有良好的疗效。⑤相似的基因遗传模式。

强迫谱系障碍究竟包括哪些疾病，目前仍有争议。多数学者认为强迫谱系障碍可以包括以下疾病（按 DSM-Ⅱ-R 的分类体系）：①躯体形式障碍类别下的躯体变形障碍和疑病症；②分离谱系障碍类别下的人格解体；③进食障碍类别下的神经性厌食症和神经性贪食症；④分裂 - 强迫谱系类别下的妄想性强迫障碍、分裂样强迫障碍和强迫性分裂症；⑤抽动障碍类别下的 Tourette 综合征；⑥神经系统疾病类别下的 Sydenham 症、舞蹈症、癫痫、帕金森病、亨廷顿病、痉挛性斜颈、基底神经节疾病、孤独症、全面性发育障碍；⑦冲动控制障碍类别下的拔毛癖、病理性赌博、自伤行为、偷窃狂、强迫性购物、强迫性性行为及近年来出现的新病种——病理性网络使用；⑧冲动型人格障碍类别下的边缘型人格障碍和反社会型人格障碍等。

二、强迫谱系障碍的维度模式

　　强迫谱系障碍是一个疾病家族，相互间存在一定程度的重叠，是一个疾病的连续谱。Hollander 认为强迫谱系障碍可以看作一条直线，一端是强迫端，一端是冲动端，谱系障碍中的不同疾病则按疾病症状的性质差异处在直线的不同位点上。强迫端的行为是强迫行为或思维，以寻求安全为目的，过分估计了伤害事件发生的可能性，代表疾病是强迫障碍；冲动端的行为是冲动行为，以冒险为目的，不能充分考虑行为可能带来的不良后果，代表疾病是反社会型人格障碍。两者存在相同神经环路但结果相反的大脑神经生化功能改变，强迫障碍患者前额叶功能亢进、中枢 5-羟色胺能系统功能敏感性增加，后者相反，前额叶功能降低、中枢神经系统突触前 5-羟色胺功能水平低下。虽然强迫障碍、冲动控制障碍在谱系中位置相反，但都表现出相似的对冲动行为抑制或延迟的缺陷。强迫谱系障碍的各种疾病在连续谱中从强迫端向冲动端移行，靠近强迫端疾病的症状具有强迫性质，靠近冲动端疾病则表现冲动行为的特征。它们在连续谱中的关系可以用图 11-1 表示。

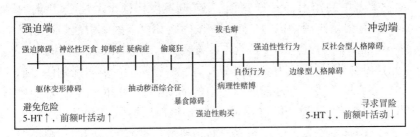

图11-1　强迫谱系障碍

三、强迫谱系障碍病因联系

　　（一）神经生化模型

　　如前所述，多数研究证实 OCD 和 OCSD 患者都有前额叶功能活动、中枢神经生化递质方面的异常，并先后提出 5- 羟色胺（5-HT）功能异常和多巴胺（DA）/5-HT 功能异常两个假说。已有许多研究提示 5-HT 能系统在 OCD 的发病中扮演着重要作用。强迫障碍患者脑脊液神经递质代谢的研究发现 5-HT 的代谢产物 5- 羟吲哚乙酸（5-HIAA）含量减少；Barr 等进行 5-HT 激动剂（m- 氯苯哌嗪）诱发研究，发现强迫症状恶化；Zohar 等的药物对照研究发现，5-HT 能三环类药物氯米帕明对 OCD 的疗效明显优于去甲肾上腺素能三环类药物地昔帕明。以上研究都证明 5-HT 系统在 OCD 中的重要作用，强迫障碍患者可能存在中枢 5- 羟色胺神经功能的下降。此后，又有一系列的研究发现 OCSD 患者也存在 5- 羟色胺功能的改变，特别是具有冲动控制障碍特征的患者中枢 5- 羟色胺能神经功能亢进，并且 5- 羟色胺再摄取抑制剂治疗 OCSD 有不同程度的疗效。

　　5- 羟色胺功能异常假说仅能部分说明 OCD 的病理基础，还存在一些难以用此解释的地方。SRI 治疗强迫障碍虽然有效，但有效率仅为 40% ～ 60%，同时 OCD 患者脑脊液 5- 羟色胺代谢产物和药物激发试验的研究结果并不总是一致，提示强迫障碍还可能涉及 5-HT 能以外的神经生化异常。由于 DA 能神经系统在刻板行为动物模型中的作用，抗 DA 能药物氟哌啶醇治疗难治性 OCD 时对 SRI 具有强化作用，拟 DA 能药物苯丙胺和可卡因能引起强迫症状等，故推测 OCD 还与 DA 功能亢进关联。Hyde 和 Weinberger（1995）在对抽动障碍的研究中也有类似发现，多巴胺能受体阻滞剂治疗抽动障碍有效，激动剂却能恶化患者的抽动症状。功能性影像证实患者纹状体多巴胺递质密度增加，与抽动症状的严重程度呈正相关，死后的尸体解剖发现纹状体多巴胺再摄取位点增加，同时尸解还发现皮质下脑区 5- 羟色胺及其代谢产物 5-HIAA 水平降低。在拔毛癖的研究中也发现 SRI 合并多巴胺受体阻滞剂可能更有效，而多巴胺受体激动剂可能恶化症状，在此基础上，Stein DJ（2000）提出了多巴胺/5-色胺功能失调的假说，他认为 OCSD 的发病是由于中枢多巴胺和 5- 羟色胺功能共同发生异常的结果。此外，刻板症状和强迫行为还涉及其他神经生化系统，有证据表明阿片样物质、甾类化合物、缩宫素和加压素在动物模型的刻板症状、OCD、抽动障碍、拔毛癖或其他重复性症状中可能具有重要作用，但是这些系统的作用缺乏特异性，总之在 OCD 或 OCSD 中很难明确一个特异的神经生化系统。

（二）强迫谱系障碍神经解剖学

早有证据表明强迫障碍有特有的神经解剖学基础。Cheyette 等发现有后遗症的昏睡性脑炎的患者有不自主运动和强迫症状，而这些患者存在基底节的病理学改变。最近脑影像学研究更进一步证实强迫症状存在明确的神经环路：前额叶 - 基底节 - 丘脑 - 前额叶环路。手术阻断这一环路对难治性强迫障碍的治疗可能有效。在 OCD 有明显作用的额叶 - 纹状体环路可能在 OCSD 中也同样重要。抽动障碍的神经解剖学已有大量研究表明抽动障碍涉及纹状体环路。神经心理学研究也证实抽动障碍有额叶 - 纹状体环路失常，神经外科手术切断这一环路偶尔用于重型抽动障碍的治疗。而在抽动障碍中涉及额叶 - 纹状体环路最有力的证据是脑影像学研究。Singer 等的 MRI 研究已经发现抽动障碍患者基底节异常。在抽动障碍中的强迫症状可能与眶额皮质和豆状核代谢增加有关。

其他强迫谱系障碍的神经解剖学研究还不多。在对拔毛癖患者脑形态影像学研究中发现左豆状核较对照组变小，而尾状核无变化。功能影像学研究发现拔毛癖患者脑右侧优势半球葡萄糖代谢率高于正常对照，研究还发现拔毛癖患者扣带回前部和眶额叶皮质代谢与氯米帕明疗效呈正相关，而这一结果在 OCD 也存在。

强迫障碍和其他强迫谱系障碍的神经心理学研究虽然不能定位病变脑区，但它所提示的功能失常与额叶 - 基底节环路病理改变是一致的。

（三）强迫谱系障碍的神经免疫学

小舞蹈病（Sydenhamd's chorea）是一种风湿热的并发症，对一些儿童的随访观察发现有明显的强迫症状。Srvecb 等发现与链球菌感染有关的小舞蹈病患儿 D8/17（风湿热易感性标志物）阳性细胞的数目明显高于健康组。由于小舞蹈病具有一些强迫症状，人们开始对强迫障碍的自身免疫学进行研究。Swedo 发现链球菌感染的患者在抗核抗体阳性的基础上可能出现强迫症状。另有研究发现在儿童期发病的 OCD、抽动障碍或慢性抽动障碍患者（31 名）与健康对照组（21 名）比较，血中 D8/17 阳性率明显增高。Swedo 强调链球菌感染后不仅可有强迫症状，也可以有抽动和其他症状（如注意缺陷多动症状）。拔毛癖也可能在链球菌感染后出现。综上所述，这些研究提供有力的证据支持一些儿童期发病的 OCD 有自身免疫的病因学基础（尤其是链球菌感染后）。如果研究证实 D8/17 可以作为区分不同亚型 OCD 或抽动障碍的指标，那么下一步研究的方向可能是免疫抑制剂作为一种治疗方法的疗效。另外 Swedo 等的研究也支持 Peterson 等的研究结果，即在患多动症或强迫障碍的易感人群中，慢性或复发性链球菌感染与基底节核团结构改变有关。

（四）强迫谱系障碍的遗传学

强迫谱系障碍的遗传学研究最多的是强迫障碍和抽动障碍，虽然强迫障碍的遗传模式还未确定，但是双生子和家系研究已经说明强迫障碍具有遗传素质。OCD 先证者的一级亲属中抽动障碍较对照组更常见，同样在抽动障碍先证者的一级亲属中 OCD 也更多见。Rassmussen 等调查发现同卵双生子的强迫障碍同病率为 63%。Pauls 对 100 例强迫障碍先证者的 466 位一级亲属访谈，发现强迫障碍发生率（10.9%）高于对照组（1.9%）。国内杨彦春等采用家系研究法对 90 例强迫障碍先证者的 348 位一级亲属进行研究，得出强迫障碍发病与遗传有关的结论。Ojoseph 等研究发现躯体变形障碍、疑病症、进食障碍在 OCD 的先证者中更常见。Laura bellodi 等研究 136 名进食障碍患者及其 436 名一级亲属，发现强迫谱系障碍的共病率明显高于对照组（9.69%：0%）。这些研究都提示强迫谱系障碍可能有共同的遗传学基础。目前强迫障碍遗传学的研究主要针对 5-HT 类、DA 类、儿茶酚胺类基因。了解强迫障碍的遗传基础对强迫障碍的病因、发病机制和治疗的研究十分重要。

四、几种重要的强迫谱系障碍

（一）丑形障碍（躯体变形障碍）

患者对外形缺陷的关注明显过分（五官不匀称、面部瘢痕、鼻子过大、头发太细、生殖器小等），如同强迫观念一样苦恼着患者，难以自制，并驱使患者照镜不止、过度修饰、向他人反复询问，或一再把自己的缺陷部位与别人比较，其表现带有浓厚的强迫色彩。丑形障碍与 OCD 不仅症状相似，而且两病的共患率相当高，治疗反应也基本相同。McElroy（1994）研究的 100 例丑形障碍患者中，34 例有 OCD 史；他的大样本对照研究发现：应用 SSRI 使 57% 的患者获中度至显著进步，对照其他抗抑郁药仅使 10% 患者有此疗效。将有关 OCD 的行为治疗如系统脱敏、反应预防、暴露疗法，用于丑形障碍也常有效。

（二）疑病症

疑病症患者的表现常带有强迫性，基于对自身健康状况的过分关注和已患病的成见，一再接受诊疗，在得到许多治疗或无病的保证后，仍不厌其烦地到处求医，其行为类似 OCD 患者的强迫检查。同时，约有三分之一的 OCD 患者因与健康有关的强迫观念反复求医，这些与躯体或病菌关联的强迫观念与疑病症的先占观念有时难以区别。一组 14 例疑病症患者服氟西汀 12 周，10 例获显著进步，SSRI 治疗疑病症有效也提示两病关系密切，但需双盲对照研究予以证实。有人认为疑病症有两型，一型与 OCD 相似，另一型更像躯体化障碍。对此有待进一步探讨。

（三）妄想性强迫谱系障碍

一般认为，OCD 患者应有完整的自知力，事实上自知力缺失者并不少见，丑形障碍患者对外貌缺陷的夸张，疑病症患者对患病的信念，神经性厌食患者的无端惧胖，都可接近妄想的程度，即这些强迫谱系障碍都存在妄想亚型。有学者认为，强迫谱系障碍的思维偏移呈现先占观念、强迫观念、超价观念、妄想观念的连续谱，随病情演进，自知力逐步缺失，坚信程度依次递增。分别有人给有自知力和无自知力（亦称妄想型）的 OCD、妄想型及非妄想型丑形障碍患者应用 SSRI，均发现 SSRI 对两型患者同样有效。近年应用 SSRI 或行为疗法治愈病理性嫉妒等妄想性障碍的个案报告，令人瞩目。基于上述认识，强迫谱系的概念可延伸到诸如单一疑病妄想、病理性嫉妒那样的妄想性障碍。

应该指出，英美学者关于妄想的概念可能过宽，上述思维障碍实际上多数属于超价观念。情绪是超价观念的风帆，情绪的稳定有利于超价观念消退，但 SSRI 的特异疗效仍需从强迫谱系的角度来理解。

（四）人格解体障碍

一过性人格解体，见于多种病理状态及正常人。当这种认知、情感或躯体脱离的异常体念，作为单一症状持续存在并引起患者苦恼或主动求医时，才诊断为人格解体障碍。如同强迫观念，患者对此越注意，脱离感越强烈。Simeon 的一个身躯解体患者感到双足与躯体分离，整日在走廊里不停地踱步，并低头反复察看双足是否与躯体相连，其表现酷似强迫行为。约有半数人格解体障碍的患者具强迫性素质。

人格解体的产生与 5-羟色胺功能改变有关，突然应用或停服 SSRI 都可诱发短暂人格解体。Hollander 的 8 例久治不愈的人格解体障碍患者，经 SSRI 治疗，6 例明显好转，值得借鉴。

（五）冲动控制障碍

冲动控制障碍有许多临床类型，其分布具显著性差异：拔毛癖、偷窃癖、强迫性购买及反复自伤，多见于女性；病理性赌博、咬甲癖、纵火癖及间隙性暴怒障碍，以男性多见。上述患者常存在强迫症状，McElroy（1995）研究发现，50% 的偷窃癖患者伴有或曾符合 DSM-Ⅱ-R 诊断标准的 OCD，其次为强迫性购买（35%）、病理性赌博（20%）、拔毛癖（15%）。OCD 患者也常有冲动行为及家庭暴力问题。

冲动性与强迫性有本质上的相似性：患者明知不对或无意义，但难以自控，在行为前焦虑紧张越来越强烈，随行为实施而缓解。但强迫动作仅减轻焦虑，并无快意；而冲动行为可带有自发性，实施时常有愉悦或激动，并造成较大危害。各种冲动控制障碍的行为，一般兼有不同比例的冲动性和强迫性，一个强迫-冲动行为连续谱在近年得到推崇，谱的一端是典型的强迫行为，另一端是反社会人格患者的冲动行为，冲动控制障碍及其他强迫谱系障碍的异常行为，按其强迫和冲动成分的比例依次排列。了解谱系排列有助于对症状的理解和治疗的选择，如拔毛癖、咬甲癖的行为接近强迫端，双盲对照研究已肯定 SSRI 治疗有特殊疗效。对于接近冲动端（冲动性显著）的行为障碍，SSRI 的疗效不比其他抗抑郁药优越，且具有生效快但不持久的特点。

（六）进食障碍

神经性厌食患者往往有固执、刻板、追求完美、洁癖等强迫性人格特征，他们的节食及惧胖偏见颇似强迫观念，拒食行为亦具有强迫性质，不少患者伴有与饮食无关的强迫症状。

如神经性厌食那样，神经性贪食几乎是年轻女子独有的疾患，并可由前者演变而来。不能把该症简单地视作贪食问题，患者的肥胖恐惧常不亚于神经性厌食者，暴食后引吐、导泻，咀嚼后吐出食物，过度运动是临床相的重要组成部分。贪食障碍（binge-eating disorder），就暴食发作而言与神经性贪食的临床相颇多重叠：进食快而多，在进食过程中紧张心理获得缓解，但悔恨接踵而来。与神经性贪食者不同，患者不采取引吐、导泻等代偿行为，且男性患者占一定比例。DSM-Ⅳ规定须平均每周 2 天以上有暴食发作，并持续 6 个月才能诊断贪食障碍，约有 2% 的美国人符合此诊断标准，在肥胖者及计划减肥的人群中比例更高。

SSRI 治疗神经性厌食已有不少成功的报告，对神经性贪食及贪食障碍据说也有效，是否优于其他抗抑郁药尚未明确。Bellodi

（2001）等对进食障碍患者的一级亲属中强迫谱系障碍的发病危险进行研究，发现患病率明显高于对照组，也支持强迫障碍家族聚集性学说。

（七）性障碍

与强迫谱系有关的性障碍，有性强迫观念、性倒错及非倒错性癖（nonparaphilic sexual addiction）。性强迫观念系反复出现有悖常情的性观念（如与动物、小孩发生性行为的意向），一般不付诸行为，是 OCD 患者的一个症状，应用 SSRI 有效。性倒错表现为露阴癖、窥阴癖、恋物癖、施虐受虐癖等。患者知道自己的性偏好是不端行为，但控制不住，行为时可体验性快感。非倒错性癖表现为强迫性地反复手淫或滥交，可见于性倒错者，也可单独出现。虽然两者在强迫冲动谱上接近冲动端，应用 SSRI 治疗屡有成功的报告，例如 Zohar 认为氟伏沙明治疗露阴癖，能选择性地抑制异常性冲动，对正常性行为无影响，较雄激素拮抗剂优越。另有双盲研究认为，SSRI 的疗效与其他抗抑郁药相仿，对此做系统评价为时尚早。

（八）抽动秽语综合征

OCD 的器质性因素正被揭示，基底节为一关键区域，与基底节病变相关的一些疾病，如抽动秽语综合征被列入强迫谱系障碍。人们早已注意到该症患者常伴有强迫症状，其实抽动与发声症状本身与强迫动作类似；先兆性冲动引起的不适在抽动后缓解，而复杂的抽动可能与强迫动作难以区别。但 SSRI 仅对患者伴有的强迫症状有效，抽动的控制仍需应用多巴胺能神经阻滞剂。

强迫谱系的范围尚未最后确定，所包含的精神障碍并不限于上述种类，如边缘型及反社会型人格障碍患者常有冲动行为，一般也被列入。由于强迫谱系障碍之间的共患率较高，这些患者及其家属的抑郁症患病率也显著增高。

五、强迫谱系障碍的治疗

强迫谱系障碍的治疗主要包括药物治疗和心理治疗两个方面，

研究显示 OCSD 是能够治疗成功的。目前 OCSD 治疗可供选择的药物较多，包括神经阻滞剂、5-羟色胺再摄取抑制剂、抗癫痫药物和苯二氮䓬类药物等，但 SSRI 是最优选择，多数研究都认可这一点。在 SSRI 治疗期间，高达 60% 的 OCD 患者症状明显减轻，再合并应用其他 5-羟色胺能（丁螺酮、芬氟拉明）、多巴胺能（氟哌啶醇、匹迷清）或 GABA 能（氯硝西泮）药物可起到强化作用，有效率增至 80%～90%。5-羟色胺再摄取抑制剂在诸如躯体变形障碍、疑病症、人格解体障碍、神经性厌食症、病理性赌博、强迫性性行为和边缘型人格障碍的研究中同样显示良好的疗效。只是，关于药物剂量、疗效发生的时间、症状缓解的维持等方面两者存在微妙差异。强迫障碍的患者在 SSRI 产生疗效以前，有一段明显的滞后时间，即药物疗效不是立即发生的，但疗效一旦发生，只要坚持服药就可以长久维持。与此相反，冲动控制障碍的患者对 SSRI 常有较快的反应，短期应用即可产生良好疗效。然而，某些患者（尤其拔毛癖、冲动型人格障碍患者）随服药时间的延长，疗效逐渐减低，甚至失去疗效。Jone E. Grant 博士报道 SSRI 治疗冲动控制障碍取得良好效果，用量大约相当于抗强迫障碍的剂量。

　　许多年来，行为治疗被认为是治疗 OCD 的又一重要手段，门诊患者采用行为治疗的长期治愈率为 50%～80%，对 OCSD 也有治疗成功的报道。

　　近来对强迫谱系障碍的研究越来越多，认识也越来越深刻，但这一概念仍处于假说阶段，存在很大争议，不断受到概念过于简单化和包含疾病过多的批评。毋庸置疑，强迫谱系障碍的假说受到研究方法学的限制，支持这一理论框架的证据都是初步的，缺乏大样本群组对照研究，结论并非总是一致。OCD 和 OCSD 之间还存在一些用这一理论难以完全解释的差异，疾病间的相似程度及这些相似性的组成成分还不清楚，没有建立一个包括所有 OCSD 的诊断标准。但是强迫谱系的概念对于一系列相似疾病的分类归属和诊断具有相当大的作用，可以为这些疾病的有效治疗提供某些线索。并且，对强迫谱系障碍日益增加的科学兴趣影响着我们如何看待这些患者，能够促进相关疾病病理生理学和遗传物质方面的研究，提高我们的科学认识水平。

（张勤峰　路英智　范玉江）

第十二章 强迫障碍护理

第一节 概　述

随着医学模式向生物 - 心理 - 社会医学模式的转变，护理的理念也经历了"以疾病为中心"向"以整体人的健康为中心"的转变。护理模式逐渐走向整体化、系统化、个性化。神经症的护理也将以患者的心理健康为导向，更加重视患者的自我维持健康、应对疾病、和自我护理（self-care）的概念。

护理程序是临床护理工作经常使用的一种护理方法，它是一种系统地、科学地为护理对象确认问题和解决问题的工作方法。护士通过护理程序可以评估患者的健康状态，确认现存的或潜在的健康问题，制订个性化的护理计划，并在护理行为中实施护理措施以解决患者的问题。

护理程序是由护理评估、护理诊断、护理计划、护理措施和护理评价 5 个相互联系、相互影响的部分组成。

（1）护理评估：是护理程序的基础，是指收集有关患者的全面资料，并加以整理、综合、判断的过程。评估包括主要精神症状及精神症状的应对方式、躯体及心理社会因素的评估。

（2）护理问题：护理问题是护理程序的第二步，护士将所收集到的患者的资料进行整理、分析，找出患者存在的护理问题。护理问题包括现存的及潜在的护理问题，目前临床上广泛使用的是北美护理诊断协会（North American Nursing Diagnosis Association, NANDA）制订认可的护理诊断及护理问题。

（3）护理计划：护理计划是系统地制订护理活动的过程，包含护理目标和护理措施。

（4）护理实施：护理实施是护士执行护理计划的过程。

（5）护理评价：护理评价是护理程序的最后一步，即对整个护理效果的判断，以便对护理措施进行调整和改进。

本章强迫障碍的护理是按照护理程序进行讨论的。

第二节　强迫障碍护理总则

一、护理评估

进行护理评估时，除重点收集患者的主观资料即患者的精神症状及症状的应对方式外，还应重点收集患者的人格特点、心理社会因素、患者的应激水平等客观资料。更全面地收集资料，做出全面的护理诊断，制订出切实可行的护理措施。

（一）主观资料

1. 评估患者强迫症状的具体内容（强迫思维、强迫行为）的具体表现形式；频度、持续的时间，症状的出现有无规律性。

2. 评估患者强迫症状发作或加重时有无相应的诱发因素。

3. 评估患者的情绪状态，是否存在抑郁、焦虑等负性情绪，程度如何？存在抑郁情绪时有无自杀意念及行为，若既往存在自杀行为，要询问患者具体的方法，并评估患者对既往自杀行为的态度。以判断患者目前的自杀风险。

4. 评估患者的强迫症状对其社会功能、日常生活及人际关系的影响程度。

5. 评估患者的强迫症状有无导致患者其他异常行为，如冲动、攻击、自伤等行为。

6. 评估患者自身对疾病的认知及家属对患者疾病的认知。

（二）客观资料

1. 评估患者的意识状态、一般躯体状况、生命体征、营养状况、睡眠及活动有无异常。

2.评估患者既往的健康状况，有无重大疾病、有无家族史、过敏史。

3.评估患者的人格特点，内向或外向、有无突出的人格特征。

4.评估患者从小做事的习惯，是否过分地仔细、谨慎、刻板和固执、追求完美，不合理地坚持他人必须按自己的意愿办事。

5.评估患者独立解决问题的能力及方式。

6.评估患者家庭的教育方式、幼年的生活环境、所受教育程度、父母的教养方式以及与患者行为模式的关系。

7.评估患者近期工作环境和生活环境有无变化，有无重大的生活事件发生。

8.评估患者社会支持系统是否良好。

9.评估患者是否接受过治疗、主要用药情况、有无药物的不良反应等。

10.了解实验室及其他辅助检查结果。

二、主要护理问题

1.自理能力缺陷（特定的）。与强迫观念及强迫行为影响日常生活有关。

2.个人应对能力失调。患者出现强迫症状时无力应对。

3.暴力行为的危险（自伤）。与抑郁情绪有关。

4.焦虑。与患者的强迫思维、强迫行为不能有效地应对有关。

5.皮肤完整性受损。与反复地洗涤和使用刺激性洗涤剂有关。

三、护理目标

1.患者能了解强迫障碍的疾病性质及发病的相关因素。

2.患者能了解疾病的治疗方法，并了解患者自己在治疗中的责任。

3.患者了解药物治疗与心理治疗的关系。

4.患者出现强迫思维及强迫行为时能采用建设性的应对方法。

5.患者能认识到强迫症状与焦虑、抑郁等负性情绪的关系，并能采取建设性的行为应对。

6.患者能认识、接受焦虑，并能应对焦虑情绪。

7.患者面对症状能寻求适当的支持系统

四、护理措施

（一）护患关系的基本模式

在制订护理措施时，首先需要了解在护理活动中护患关系的基本模式。根据护患双方在共同建立及发展护患关系过程中所发挥的主导程度的不同，各自所具有的心理方位、各自的主动性及感受的不同，可将护患关系分为以下三种基本模式。

1. 主动 - 被动型

这是一种最常见的单向性的，以生物医学模式及疾病的护理为主导思想的护患模式。其特征为"护士为患者做什么"。护士在护患关系中占主导地位，护患双方的心理为显著的心理差位关系。这种模式主要适用于昏迷、休克、全麻、有严重创伤的躯体疾病的患者。

2. 指导合作型

这是一种微弱单向的，以生物医学 - 社会、心理及疾病的护理为指导思想的护患关系。其特征是"护士教会患者做什么"。护士在护患关系中仍占主导地位，护患双方的心理为微弱的心理差，但护患双方在护理活动中都是主动的。尽管患者的主动性是以执行护士的意志为基础，并且护士的权威在护患关系中仍起主要作用，但患者可向护士提供自己疾病的信息，同时也可以对自己的护理及治疗提出意见。这种模式主要适用于急性期患者的护理。

3. 共同参与型

这是一种双向性的，以生物医学 - 社会心理模式及健康为中心的护患关系模式。其特征为"护士帮助、启发患者自我成长、恢复健康"。护患双方的关系建立在平等地位上，双方的心理为等位关系。

在这种模式中护患双方是平等的，双方相互尊重，相互学习，相互协商，对护理目标、方法及结果都较为满意。这种模式主要适用于慢性疾病及精神科中神经症及重性精神疾病恢复期的患者。

（二）护理措施的制订与实施

在强迫障碍的护理中主要的护患关系模式为：指导合作型及共同参与型，所以在制订护理措施时不是护士单一的行为，而是根据患者的具体症状、文化程度、性格特点与患者一同完成个性化护理措施的制订，并在患者实施过程中护士更多是给予指导、启发。

1. 治疗动机的建立

强迫障碍患者虽然对疾病有自知力，并有强烈的求治欲，但患者对疾病的性质、如何治疗、自己在治疗中如何做并不了解。有些患者能把治疗的理论（如森田治疗理论）倒背如流，却不能在实践中正确运用，多年仍被症状困扰着；还有些患者则把住院当成住进"保险箱"，渴求医生给出"灵丹妙药"治疗自己的疾病，许多患者躺在床上等待药物发生作用。分析原因，患者缺乏对症状的正确认知、对行动的正确理解，只是对森田理论"顺其自然，为所当为"表面的理解，有的患者还将顺其自然理解为顺着症状任其发展，而忽视后面的半句"为所当为。"为此我们首先矫正患者错误的认知，因此，护士协助医生帮助患者建立治疗的动机是首要的。

（1）患者入院后，首先评估患者对疾病的认识程度，是否了解疾病的性质，是否治疗过，用过哪些药物，及心理治疗的方法。根据评估结果向患者讲解强迫障碍的疾病性质、病因、治疗的方法，强调患者而不是医护人员在治疗中的作用，是治疗疗效的关键，让患者从一开始就承担治疗的责任。

（2）帮助患者建立治疗动机。可采用根据患者情况个别讲解，组织强迫障碍患者小组讨论，在讨论中请康复的患者讲自己的治疗体会，建议患者阅读有关强迫障碍治疗的书籍等多种方法。

（3）鼓励患者树立对治疗的信心。接纳、理解患者的感受，不批评其仪式性行为，增加其自我肯定，使其坚信通过自己与医护人员的配合，疾病是可以缓解的。

2. 制订个性化的活动计划

（1）计划的制订：在强迫障碍的治疗中除药物治疗外，临床上多采用森田疗法治疗、行为治疗等心理治疗方法，森田治疗中作业疗法的组织与实施主要由护理人员完成。针对患者的具体情况，首先启发患者在完成病房作业疗法内容的同时，根据患者自己的具体症状、文化程度、性格特点制订个性化的作业内容。

（2）患者制订好计划后交给护士，护士结合患者的情况与患者讨论计划的可行性并再次修改，与患者达成一致后交给患者，督促患者按计划完成。

3. 组织与实施

（1）首先在小组中营造相互关爱、相互帮助、积极向上的氛围。每个作业小组设组长一名、副组长一名，每两周一轮换，副组长升为正组长，再产生一名副组长。另外每个小组成员在小组中均承担不同的责任。每一项活动都有一名小组成员负责。每一个小组成员在治疗期间都要承担组长工作，使每一位患者都是小组的主人，激发积极参与的欲望。

（2）建立小组公约：森田治疗和其他心理治疗一样，也会面临治疗关系的问题。患者的主动参与是很重要的，但不是很容易做到的，而被动性却表现得很丰富。有些患者常常说自己情绪不好、没睡好觉、今天的作业内容太难了，而不参加作业疗法，为此，建立小组公约：每位患者入院后要学习小组公约，并承诺能遵守，并在每次小组作业前后将公约的核心内容"积极参与每项作业活动，相互关心、相互关爱"，全体患者与工作人员手拉手大声背诵，以激励患者主动参加小组的作业内容。

（3）指导患者行动：虽然有了正确的认知及作业小组，但患者在行动中还存在着很大的困难。患者常常抱怨焦虑、紧张和自身的不适症状影响他们的作业，此时，告诉患者，焦虑和自身的症状不是主要问题，而患者总认为没能力从恶性循环中走出的态度是至关重要的事情。每个人的情绪是不可以控制的，但每个人的行为是完全由自己控制的。效率可以减低，行动是必需的。在行动中提出"三不原则"，对待症状，不害怕、不排除、不对抗。告诉患者只有在日常的作业疗法活动中，才能体会到与症状共存、任其存在、为所当为的真谛。

第三节　主要护理问题的护理措施

一、焦虑护理措施

1.向患者做好入院的环境介绍，详细介绍医院的有关规章制度、主管医生、主管护士以及病房内的病友，以减轻由于环境的改变造成的焦虑情绪。

2.做好详细的病史资料收集，掌握病情，了解患者的发病原因、发病经过、主要症状，以及患者的性格特征和焦虑时的主要临床表现。

3.做好支持性心理护理，对患者的症状给予接纳、关心和理解，与患者建立信赖、协调的护理关系。

4.鼓励及接受患者以适当的方式表达其生活压力、焦虑及害怕等情绪，减少其心理负担。

5.教会患者如何应对强迫症状，当患者出现强迫症状时，护士可以以语言或行为帮助患者减少强迫动作的持续时间和次数，或采取帮助患者转移其注意力的方式缓解症状。

6.减少环境的刺激，以免增加焦虑的程度。

7.教会患者使用缓解和消除焦虑的方法，例如做深呼吸运动、肌肉松弛的技巧、静坐、散步、慢跑等。

8.鼓励患者积极参加娱乐文体活动，以分散注意力。

9.患者严重焦虑时，护士应陪伴患者，必要时遵医嘱给予抗焦虑药物，减轻患者的痛苦体验。

10.教会患者掌握"森田疗法"的顺其自然、为所当为的理论，并要求患者带着症状去做该做的事情。在行动中改变自我。

二、睡眠型态紊乱

1.评估患者的睡眠情况，包括睡眠时间、睡眠质量、入睡时间、醒来的时间、使用镇静药物的情况。要准确记录睡眠时间，做好交班，并制订出切实可行的护理措施。

2.评估患者发生睡眠障碍的过程，找出并尽量避免诱发因素。

3.白天督促患者多参加文娱活动，减少卧床时间，使患者产生疲乏感、劳累感，晚间有助于改善睡眠。

4.指导患者养成良好的睡眠习惯，如睡前用热水泡脚、饮热牛奶、不做剧烈的活动、不看能引起情绪波动的娱乐节目及电影、不读小说、按摩涌泉穴等方法。另外，应说服患者不可因惧怕入睡困难而早早上床，这种做法只会加重焦虑情绪。

5.为患者创造良好的睡眠环境，如病房内空气新鲜，温度适宜，睡前拉好窗帘、关灯，维持病室内外的安静。

6.做好睡前的心理护理，对紧张焦虑的患者，工作人员可在患者视线内活动，让其有安全感。

7.必要时遵医嘱给予镇静药物辅助睡眠。

8.严密观察和记录患者的睡眠情况和失眠的表现，为医生提供治疗的依据。夜班护士应不定期巡视病房。

9.向患者及家属讲解锻炼对减少应激和促进睡眠的重要性，并指导患者根据具体情况制订出锻炼计划。

10.讲解有关人体睡眠规律的相关知识，减少患者因睡眠不好而引起的不安及恐慌等不良情绪。

三、部分自理能力缺陷

1.评估患者生理及营养状况，进食量和饮水量。

2.评估患者睡眠型态，减少环境的刺激因素，必要时遵医嘱给予抗焦虑及安眠药物。

3.鼓励患者用较多的时间完成一般的日常活动，有困难时护士应及时给予帮助，保证患者基本生理、心理的需要。

4.预防及协助患者处理自我伤害及破坏性行为。

5.对于过度的强迫行为予以限制，并运用行为矫正方法对患者进行日常生活的训练。

6.对于患者独立完成的活动予以赞许及正向性增强。

7.教会患者"顺其自然，为所当为"的森田理论，督促患者带着痛苦去做自己应该做的事情。在行为中增强战胜疾病的信心。

8.鼓励并接受患者表达其生活压力、焦虑及紧张等情绪。

9.鼓励患者以适当的方式表达其感觉。学会应付紧张的方法，不再出现或少出现强迫行为。

10.适当控制患者的强迫动作，当其出现长时间强迫动作时，可突然提出问题让其回答，以转移其注意力。

11.当患者强迫动作减少时，应及时给予肯定和鼓励。

12.不断纠正其不正确的或不适宜的态度和行为，树立正确的或适宜的态度和行为。

13.做好放松治疗和护理，例如教会患者身心放松法、冥思遐想法，以缓解精神紧张，转移其注意力，使患者从强迫状态中解脱出来。

四、有暴力行为的危险

1.密切观察患者的情绪变化，了解患者的内心体验、感受，接纳患者的负性情绪，用理解的态度、温暖及同情的心理对待患者，与患者建立良好的护患关系。

2.合理运用与患者的沟通技巧，注意言语的使用。避免使用中伤性的语言和使用粗暴的行为去制止患者的强迫动作和行为，防止伤害患者的自尊心。

3. 对有强烈自杀企图和行为的患者，遵医嘱留专人看护，并给患者心理上的支持，提高患者的治疗信心。与患者达成不自杀协议。确保患者的安全。

4. 提供安全的治疗环境，必要时清除所有的危险物品。

5. 安排患者住在离护士站近的房间，必要时 24 小时专人陪护。

6. 在交接班及吃饭时间、清晨、夜间等工作人员较少时需密切监护患者的行为，必要时写交班记录。

7. 对患者合理的要求及期望给予满足。

8. 协助患者确定压力源，并教其使用良好的应对方法。

9. 提供患者及家属紧急的情绪支持及缓解危机的方法。

10. 帮助患者了解疾病的知识，焦虑抑郁情绪发作时采取有效的应对方式，并鼓励其建立积极的有建设性的行为缓解症状。

五、皮肤完整性受损

1. 每日对患者洗涤处皮肤的健康状况做详细、认真的评估，了解其损伤的程度，并做好交班记录。

2. 指导患者使用性质温和的、对皮肤刺激小的肥皂。临睡前，嘱患者在皮肤上涂护肤的营养霜及药膏。

3. 患者洗涤时水温要适宜，不可过冷或过热，以免烫伤或冻伤患者的皮肤。

4. 为患者制订每日的活动计划，督促患者多参加文娱治疗活动。

5. 必要时，协助患者减少接触洗涤的环境，以减少患者洗涤的次数和时间。

6. 保证患者的合理饮食有助于提高机体及皮肤的抵抗能力，可以预防皮肤的损伤。

7. 对强迫症状严重的患者，必要时限制其活动范围和实施保护性护理措施。

第四节　药物护理及健康教育

一、药物的护理

1.告诉患者所服药物的名称、剂量、用法。

2.告诉患者服药时的注意事项，以及坚持服药的必要性。

3.告诉患者所服药物的作用以及可能出现的不良反应，并教会患者应对不良反应的有效方法，以提高患者服药的依从性。密切观察患者服药后的不良反应，并及时给予对症处理。

二、健康教育

1.强迫障碍的患者对疾病有一定的自知力，求治心切，对药物治疗寄予极大的期望，故首先应向患者进行疾病知识方面的教育，纠正患者在疾病知识方面不正确的认识，使患者能更好地配合治疗和护理。

2.对于强迫障碍患者的健康教育要分阶段进行。患者刚入院时强迫症状明显，无法进行系统的健康教育，此时做好药物治疗的观察和护理，并向患者进行有关用药方面的知识教育是必要的。

随着治疗的进行，强迫症状有所控制，此时对患者进行行为矫正方面技巧的训练，教会患者学会自我放松的方法。

3.帮助患者及家属了解疾病的性质，告诉患者及家属此病的治疗是药物治疗与心理治疗相结合才能取得较好的效果。

4.帮助患者分析找出性格上的特点，利用性格上的优势，减少性格上弱点，以促进对疾病的康复。

第五节　护理效果评价

可由患者的主诉、护理人员的观察、家属的报告以及患者自己的记录来评价患者的护理效果。

1. 患者能否应对焦虑而减少强迫行为。
2. 患者能否确认焦虑的对象，在未出现强迫症状前予以中断。
3. 能否使用恰当的心理防御机制及应对技巧，表达焦虑的感觉。
4. 能否与别人建立良好的人际关系。
5. 患者能否正确认识疾病，不发生自伤行为。
6. 患者基本的生理及心理需要是否得到满足。
7. 患者的基本社会功能恢复程度。

第六节　强迫障碍病例的护理分析

一、病历一

（一）病例介绍

患者，男性，27 岁，某大学力学专业博士。患者于 2003 年 1 月，因学习压力大，渐出现反复洗手，反复检查门，反复检查水龙头，并且用于上述活动的时间逐渐增加，每日要花数小时重复上述活动，自知没有必要，但是无法中止，一旦被迫中止则生气，无冲动行为。上述情况严重影响了患者的正常生活和学习，为此感到痛苦。于 2003 年 10 月自行至上海精神卫生中心就诊，诊断为"强迫障碍"，门诊予以"氯米帕明"治疗，日剂量 225mg/d，服药 6 个月病情好转不明显，患者仍每天被上述活动所占据，无法正常工作学习，为此非常苦闷，自感自己在浪费时间和生命，是一个没有用的人，于 2004 年 4 月 15 日，自行吞服"氯米帕明"150 片，并将毛巾勒住脖子，企图自杀，幸被同学发现及时送到医院抢救脱险，患者当时曾昏迷半小时，脱险后无后遗症。此次事件后患者休学并停用"氯米帕明"，改服"百忧解"40mg/d 3 个月，病情仍无明显改善遂自行停药，患者休学期间曾短期服用"舒必利"600mg/d，无明显疗效。近一个月来患者症状加重，每天反复洗手，检查，摆放物品，除了吃饭睡觉几乎所有的时间都花在上述活动上，整日忙碌不堪。自感痛苦无法自拔。患者对疾病的治疗了解不多，把疗效寄托在药物治疗上，对疾病治疗信心不足。患者自幼喜爱音乐，爱弹钢琴，性格内向，听话乖巧，爱整齐，无烟酒等不良嗜好。为进一步治疗于 2005 年 6 月 20 日至我院，门诊以"强迫障碍"收住院治疗。患者进病房后可见明显的强迫行为，在做任何事情前均洗手，每次洗手时间长达半小时，用"灯塔"牌肥皂，三天可用完一块肥皂。手部皮肤目前发红，未见角质层脱落，无破损。患者强迫洗手时可接受护士的帮助。但患者终止强迫行为后，焦虑，坐卧不安，急躁，激惹。

（二）护理

1. 护理评估时护士应注意以下问题

（1）护士在收集资料及护理评估时应以亲切、同情、耐心的态度对待患者，并能理解和接纳患者的症状。在开始交谈时应先询问患者的一般状况，让患者体会到护士的关心，要以关心的态度去询问患者而不是单纯为了收集资料去问诊，这样能较为顺利地建立良好的护患关系。切记不能一开始就反复追问患者的疾病症状。另外，还应根据患者的年龄、性别、个性、职业、病情和检查时的心理状态，采用灵活的沟通方式以取得最大的效果。

（2）护士应熟练掌握强迫障碍评估的要点，做到心中有数。采用开放式询问方式，在资料收集过程中尽可能地让患者讲，问诊过程中不主动引导患者反复重复病理体验、不评判患者，这样可以收集到更多信息。在整个评估过程中既要倾听，又要学会观察及根据症状收集到护士所需要的信息。

（3）护士在收集评估过程中，需重点收集患者对症状的应对方式。如患者出现强迫症状时如何应对？效果如何？这样可以有针对性地制订护理措施。

2. 护理评估时应重点从以下几方面评估

（1）患者的强迫症状有哪些？患者应对症状的方法如何？

（2）患者对疾病的认知如何？

（3）强迫症状是否影响日常生活学习，影响哪方面及影响的程度如何？

（4）疾病过程中患者的情绪状态如何，有无自杀意念及行为？

3. 患者存在的护理问题及护理措施

在护理问题的评估与护理措施的制订时应遵循首优的原则，即危及患者生命的问题、患者的基本生理需要的问题作为首要的问题。一般按马斯洛的需要层次论来排列护理问题及制订护理措施。

（1）暴力行为（自杀）

①患者曾经因疾病有过自杀行为，故护士应高度重视患者的自杀问题，应作为首先要考虑的问题。

②护士应在患者入院后进一步评估自杀的危险性，护士可以通过观察患者的情绪状态和直接询问患者情绪低落时是否有自杀的意念及具体的行为来判断患者目前的自杀风险。

③此患者在院外因疾病的痛苦曾有过自杀行为，患者目前的疾病症状未缓解，且患者对治疗信心不足，故患者仍存在自杀的危险。

④患者虽然是强迫障碍的患者，但存在自杀危险，还应高度重视患者的安全问题。住院的前两周应设专人看护，确保患者的安全。

⑤向患者讲解疾病的性质、治疗方法。告诉患者通过药物治疗、心理治疗及自身的努力，疾病会得到缓解。增加患者治疗的信心。

（2）焦虑

①告诉患者停止强迫行为时焦虑出现是必然的，不要恐惧害怕，

采用正确的方法会缓解这种焦虑情绪。

②告诉患者人的焦虑情绪是呈抛物线形的，会逐渐减轻，不会一直向不利方面发展的。

③教会患者肌肉放松的具体做法：

a. 选择安静、灯光微弱的地方。

b. 协助患者采用轻松舒适的姿势。

c. 请患者闭上眼睛，并以轻松的心情聆听护理人员的提示。

d. 指导患者由脸部开始，首先绷紧脸部肌肉，使之紧缩在一起而后慢慢放松，同一部位可重复做数次。

e. 以同样的方法，重复在身体各肌肉群执行。如可以照此顺序：脸部→牙齿（咬紧牙根）→肩膀→手臂→手掌（握拳）→背部→腹部→腿→脚趾。以上皆以收缩肌肉后放松的原则实行。

f. 直至患者感受到放松，毫无负担，且能舒适地休息时即可结束。

g. 嘱咐患者利用零碎的时间重复练习。

h. 告知患者此法可在任何时刻、任何地点只要感受到压力即可执行。若在人群多的地方，可选择较不引人注意的部位来进行，如腿部肌肉群，否则会使人误解。

④教会患者呼吸放松的方法：

a. 嘱患者深吸一口气，憋住，然后缓慢地呼出。

b. 重复数次，直到患者感觉焦虑情绪有所缓解。

⑤患者停止强迫行为后应立即离开当时的环境。

⑥与患者协商，让其自己找出转移注意力的有效方法，如大声读书、唱歌、跑步等对自己有效的方法。

⑦患者焦虑严重时可请示医生给予抗焦虑药。

（3）皮肤完整性受损（双手部）

①与患者协商停止使用刺激性的肥皂洗手。

②与患者一起制订洗手计划：每次洗手时间逐渐减少，由每次的半小时逐渐递减为20分钟→15分钟→10分钟→5分钟→2分

钟→1分钟。

③每次洗完手嘱患者涂擦凡士林油以保护皮肤。

④每天督促患者做两次放松训练，并给予指导，直到患者完全掌握放松的技巧。

⑤当患者按计划完成时及时给予鼓励，增加患者行动的信心。

二、病历二

（一）病例介绍

患者，男性，19岁，大学在读学生。主因"反复洗漱，检查核对5年，加重伴恐惧害怕3个月入院"。

患者2009年无明显诱因出现反复洗手、洗脸，每天能洗5、6盆水。反复检查核对，总担心家里门没有锁好，但不影响正常的学习生活，家人认为患者是洁癖，没有特殊处理。2012年患者上高二时上述情况加重，并且出现担心害怕，害怕陌生人的眼神，觉得对自己不利，反复询问母亲同一个问题，每天都要将这些自己认为不好的事情记录下来，至当地医院诊断为"神经症"，给予奥氮平、舍曲林药物治疗，自觉服用舍曲林后担心害怕的感觉减少。后未规律服药。2014年7月患者病情加重，反复洗漱的程度加重，洗到皮肤的毛细血管都暴露出来仍不能停止，担心害怕更加严重，走到哪里都需要母亲跟着，后至北京某精神病医院就诊，诊断为：精神分裂症，给予氨磺必利治疗，服用2个月后无效，换用帕利哌酮治疗，仍然无效，患者情绪低落，爱哭泣，觉得自己的病治不好了，2014年10月20日首次就诊我院门诊，门诊以强迫状态收入院。患者自发病以来，饮食和大、小便正常，睡眠良好。

患者入病房后接触好，询问下诉担心陌生人对自己不利，觉得陌生人看自己一眼就会威胁到自己的安全，担心陌生人议论自己，具体说不清楚，每天晚上需要把白天这些对自己有威胁的事情记录下来，这样自己就好了，遇到自己不确定的事情，反复向母亲询问，不能停止，承认存在强迫动作，如洗手、洗脸、洗头发，反复检查核对，内心很痛苦，谈到内心痛苦时眼圈发红，想哭泣，觉得治不好了，愿意住院治疗疾病，但对疾病无深刻认知，自知力部分存在。

（二）护理

1. 护理评估

（1）对于此患者首先评估患者的强迫症状，患者总担心陌生人对自己不利，怕威胁到自己的安全，护士要明确患者是关系妄想还是强迫怀疑，此患者为强迫怀疑，只有明确了症状的性质，护士在给患者制订行为矫正计划时才能有针对性地制订护理措施。

（2）评估患者症状对生活自理的影响，此患者反复洗涤、确认检查、担心、害怕，不敢与人交往，严重影响了患者的日常生活、学习。

（3）评估患者是否在症状的支配下存在或潜在有冲动、伤人的行为，患者既往及现在均否认情绪激惹、冲动、伤人的行为。

（4）评估患者治疗的动机及依从性：患者主动求治，治疗动机强烈，但在症状的支配下治疗的依从性较差。

2. 主要护理问题及措施

个人应对无效：患者强迫症状出现时无法有效应对。

（1）向患者讲解强迫障碍治疗行为矫正的重要性及必要性，启发患者的治疗动机，取得患者的配合。

（2）与患者制订一日活动计划，督促患者严格按计划完成。

（3）教会患者放松的技巧，嘱患者紧张焦虑时随时运用。

三、病历三

（一）病例介绍

患者，女性，35岁，文化程度为大专，小学教师，离异。主诉反复查看手和衣服、反复做无意义的事7年，加重伴生活不能自理1年。7年前春天无明显原因及诱因出现做一件事极为迟缓，动作慢，反复洗手洗脸，洗了又看，看了又洗，总觉得没洗干净，看到地板上很小的污迹也要洗擦几遍，反复检查门是否关好，出门时总是踏来踏去，不知道先出左脚好还是先出右脚好，出门走路时反复踏步，不知道该走左边还是右边，反复思考这些问题，别人催促时常会更苦恼，动作更缓慢。对上述情况患者明白没必要，但不能控制，并因此不能正常生活。曾于 1998 年 5 月在当地医院行 CT 检查未见异常，也未做任何治疗。上述情况未见好转。患者于 2000 年 1 月在当地精神病院门诊诊断为强迫障碍，服用氯米帕明治疗，日剂量 100mg。自述服药后症状好转，但仍不能正常工作。并觉得自己脑子空，不能想其他的事情，一想就停不下来。自 2000 年 6 月始患者整日躺在床上，不能说话和进食进水，有时不穿鞋跑到街上乱跳乱唱，说自己是人还是鬼。此情况持续 4~5 天，在当地医院给予氯丙嗪、五氟利多治疗，具体量不详。患者诉服药后安静下来后就没再服药。自 2000 年 7 月患者感觉自己神经出了问题，而住当地医院精神科,诊断强迫障碍,精神分裂症未排除，给予氯丙嗪、氯米帕明、氯氮平治疗，具体剂量不详，均未见好转，住院 1 个月左右出院，症状未完全缓解。此后患者一直处于上述状态之中，约 2001 年其夫与患者离婚，离异后患者无经济来源，由其姐照顾生活。其姐诉患者隔十几天就犯一回病，一犯病就站着一动不动，眼一直看手、墙、衣服等，越到最后越呆，能站十几小时。不"犯病"时动作缓慢，对生活很少能自理，偶能做饭洗衣服。平时不规律服药，大致为安定、氯米帕明等，具体量不详。患者 2004 年二次结婚不到 2 个月离婚，离婚后与其姐一起生活。其姐反映近一年来患者犯病越来越频繁，约三四天犯一次，犯病最长时间近一天一夜。平时常呆呆地站在一处，左看右看不停止。家人感觉患者病情严重而来我院就诊。自发病以来，饮食尚可，睡眠和大、小便正常。

患者进病房后安静，交谈时注意力欠集中。情感反应较平淡，表情欠鲜明，有时显焦虑。存在明显的强迫迟缓、强迫动作，意志行为减退，存在回避行为，日常生活洗漱、进食、更衣、沐浴受强迫行为影响而不能自理。患者常呆在一处站着一动不动，眼一直看手、墙、衣服等，最多一次占 4~5 个小时。自诉病前性格内向，有事不爱说，无烟酒等特殊不良嗜好。

（二）护理

主要护理问题及护理措施

（1）生活自理能力缺陷：患者由于强迫症状而自我照顾及个人卫生、进食、沐浴不能完成。

①向患者讲解疾病的性质、治疗方法及患者应如何配合治疗，使患者对所患疾病有初步的了解，以期能更好地配合治疗。

②和患者一起制订日常生活计划，第一周的计划要切合实际，目标不可过高，围绕如何保证完成三餐的进食为目标，早7点、午11点、晚5点进餐时和其他患者一起进餐，如果患者不能完成时由工作人员督促完成。当患者独立完成三餐进食时给予患者鼓励。

③第二周和患者一起制订个人卫生计划，计划一定要具体可行，否则患者达不到目标会对计划失去信心，对治疗失去信心。如一周洗一次澡，并更换衣服、定在每周三上午，由护士督促执行。每次如厕时间时长，如大于半小时，由工作人员督促完成。

④第三周总结前两周的计划完成情况，并继续制订更进一步的活动计划，除完成日常基本自理外，参加森田小组的各项活动，在活动中增加治疗的信心。

（2）个人应对无效：患者对疾病知识不了解，强迫行为时不知如何应对。

①向患者讲解强迫障碍疾病的知识、性质、治疗方法及如何更好地配合治疗。

②教会患者在出现强迫症状时，如何应对。

③教会患者放松的技巧，以便患者出现焦虑时能自觉运用。

（柳学华）

第十三章　强迫障碍的病程及预后

　　强迫障碍由于大多数起病于青春期或成年早期，也有些病例起病于儿童期，约 1/3 的病例症状首先出现在 10～15 岁，75% 的病例起病于 30 岁以前，由于患者和家人在疾病早期对疾病不认识或极力掩盖，也有诊断的延误，故发病之后需经历 5～10 年或更长时间才就医。

　　由于强迫障碍多起病缓慢，病程迁延，逐渐发展趋向慢性；也有的病例呈波动性，经过充分的药物和心理治疗可以得到完全的缓解。患者往往在遇到应激或情绪波动时，症状加重，因此有的需长期甚至终生用药维持。

　　有研究将强迫障碍的预后分为 4 组或 3 组。

　　Black（1904）总结了 16 份不同的调查报告，将其结果分为 4 组：①治愈或显著改善组；②改善组；③稍改善或不变组；④恶化组。达到改善以上的为 54%（474/880），半数以上得到改善。

　　Goodwin 等（1969）总结了多篇文献，将强迫障碍的预后分为 3 组：①不改善而慢性化；②虽有波动但可完全缓解；③虽不完全缓解，但可进行正常的社会生活。多数为第 3 组，属于第 1 组约占 10%。

　　采用森田疗法进行治疗的日本学者中川四郎（1954），经过 9～17 年的汇总，治愈率达 77.5%，有的经过 1～2 年甚至数年以上还在继续改善，但也有的经过数年无变化甚至还在继续恶化。随年龄增长，也有自然缓解的。

　　多年研究提示，如果患者病前人格健全，发病有一定的诱发事件，社会功能保存良好，症状呈发作性的，病程短，则预后较好。

如果有明显的人格缺陷，发病于童年，症状弥散且严重者则预后差。预后差的患者常有中度至重度的社会功能障碍，如工作能力、操持家务、主观健康评价、社会关系、生活自理能力、社交能力、遵守道德准则及法律、法规的能力都受到不同程度的影响。

强迫障碍由于其疾病特点，为世界银行和世界卫生组织排名第十位的致残性疾病，在 15～44 岁女性中，成为前五位致残性病因。但近年来随着生物医学的发展，药物治疗和心理治疗研究的深入并广泛用于临床对强迫障碍的治疗，疗效又有明显提高。

（崔玉华）

第十四章 强迫障碍病友康复之路感悟

第一节 强迫障碍三个自我理论及自我心理疗法

强迫障碍的三个自我理论是孟刚结合心理学研究与自我治疗的经验教训，在卡尔·霍尼社会文化精神分析理论的基础上，深刻地剖析了强迫障碍的发生机制之后明确提出来的。在此理论基础上，作者整合了精神分析疗法、人本主义疗法、认知行为疗法、森田疗法、意义疗法等疗法，并总结了大量咨询案例和团体治疗的经验，建立了针对强迫障碍的自我心理疗法。

三个自我理论基本概念：三个自我包括真实我、现实我、理想我。真实我是一个人真实的人格，是一个人未经意志努力而所表现出来的样子。现实我是正在思考着和行为着的个体，现实我是主体的自我，是行为的执行者。理想我是虚拟的人格，是在个体的自我意识觉醒后，通过想象设计的、并加以追逐的理想人格模式，是一个人想要的样子。而理想则是一个人通过努力要达到的目标。例如，当我们爬山时，爬到山顶是理想，爬山的时候汗流浃背、上气不接下气的样子是真实我，而健步如飞如履平地的样子是理想我。需要几点说明：①自我这个概念，有时指人格整体，有时特指现实我。②自我本为一体，人格完善的人具有高度的自我一致性。为了研究强迫障碍，才进行人为的划分。③当自我接纳的时候，真实我与现实我一体，当现实我执行理想我的命令对真实我实施压制排斥的时候，现实我与真实我分离。④三个自我与弗洛伊德的三个自我。本我＋超我＝真实我。⑤三个自我理论认为原发的真实我内部的冲突焦虑不足以导致强迫障碍，理想我对真实我的打压所形成的继发性冲突焦虑，才是强迫障碍形成和发展的根本原因。

一、自我心理疗法

1. 自我心理疗法定义

自我心理疗法是以三个自我理论为基础，自己给自己治疗的方法。所谓自我心理疗法，包含两层意思：第一层意思是指在三个自我理论基础上形成的心理治疗方法，第二层意思是自己给自己实施的心理治疗方法。

2. 自我心理疗法原理

放弃对强迫思维和强迫行为的依赖，而是靠提升自身力量获得安全感。具体讲，通过认知、心理分析、内观、催眠等方法，降低错误信念和负面情绪所产生的负能量，再通过积极行动所产生的良好感受增加正能量，也就是真实我的二次成长过程。如此，症状将自动脱落。

3. 自我心理疗法核心

接纳真实我，切断逻辑链，鼓起勇气，创造新体验。

接纳真实我：在宏观上，要一手接纳，一手行动，这是生活的基本态度。要充分地了解、理解、尊重、宽容和接纳真实的自我。简单讲，你是什么样，就是什么样，你不可能是你"应该"的样子，或"必须"的样子。应该或必须的样子是理想我，是虚幻不实的。要树立目标，坚持行动，凡事尽力而为，结果顺其自然。即不管你的状态如何，表现如何，结果如何，只要尽力去做就行了，能做到什么程度就什么程度，不要苛求或勉强。请记住，只有行动不断创造出新感觉、新经验，症状才能蜕变，性格才能改善，真实我才能成长。

切断逻辑链：强迫思维逻辑链是患者为解释和消除原发的强迫现象，在具体的强迫对象上抓住"万一"所展开的回忆、想象和推理的思维过程。在微观上，要分离内观，聚焦当下。这是处理症状的基本方法。当症状来的时候，要及时觉察，果断切断逻辑链，并从中分离出来，尽力阻止强迫行为，接受恐惧和焦虑，带着杂念的干扰，坚持有意注意当下的事情。其实，只要不启动逻辑链，不发动内战，怎么做都是可以的，但如果强迫行为已经对生活造成了严重困扰，就要尽力阻止，但也不必太勉强。

切断逻辑链不能一蹴而就，这是一个把注意力渐渐拉到当下来的过程，在这个过程中，一旦觉察到逻辑链的运转，就立即切断，切断之后，凭你当下的感觉果断选择，怎么做都是可以的。走神了，没关系，默念"当下"，拉回来就是，走了再拉回来，再走再拉回来。

4. 自我心理疗法操作要点

当下切断，当下呈现，当下选择，当下行动。在宏观上，一手接纳，一手行动；在微观上，分离内观，聚焦当下。

5. 如何对待强迫行为

每次决定实施强迫行为（或逃避行为）前，先转换和淡化其意义，即我之所以这么做，就是为了让自己好受一点，而与推理出的灾难性后果没有任何关系。尝试与真实我这个孩子对话 5 分钟："我知道你难受，你之所以这么做，就是为了获得安全感，让自己不那么难受，跟客观上的安全不安全无关，不需要做任何解释，我理解你。"

然后，在强迫行为实施过程中，要始终保持一种觉察和观察的姿态，即不加任何头脑的分析和评判，默念"当下——"。不断地持续与真实我对话，默念当下，感受性就会上升，强迫冲动就会削弱，强迫行为就可以控制了。能控制的时候要坚决控制，并迅速转移注意力，关注当下的事，默念"当下"。归纳如下：①降低强迫行为的意义。实施强迫行为（或逃避行为）前都要提醒自己：我这么做，与灾难性后果无关，我知道那是虚幻的，但我太难受了，只能暂时缓解一下。②坦然去实施强迫行为。在强迫行为实施过程中，默念当下，切断逻辑链，始终保持一种觉察和观察的姿态，千万不要带着自责和憎恨的情绪去做。③迅速转移注意力。当强迫恐惧情绪的程度减弱（千万不要等到它消失），患者有力量控制强迫行为，有力量去行动的时候，就马上行动起来，在行动中获取正能量。

6. 如何获取控制强迫行为的能量

患者为什么痛苦，因为症状影响正常生活了。患者控制症状的强烈欲望不会消失，只是没有控制的能量了，所以越控制越痛苦，事与愿违。

（1）宏观接纳。真实我得到理解、尊重、宽容和接纳，情绪就会相对稳定下来，就会重新获得控制强迫行为（或逃避行为）的力量，强迫行为（或逃避行为）将会得到控制，这是没有疑问的，因为人人都有摆脱困扰、向上发展的需要，这是一种自然的倾向。

（2）微观接纳。切断逻辑链，加强内观当下训练，在接纳与静心状态下，感受性和控制力会得到提升。

7. 自我心理疗法三部曲

①认知——充分的认知；②接纳——无条件的接纳；③行动——积极的行动。常见的认知错误有：把万一当成一万，把幻想当成真实，把细节当成全局，把正常当成不正常。前面说过，真实我弱小但真实，理想我强大而虚幻，我们只能通过使真实我成长来改变性格，走出强迫。真实我是感觉到的自我，所以让它成长，就要理解、宽容和接纳它，多让自己的感觉出来说话，多靠感觉做选择，坚决放弃对大脑的依赖。一句话，多用心，少用脑。长此以往，就会产生新的感觉和经验，这是最根本的改变。做,怎样做？积极行动，做该做的事，我一直强调做比怎样做重要，因为"做"是行动本身，不需要思考，"怎样做"是方法，是需要用大脑思考的，强迫患者恰恰是在"怎样做"这个环节上出了问题，还没有做起来，就反复考虑怎样做。所以，一定要先做起来，至于做的方法，绝对不是凭大脑的空想，而是根据"做"的感受和经验所进行的自然调整。另外，只有先使自己的真实我成长强大起来，才能把做事的技巧，尤其是与人交际的技巧运用自如，那时"怎样做"就在你的掌控之中。相反，在真实我相对弱小，还不具备掌控能力的情况下，往往会弄巧成拙，更糟糕的是那些技巧容易演变成理想我，对真实我进行打

压，导致状态的进一步恶化。

冥想训练——寻找恐惧源，发现真实我。在催眠或自我催眠状态中，抓住关键语"我怕什么呢"，进入回忆回溯，如果回忆和回溯被杂念打断，就重复问自己"我到底怕什么呢"，继续回忆和回溯。记忆的触须要一直沿自身经历的脉络延伸，唤醒平时被纷乱的意识所淡忘了的"创伤"，找到使自己产生过度恐惧的源头，并重新体验当时的情绪状态。经常做这个训练，必有所悟：你目前的强迫恐惧是过去经历和体验的浮现，与当下遇到的对象或想象的后果无关。澄清真实与虚幻的关系。

8. 如何判断是不是症状

判断症状的标准不是客观上的，而是主观上的，即不要分辨是不是强迫，只要某个想法、图像、意向或冲动给你带来了恐惧和焦虑，并开始纠结和痛苦，而且急于想摆脱的时候，就可以认定是强迫来了，都可按强迫处理。

9. 如何处理症状

（1）转移行动：症状一来，要马上觉察，强迫又来了，表演又开始了。此时，首选的方法就是默念当下，果断切断逻辑链，克制强迫行为，带着焦虑去做事。

（2）现场应对：如果强迫来势凶猛，强迫思维逻辑链断不开，恐惧强烈到受不了，那你就现场处理一下，等情绪或冲动缓解之后再行动。处理的方法有：深呼吸法、分离内观法、守玄门法、聚焦当下法。

（3）当不得不实施强迫行为（或逃避行为）时要注意（如上所述）。

（4）行动：当积极行动所带来的真实感受多起来的时候，换句话说，当你投入到生活这个大舞台，全情演出的时候，那个自编自导自演的强迫大戏就落幕了。

10. 提升感受性训练

（1）深呼吸。闭上眼睛，自然放松，注意力放在呼吸上，用鼻腔吸气，吸满，憋住，攥紧双拳，全身绷紧；憋气时间尽量长，然后张开嘴巴呼气，全部呼出，想象把紧张焦虑等负面情绪也一同呼出去，同时松开双拳，全身放松。连续做三四次，然后恢复自然均匀的呼吸节奏。

（2）分离内观。默念当下，觉察头脑中的念头和思维，把头脑中的逻辑链调出来，然后从思维编造的故事情节里分离出来，不认同、不压制、不跟随，不做演员做观众，观察，看戏，觉察其虚幻性。

（3）守玄门。默念当下，注意力持续不断地指向并集中在鼻根处（玄门），走了再回来，走了再回来。

（4）聚焦当下。默念当下，睁开眼睛，动动身体，看看，听听，触摸，与看见的、听见的、摸到的、感觉到的身体上或周围真实存在的一切建立连接，同在当下。默念当下，当下，当下。

你所遇到的一切现象都是可以理解的，可以做出解释的，没有什么不可思议的事情。神经症都逃不脱一个"怕"字，唯有直面现实困扰，接受挑战，迎怕而上，才能彻底看穿"怕"的虚幻性，重获新生。

接纳真实我的一切原发性反应、表现和选择，直面现实，把心打开，从现在起做一个真实的人。

有理想有目标，凡事尽力而为，结果顺其自然。

二、案例：深圳书生

看孟老师的《强迫症改变人生》，当时是把孟老师的书下载到手机上看的，当时坐公司早班车上班。看到孟老师对三个自我的分析，一下子被深深吸引，过去对自我的很多认识想法由朦胧转为清晰。

当我读到孟老师写的"为什么自我总是违背我的意志？百思不得其解，困惑不已。夜深了，我开始回顾自己的童年，在似睡非睡的恍惚状态中，出现了一个羞涩胆小的小男孩，他似乎显得很委屈，他在埋怨我，眼里泪汪汪的。我讨厌他这怯生生的窝囊样，似乎想赶他走，他一步步后退、后退，在我眼前倏地消失了，接着换成一副凶神恶煞的面孔。我惊醒了，立即捕捉刚才的意象，终于定格成型：那个小男孩就是我多少年来一直压制的真实我，强迫障碍就是他对我'忘记过去、背叛过去'的提醒和报复；我明白了，强迫障碍不是我的身外之物，更不是我的敌人，他是真实我的一部分，善待他就是善待真实我！"我如受雷击，震惊得泪水涟涟，这说的就是我呀！此前我坚持森田疗法，已大有感悟，我愿意接受症状，但仍不明白"自己为什么会这样，我明明不想这样"，因此无法痊愈。至此我方明白，那是真实的我，真实的自己！和理想我对抗，致内心冲突，导致强迫障碍。

我所感受到的强迫障碍痊愈，是不再有强烈的内心冲突，能以正常、平和的心态进行工作、学习和生活，充满自信，正常发挥出自己的能力。根据我对自己的认识，和对网上的强迫障碍患友们的分析，我们真正的能力都是很强的，如能正常发挥，在工作和生活中通常都在优秀之列。但是，也不能期望过高，要知道即使强迫障碍痊愈了，我们也并非天下无敌，因为天外有天，人外有人，还有人比我们更加优秀，此外，个人的发挥也受到环境条件的约束。不过，在跳出强迫的泥潭后，我们对环境的适应能力、对客观现实的认知能力都会大有提高，一般不会生此狂妄之心，我们的心态是自信、平静、乐观、积极、主动的，伴随着拥抱新生的兴奋感。

（孟刚）

第二节　复杂性社交恐惧患者练习正念的经历

学员，男，19 岁，患社交恐惧 3 年，2010 年 3 月看一修老师的《醒悟教材》（与佛教内观类似，简单地说便是：观察自己当下的状态然后去接纳）。自己练习有显著的好转，自己感觉好了 70%，但是到 2010 年 5 月感觉练习没有效果，遂开始咨询老师。像他这样开始尝到甜头以后，往往会去追求效果，我于是问他："是不是强迫一来，就想通过练习将其消掉？"回答："是的，我就想把强迫一下消除掉。""问题就出在这里，想把强迫一下子消除其实就是一种抗拒，违背了顺其自然的原则。当强迫来临时可以念：'现在有强迫，它就是如此；我想消除它，它就是如此。'"……经过 3 次的咨询，问题初步得到了解决。到了 7 月参加团体训练的时候，又被同样的问题卡住了，经过 7 天的团体训练，结束的时候状态挺好的，当时老师以为他能够顺利康复了。

到了 10 月要求患者做为期半年的系统辅导，当时一接触发现他的情况非常糟糕，所有的练习都做不了，一想到要练习就难受，同时伴有严重的抑郁、绝望的念头。问题仍然是一练习就想要有效果，随后，便是内心的烦躁、焦虑，自己也知道不应该追求效果，但是做不到。

在辅导中老师也想把道理为其讲清楚，使其回到正确的练习上来。如接纳就是让当下的状态存在；现在是个什么状态就让它是什么状态；掉到低谷中就尝试着安住在这个谷底，不要急着往上爬；无论是强迫或者是急躁来时，在胸口往往都会有难受的感觉，我们这个时候可以去观察这个感受，允许它停留等。结果患者什么都做不到。

在和他的交流过程中发现，老师说什么都有可能会引发他的焦虑，这时感到有些束手无策，一个月的辅导下来没有丝毫进展，于是，运用合理情绪疗法的理论来分析。

社交恐惧的产生过程如下：在和别人的交往中，可能失态、丢脸等的所谓"事件"，让患者担心、恐惧因此而产生，其实担心、恐惧是由"不合理信念"——一旦我丢脸了那就糟糕至极而引发的。

患者现在练习不下去的原因：发现此刻有社交恐惧是"事件"，对此产生不合理信念——社交恐惧还在那就糟糕至极，有了灾难性的联想，在身体上面就会有难受的感觉，想把社交恐惧消除，反过来又加重内心的冲突。

经过反复地思考，我认为当前的首要任务是如何消除灾难性的联想？在辅导中不再建议患者去做什么训练，因为患者灾难性的联想太重，一想到要做什么的时候就想要有效果。在其他方法均无法采用的情况下，那只有在咨询中要求患者在讲述自己的现状时，把"它就是如此"加上，不再对患者的各种问题进行解答，因为患者一想到某件事情后，立即在这件事情上面产生灾难性的联想。

在辅导中患者陷得太深，往往无法主动地加"它就是如此"，如"我就是有很强的目的心"。老师便引导："有很强的目的心，怎么样啊？""喔，它就是如此。"当患者发现自己有很强的目的心时，就把目的心想得很可怕，一说"它就是如此"就能把灾难性联想弱化一些。"我现在只有在一周2次的辅导时才能轻松一些，可是回去以后什么都练习不了，这样能康复吗？""不能康复怎么样啊？""喔，它就是如此。"

说实话我也不知道这样辅导能否康复，只是这样的练习是现在唯一能采用的方法。过了3个月左右，感觉他的不合理信念轻一点了，建议他可以尝试着打坐，观察自己的身体。因为灾难性的联想会带来身体上面的不适，通过打坐培养自我觉察能力，当自我觉察能力达到一定程度以后，便能敏锐地察觉到不合理信念带来的痛苦，本能地便会放下。这时每天打坐一次，每次1小时。强迫开始慢慢好转，但是，对接纳的掌握仍然有困难，如当强迫来时就停留在这个痛苦中，念"它就是如此"等都操作不了，只是目的性弱了一点。

半年以后强迫开始有了一些减轻，不像开始时痛苦得活不下去，但是对生活影响依然比较大。

一年半以后每天在生活中可以念几百句"它就是如此"。例如，这个人胖，它就是如此；那个人瘦，它就是如此。强迫来的时候念"我恐惧这个痛苦，它就是如此；我有抗拒心，它就是如此"。打坐中也把"它就是如此"给加上，例如，现在腿痛，它就是如此。感觉每次练习完状态都会有所提升，但是不能练习得太多，因为练习多了效果太显著，这时就容易追求效果，反而会使自己感到痛苦。

在练习到两年半的时候，有一天他突然说："我现在不好，社交恐惧在加重。以往我打坐的时候观察身体，可以观察得很清楚，效果非常好，现在观察得非常模糊，就没有效果。"我就给他讲了一个案例："有位患者练习到 10 个月的时候，强迫已经很轻了，我以为他能顺利康复。到 11 个月的时候他突然说：'现在强迫在加重，没有信心了。我以前打坐观察什么东西都能看得很清楚，效果就非常好，现在观察什么都看不清楚，打坐没有效果。'我当时感觉比较意外，因为观察不清楚，是正确的方法，怎么会没有效果呢？我感到很迷惑，既然患者说观察清楚的话效果好，那就姑且相信吧。于是开始想如何能让他观察得清楚一些？建议他是否能用力一点去观察等。可是，我始终感觉不对劲，强迫的加重只会是因为违背了心理学的原则导致的，观察模糊一些是正确的操作，应该不会导致强迫的加重。于是我问他：'你是不是有一次打坐观察得比较模糊，刚好强迫有点反弹，就认为是观察不清楚导致的，于是就认为观察模糊很糟糕。强迫来的时候是不是忽视了接纳，就想把它消除掉？'学员说：'如果是在别的事情上面，我可以让它模糊，可是在打坐这件事情上面不能模糊呀。'这样我就更加确信，问题是出在这里了，嘱咐他：'观察模糊没有问题，问题是出在将观察不清楚想得很可怕，同时要注意有强迫的时候也去接纳。'从此这位患者又重新走上正轨，最终康复。"

他听完上面这个案例，知道应该如何应对这个问题了。现在练习了 3 年半，社交恐惧已经很轻了，对生活影响不大，只是见人时还有点不自在。

总结：应用佛教内观治疗强迫障碍不是简单地把内观用上去，强迫患者因为不合理信念过强，所以练习的障碍会远远超过一般人，在辅导中一开始老师就要把练习的要领，不断地给学员强化，力求在练习中不出现大的偏差。这位患者如果一开始不走偏，有可能在半年左右康复。

在辅导中老师要时刻运用心理学的原理去分析各种问题，在这个案例中，虽然患者的问题很棘手，但是，因为老师始终都能把患者的问题分析得十分透彻，所以，才能够准确地进行辅导。

心理辅导是有局限性的，不是老师水平高就一定能康复的，患者的自身努力也是必不可少的，这个患者在最严重的时候，我都担心他可能会放弃。因为，他也尝到过一些练习的甜味，虽然在感性上有沮丧、绝望，但是在理性上面还是知道这条路是正确的，才坚持下来。

（周　宏）

第三节　动中禅练习案例

袁女士，女，26岁，患有杂念恐惧、穷思竭虑，伴有对立思维，生活中遇见想不通的事情就反复不断地思考，停不下来，想不通就焦虑不安。例如起床时，另一个想法说，不许起床，因此烦躁不安，伴有睡眠障碍。

此学员在找我辅导前，有动中禅等训练经验，初期感觉有一定的好转，但是遇见问题卡住练习不下去，持续在很多问题上面纠结，一练习动中禅，脑子就乱得很，到后来开始形成对动中禅的恐惧，一想到晚上要训练动中禅，提前就开始焦虑，练习不下去。

在辅导过程中学员主要遇到以下几个问题，这几个问题也是练习动中禅的强迫障碍学员普遍遇见的问题。

1. 袁女士因为在练习经行过程中为要走几步持续纠结，以前练习是8步，后来又觉得10步更好一些，在这个问题上反复思考。脑子里一个声音说："8步好，如何如何好。"另一个说："10步好。"导致一练习就烦躁，练习卡住。

老师在认知上讲解，并不是这些对立思维造成了你的痛苦，而是把是 8 步还是 10 步，这个事件看得很严重而造成的痛苦。学员心里觉得 8 步还是 10 步这个问题十分重大，一旦错了，练习就没有效果那就糟糕至极，一定要把这个问题解决了才能去训练，才能康复。然而正是这种想要去解决"问题"的观念才是强迫障碍的源头，也是卡住的原因。患者的痛苦不在于 8 步或者 10 步这个"事件"或者这个思维解决与否，相反，是把 8 步或者 10 步看得很重，把如果不处理掉这个问题，结果想象得很糟糕而引发的痛苦。训练中，老师指导要在这个地方做顺其自然的练习，走 8 步，它就是如此，走 10 步，它也就是如此。学员这样练习一段时间，就不太因 8 步还是 10 步而纠结，走 10 步，就走 10 步去觉知，走 8 步就走 8 步去觉知，使得学员的动中禅训练能够继续下去。后期这个学员遇见类似的问题，诸如是步子大还是步子小，是穿什么样的鞋子，是观察手部动作还是手臂动作等问题上的纠结，自己都能意识到问题的本质，自己都能通过练习"它就是如此"以达到顺其自然。

2. 辅导一段时间以后，袁女士在动中禅练习过程中，有一定的体会，觉得对当下动作的觉知，可以打断脑子反复的思考，只要一打断思维，内心就很平静，觉得这样好转很快，我在辅导中提醒学员，对于这样的好转状态也要提醒，"我能打断自动思维，它就是如此，我有所好转，它就是如此"。

强迫障碍患者的痛苦，主要是把思维对自己的打扰看得很重造成的，普通人脑子也是有很多思想来来去去，由于并不会看得很重，所以不会去想要除掉这些思维。所以患者在练习动中禅过程中出现的思维中断以及平静，并不能代表强迫障碍的好转，强迫障碍的好转是要看学员面对思维纷乱和平静状态都能平等对待，这种对待思想以及生活点滴的平等心才是进步的标准。所以辅导中我督促袁女士，多在生活中提醒自己念"它就是如此"，以形成顺其自然的心理习惯。

3. 强迫障碍患者都很追求"觉性"。动中禅的理论中比喻，我们对当下动作觉知的训练，如同养猫，觉性增长之后，就好比猫养大了，就能处理我们的"自动思维"这个老鼠，不容易陷进穷思竭虑中去。所以袁女士在训练中，非常追求觉性，常常因为打坐和经行过程中自己的觉知提不起来、觉性差而气馁，常常辅导中抱怨练习不下去，茫然没信心。在辅导中，我还是强调训练禅修要注重平等心，不然就违背了禅修的初衷，训练如实地面对当下的心，而不是去增长那颗追求得到"觉性"的心。强迫障碍患者和普通人相比，差距最大的是平常心，而不是所谓的觉性，普通人并不了解什么是觉知，他们主要是生活中平常心的习惯稳定，所以很多事情不容易自己吓唬自己，对自己的反应也相对能够顺其自然。

4.动中禅的训练方法，在生活中也强调做一些手部动作使自己活在当下，这样就可以跳出思维，跳出头脑制造的故事。袁女士在训练过程中，在这一点上，也产生了强烈的"自动思维"，把"活在当下"看得很重。袁女士也因为在平时生活中觉察不到动作而懊恼，在辅导中我可以明显体会到她那颗苛求自己活在当下的心态，这样不仅使禅修变得紧张，也不是正确的用功方式。袁女士对手部动作的觉知，在内心深处是把练习当作武器用来去除焦虑，因此觉知增长一分，自动思维又看得很重又回去一分，导致训练时常卡住，甚至制造了更多的紧张，在训练中袁女士多提醒一下"它就是如此"，对活在当下与否能够顺其自然，不至于把动中禅练成"武器"，把治疗变成新的负担，练习一段时间后，就比较能够轻松去觉察手部动作，不能活在当下的时候，内心也比较能够接纳。

5.动中禅的训练，对当下的觉知能力增强以后，会升起平等心，我在过去练习动中禅的过程中，有这样的体会。但是在辅导中我发现，很多学员还没升起平等心，就在练习中卡住了，主要是非常想通过觉知的增长来灭掉症状，从一开始训练内观就违背了内观的原理，所以训练举步维艰，在整个过程中，如果能有平等心、接纳的小技巧，就相对来说比较能把握动中禅对自动思维的觉知，"它就是如此"在某个阶段就相对来说比较重要。

6.很多强迫障碍学员像袁女士一样，把睡眠质量看得很重，这样往往在睡眠之前就产生预期焦虑，焦虑反应又造成睡眠障碍，所以谜底就在谜面上。但学员不能意识到问题的根源是太看重失眠，总以为练习禅修后睡眠安稳就是好转，忽略了要建立顺其自然的心理习惯，所以总是不能彻底治疗失眠，总是在反复地调节睡眠，不能彻底康复。失眠症的主要原因是，这颗把睡眠看得很重的心，没有通过平等心得以疗愈。

7. 袁女士训练动中禅很用功，只要少练一次就觉得很担心，在辅导中我提示她，在这个上面有自动思维，把训练少一次的结果想得很糟糕，这正是"病"浮出水面的时候，我们应该注意在这个上面去练习接纳，"我少练一次，它就是如此，我把少练一次看得很严重，它就是如此。"这样针对灾难性联想进行觉察和接纳，往往比动中禅对当下动作的觉知更适合强迫障碍患者，更能直指强迫障碍患者最深层的心病。

8. 如很多学员一样，袁女士在我辅导之前参加了很多禅修，但是，跑遍很多禅堂，都没能发觉自己容易把问题看得很严重的这颗病心，想通过训练内观治疗强迫障碍，但打蛇没有打到七寸，想要去解决问题的心也没有被察觉，因此顺其自然接纳的习惯迟迟不能得以培养，修炼很多禅修方法，跑遍天涯海角，就只差一个转身。因此只能在一定范围内处理焦虑，并不能发自内心觉醒。辅导袁女士大半年，每节课都持续在认知上帮助袁女士去注意练习动中禅怎样治疗自己的强迫障碍，自己病在何处，袁女士也发自内心能意识到，不是去解决这些强迫思维，而是接纳这些思维，慢慢改变了自己把这些思想看得很严重的心理习惯，生活点点滴滴上练习"它就是如此"，平常心的习惯也比较好地建立起来，基本走向康复。

总结：强迫思维，主要是把一些事情看得很严重，觉得不解决就很糟糕，经常制造恐惧的心推着脑子不断思考如何解决。实际事情本来没有那么糟，也并不是强迫障碍患者就那么倒霉，总遇见惊悚的事，而是病从心而来。对立思维也是普通人经常有的思想状态，例如人们做一些选择的时候，纠结的时候都会有一些对立思维，但是由于没有把它们看得很严重，所以没有发病，没有形成精神交互作用（反射）。治疗强迫障碍，无论选择哪种禅修技巧，一样要在认知上清楚自己是病在哪里，并在训练中不断地提醒训练的方向，并针对性地觉察"严重糟糕、灾难性联想"的内心运作模式，才能做到治病治本，打蛇打七寸，不盲目训练。

（张　阳）

第四节　森田治疗病例

陈先生，男，33岁，强迫行为反复检查，例如反复检查是否掉了东西？煤气和门是否关好？生活中做事情反复确认，如工作时反复确认文稿是否有错别字，无法控制，伴有不洁恐惧，反复清理卫生。

此学员文化水平高，留过学，多年来一直对森田疗法有深入的研究和实践。一直在用"忍受症状，为所当为"的操作。例如走路就要先把路走好，写文章，先把文章写好，症状来了，不理会，忍受不去检查，做该做的事情。但是空闲时间又陷入疯狂地反复检查和确认中。高中时候就有强迫，运用森田疗法的操作，完成了学业，工作并结婚育有一子，但在结婚之后，工作压力剧增，森田疗法开始不管用，已忍无可忍，强迫行为泛化，无法正常工作，通过网友推荐，想通过训练内观治疗强迫障碍。

在辅导开始初期，老师对学员进行持续几周的强化认知辅导。讲解强迫障碍的病根不在于这些行为，而病在生活中把如果不检查、不确认出错后的结果想得很糟糕、很可怕的"自动思维"。这种自动思维在童年开始积累，形成稳定的心理习惯后，以为可以通过重复行为，才能避免想出来的糟糕的结果，但这些行为又不能改变总在制造恐惧的自动思维，所以不能缓解焦虑，反而成为行为模式，严重影响社会功能。通过对学员经历的事情进行分析，学员在认知上已经明白，强迫障碍患者灾难性的自动思维这么多，最缺乏的心理素质就是平常心。把很多事情看得很严重，所以反复检查和确认。

认知上学员有所突破后，老师开始布置日志练习，每天晚上记录当天的生活琐碎，在记录过程中把"它就是如此"写进来，以此通过写来练习平常心，加深"它就是如此"在潜意识的印象，积累接纳的习惯。同时，布置黄庭禅坐和站桩的练习，通过观察感受和培养与感受在一起的定力，以此来积累发自内心和焦虑感受在一起的能力，目的是能和焦虑感在一起，接纳焦虑感受，反复确认和检查的行为自然减少，灾难性的自动思维力量被削弱。

半个月以后，在辅导中，老师明显感到学员对训练不是很重视，他说："'它就是如此'这5个字，我觉得这很消极，什么都它就是如此，人生觉得没有意义了呀。"因此日记写不下去。我知道他把内观训练弄成了想当然，强迫障碍患者多数都是遇事喜欢想，不喜欢实践。于是在认知上讲解："人不能在刚才写'它就是如此'，也不能在明天写'它就是如此'，只能在当下写'它就是如此'，当下的事情发生了，在那一刻它就是如此了，这并不是消极，而是接纳结果。"学员在道理上明白了"它就是如此"是蕴含着面对现实的积极意义后，就按照我的布置在日记中写，"此时此刻，它就是如此"。例如，"我今天早上反复检查了文件包，此时此刻，它就是如此；我今天过得很开心，此时此刻，它就是如此；我今天很焦虑，此时此刻，它也就是如此；今天工作很忙，它就是如此；晚上吃得很饱，它就是如此"等。这样日记的练习坚持几周，该学员并能在生活中提醒自己念，"此时此刻，它就是如此"，例如，天气冷，此时此刻它就是如此；那边人很多，它就是如此；车晚点了，此时此刻它就是如此等，这为以后的训练打下了非常好的基础。

练习一个月左右，辅导中学员提出了"我每天念和写了这么多'此时此刻，它就是如此'，虽然心情有所平静，但反复检查的行为却不见减少啊"，于是练习不下去。辅导中，老师在认知上继续强化："这些行为只是强迫障碍的表面，真正的病根在内心，把没有做到不检查不确认的结果看得非常严重和糟糕，甚至产生灾难性的联想，这些自动思维是强迫障碍的罪魁祸首，而不是这些行为，我们练习内观主要是治疗自动思维这颗心，把问题想得很严重和糟糕的这颗心，所以行为不见减少，'那一刻，它也就是如此'，要注意在这里进行接纳的训练。"我说："你的行为我也可以陪你一起做，但是我内心没有冲突，没有不做这样的行为那将很糟糕的观念，所以我反复地检查和确认，只是单纯的行为，没有焦虑。例如运动员反复训练一个跳水动作，但并不是强迫行为。内观是训练这颗平常心，接纳的心，不能以强迫行为是否减少作为进步的唯一标准。"学员在认知上再次有所突破，继续坚持"它就是如此"的练习。

4个月过去了，强迫行为仍然不见大幅度的减少，对生活的干扰还是很大，但内心的冲突却能够顺其自然了一些，对焦虑有些不以为然，即使有时候反复检查的习惯还是有，但不像过去那样因为反复检查而焦虑和自责了。我说："你开始上路了。"

训练第5个月，学员在练习黄庭禅中，观察胸口正中的感受，有了新的体会："我能观察到我焦虑那一刻，胸口有一种感受，像一股气卡在那里，我如果通过观察它，和它在一起，那么我的行为就能控制住，不需要做了。内观真是森田疗法的实际操作呀，我过去在森田疗法的理论上搞得太多了。"我听了很高兴，但我回一句"那又如何呢？"学员答："此时此刻，它也就是如此，"不禁笑出声来。当学员发现"我过去在森田疗法的理论上搞得太多了"时，容易对此产生自动思维。我说："你练习到这个阶段，可以尝试去和反复检查的冲动感受在一起了，慢慢控制行为。但结果要顺其自然，做不到的时候不要自责。"他回一句："自责那一刻，也是如此。"

训练第6个月，学员开始在辅导中反复确认，自己观察的部位到底是不是黄庭，反复地问我："到底是不是黄庭？我这样练习对不对？"我知道他的问题来自自动思维，把练习错了看得严重，想得很糟糕，是症状的投射。于是叫他在自己的问题后面反问自己，例如："张老师，我到底练习的对不对？于是反问，我有没有把练习对和不对看得很严重，练错想得很糟糕？哦，看得很严重，它就是如此。"在辅导中我不正面回答他因担忧而提出的问题，只是让他在这个问题上去反问自己，有没有把这个问题看得很严重？例如："我是该检查一遍继续工作，还是不检查？"学员反问自己："是不是把检查与不检查看得很严重？哦，看得很严重，它就是如此。"学员一下子意识到了，是内心把问题看得很严重，因为恐惧而发问，意识到问题本身并不重要。在接下来的日记中，只要纠结一件事情就在这个事情上反问自己，是否把事件看得非常严重？坚持几周的日记，学员意识到，自己是一个"生活点点滴滴都看得很重的人，这才是强迫障碍痛苦的渊源，而不是病在那些反复检查的行为，那些行为只是自己人格的表面现象"。在这个阶段，学员在练习的各个方面都在咨询中，找老师确认自己练习的对吗？我一概不正面回答，就叫他在提出的问题上面反问，是否把提出的问题看得严重？让他独立去觉知，反复确认的背后，那颗看得很严重而失衡的心在主宰他，并尝试接纳。

训练第 7 个月，学员又开始纠结："我意识到了生活点滴都看得很重，但是我解决不了，我反问自己了，发现看得很重，但我依然看得很重啊。"我引导，处理我们人的心理问题，不是去解决问题，而是去接纳问题，意识到处处看得很重，那它也就是如此，在这个上面练习接纳。

训练第 7 个半月，学员课程反馈，已经明显感到了变化，虽然强迫行为还是存在，但已经明显减少，并不是担忧的事情减少，而是能和担忧在一起，在担忧发生在身体上那一刻，能让它就是如此。因此平等心明显在生活中增多，把事情想得很可怕的自动思维减少了，所以反复检查也懒得去做了。

在辅导课语音对话中，学员喜悦的心情很明显，表现激动，但一询问，训练开始放松，日记训练开始丢掉了。于是又督促训练，但学员不太在意了，明显感到只是处理了症状，学员就以为是康复，平常心的习惯还是没有明显地稳固，但学员有些听不下去。

辅导第 8 个月，课上陈先生一听到 8 个月辅导到期，开始担忧没有老师的辅导自己不行，强迫障碍又复发了，感觉已经回到了原点。在辅导中我说："如果一次次地回到原点，你也能坚持训练，那么接纳了它不断回到原点，依然能够顺其自然的话，是不是就超越了强迫障碍的不断回到原点和复发？我说，这也许是强迫障碍自动化思维，恐惧的魔术最后的欺骗了。"于是学员坚持训练，不断地反复和回到原点，依然能够念它就是如此，不把反复看得很糟糕和严重，训练又上了一层台阶。

辅导 9 个月，该学员大概坚持了 6 个多月的内观训练，反馈给我，已经对生活影响不大了，我看到他的训练很刻苦，也觉得康复得差不多了。

辅导结束后的一个月，一天陈先生突然打来电话，说："过去我对张老师是十分尊敬的，但最近我突然冒出了一个怀疑的念头，我过去是十分信任老师的，因此训练练习不下去了。"我引导，在这个问题上，你反问一下，于是学员当场反问："我是否把怀疑张老师看得很严重？哦，看得很严重，它就是如此。"我引导："是内心把问题看得严重，所以练习卡住。我们练习内观，是觉悟到内心把问题看得很严重所带来的痛苦，而不是问题本身。你这个事件就说明，怀疑张老师并不是问题，没有意识到把这个怀疑想得很严重，于是就在问题上反复纠结，想要解决这个怀疑，又中了强迫障碍的骗术，掉进陷阱。"陈先生豁然开朗，于是在生活中持续练习反问，只要因为诱发事件开始纠结，就去觉知是否内心看得很严重，接纳的练习就顺了一些，不容易卡住。后来在我出门的路上，该学员打电话给我，说："非常感恩张老师，现在生活中强迫障碍自己已经完全能够独立处理，反问、'它就是如此'和观察黄庭就是我的三板斧啊，我再也不怕强迫障碍了，检查就检查，不检查就不检查吧。"我回一句："那又如何呢？"他回答："哦。它也就是如此。"电话中不仅爽朗一笑，给我留下十分深刻的印象。至此，辅导结束，该学员已经回归生活，强迫障碍基本康复。后期跟踪，没有再大的复发，即使小的复发，自己也知道问题的根源在于看得很严重，不在检查本身，检查与不检查内心都能顺其自然。

　　总结：这是一例非常典型且顽固的强迫行为的案例，该学员之所以能够康复，是认知上领悟比较快，还有就是辅导者的持续强化认知和督促训练。该学员在训练上也是坚持得非常好，每天都能付出禅坐和站桩，以及长期的日记训练，通过不断地反问能从对诱发事件的纠结中跳出来，观察到自己的内心，以此达到对强迫障碍自动思维和行为的觉悟和接纳。

　　在强迫障碍的治疗过程中，各种强迫会不断地翻出来，患者反映："有时觉得自己好转很大，对康复很有信心，但是，突然又冒出一个强迫来，让人感到沮丧。每过了一关，回头一看发现自己又进了一步。"强迫障碍的康复就是在这样的起伏中，慢慢进行的。

（张阳）

第五节　我所经历的生活发现会

　　2003 年，在北京大学第六医院的崔玉华、刘建成、闫俊等大夫的关心指导下，我们正式成立了生活发现会。开始是每周一次，后改为两周一次，目前每月第一个星期四晚上，都会在北京大学第六医院门诊大厅内举办精神及心理疾病康复沙龙，组织学习《森田理论》，学习精神卫生知识和心理知识，让康复较快的病友介绍经验。这是一项非常有意义的社会活动。

　　神经症患者，除了自身素质以外，跟社会大环境和家庭小环境有直接关系。怎样认识如今社会大环境，主动地适应它；怎样看待家庭小环境，努力去调整它，也是我们生活发现会的工作目标。

生活发现会的组织活动形式，实际上影响着许多病友。尤其在病痛折磨下，情绪低落时，它是一种无形的语言，一种深入内心的暗示，是一针强心剂。实际上人就是靠一种精神力量的支撑。

我以前就曾受强迫障碍困扰，如今已经战胜了强迫障碍，因此我很乐意通过我的经验和理解去帮助大家一起走出困境。首先我来简单介绍两个比较典型的病友的案例。

张女士，39 岁，初来生活发现会时，衣着整洁，面容清秀，温文尔雅。据了解，她小时候由于父母忙于工作很少亲自照顾她，就连她上幼儿园时，父母也经常无法准时接她回家。懂事后，她一直有一种不安全感。青春期后，她的性格变得内向，喜欢清静的环境，也很注意别人对她的看法。10 年前，她因为有一次外出办事将自家的钥匙锁在了屋里，当时非常自责，此后每次出家门她都反复检查门锁好没有，钥匙带上没有。天长日久，她检查的次数越来越多，如电视关了吗，窗户关了吗，煤气关好了没有，反复检查核实，不检查就不放心，没有安全感。所以她每次外出总是半天也离不开家，常常迟到。就因为老迟到的问题，单位将她辞退了。自从没了工作，她就一个人闷在家中，玩电脑，看电视，无所事事。近一年，又出现了严重的洁癖，在家里反复洗手，一块香皂两个星期就用完了，洗碗、洗衣服时间更长。长此以往，她的自我压力变得非常大，痛苦不堪。直到去医院就诊，才知道自己得的是强迫障碍。她前期通过药物治疗，病情好多了，就是担心药物的不良反应，一直想停药，找不到更好的办法。

李先生是一家国企的中层干部，为人思想严谨，作风干练，认真好强。在一次给下级员工的报单签字时，听到员工小声说了句"领导的字也不怎么样嘛"，当时李先生就觉得很不舒服。从此，每到当同事面签字时，心里就紧张不安，时间长了，发展到在朋友注视下写字就手抖、出汗，不敢写字，经常为此焦虑不安。随着症状的加重,直接影响到工作和家庭生活。为此,李先生向单位报病假休息。但他回到家不仅没解决写字的问题,还添上了不少的怪毛病。早晨起床穿袜子变得越来越仔细,穿上后反复观察整理才算完事。穿鞋不管怎样摆弄总觉得不合脚,他索性将鞋丢进垃圾箱,新买了一双皮鞋,还是不合适,每天整来整去,非常痛苦。自己无心在家里做任何事,原来还时常和朋友有些来往,一块出去玩玩,如今再没出过家门,与过去判若两人。

分析两位病友的案例,我们可以看到一些共同点。

首先从性格来看,张女士和李先生都是认真好强、追求完美、十分在意别人对其看法的人。他们在一定的工作和生活压力下,就会突然发病。而不论是把钥匙锁在屋里还是签字时下属的评价,都只是偶发事件,并不是发病的真正原因。换言之,即使没有这些事件,他们仍然可以由于别的诱因出现强迫症状。《生理心理学》(邵郊著)一书中这样写道:"过高或过低的警觉都可以妨害注意和信息的加工。"在他们的性格基础上,这些偶发事件往往会引起他们的高度注意,在疑虑的推动下,大脑会反复印证,从而产生精神交互,使强迫思维和强迫行为固着下来,并且变得越发敏感。随着压力的不断增加,病情和症状会逐渐加重,甚至丧失工作生活能力。

其次,张女士和李先生在症状影响工作生活时,选择了逃避,不再工作,把自己关在家里,从而出现了更多的强迫症状,病情愈加严重。其实他们不应该把自己关在家里,而应该及时与朋友家人交流沟通。要战胜强迫障碍的关键,就是打断精神交互作用,注意调整敏感多疑和过分关注自我的性格,将精力适当往外投射。具体说就是,不要老在家里待着,应多走出家门多参加社会上的活动,做一些有意义、自己感兴趣的事,每天要有一定的活动量。有研究表明,人在运动时,大脑中某些感觉系统的敏感性就会降低,心情也就随之轻松起来。再有,就是遇到强迫症状,不要想先解决它,等没有了焦虑和恐惧再做事,而是要带着它们(症状)做自己该做的事,事做完了,焦虑恐惧就没有了。就李先生的案例来说,他以前并未觉得自己的字写得差，但听了同事的议论，就开始高度警觉，从而导致手抖无法自如地写字。在这种状态下，越想写好字却反而越写不好。实际上，他应该放松注意力，该写字就写字，积极面对而不是逃避。

通过与张女士和李先生的沟通交流后，他们从此走出家门，每次我们组织的活动都积极参加，精神状态有了很大的改观。起初，张女士参加我们的活动常常迟到，并且情绪也十分焦虑。我一边安慰她，一边帮她分析原因、调整做法。强迫障碍患者有个特点，出门时，越想快点出去，心里越紧张，越出不去，此时会产生高度的焦虑和精神交互，时间越紧症状越严重。所以有这种症状的人，外出办事时，一定要多留一些准备的时间，时间宽松了，症状自然就没那么重了，参加活动也能按时到了，自信心自然就提升了。张女士接受了我的建议，之后的活动她真没有迟到过，情绪也稳定多了。随着时间的推移，她不仅对生活感兴趣了，同时也愿意承担责任了。有时我们会有意分配她负责一些组织工作，工作中帮她排忧解难。随着她一次次圆满完成任务，她像变了个人一样。

其实，不仅是强迫障碍，其他一些精神障碍的病情的波动都跟情绪的变化有直接关系，情绪好的时候症状就能减轻。我们生活发现会的工作也基于此，除了认知上的调整以外，更多的是努力创造一个和谐、欢乐的气氛和环境，培养会员的生活情趣，改变他们一天在家那种吃了睡、睡了吃、单调无味的生活模式。例如组织近郊的游玩，分享好看的电视节目内容，交流读书体会，组织去歌厅唱歌，请有经验的家庭教师教做饭、做菜、做家务，冬季组织滑冰，夏季组织游泳，积极参与环保绿化等志愿者服务。这些活动得到了患者和家属的理解和支持，许多患者在这里逐渐康复，走出了个人小圈子，走向了社会。

（吴建杰）

参考文献

1. American Psychiatric Association. Diagnostic Criteria form DSM-IV. 1994: 267-269.
2. Matsunaga H, Kiriike N, Matsui T, et al. Obsessive–compulsive disorder with poor insight. Compr Psychiatry, 2002, 43:150-157.
3. Grant JE. Clinical practice: Obsessive-compulsive disorder. N Engl J Med, 2014, 371(7): 646-653.
4. Allan CL, Herrmann LL, Ebmeier KP. Transcranial magnetic stimulation in the management of mood disorders. Neuropsychobiology, 2011, 64(3): 163-169.
5. George MS, Belmaker RH.Transcranial magnetic stimulation in clinical psychiatry. Washington, DC: American Psychiatric Press, 2007.
6. Jalenques I, Legrand G, Vaille-Perret E, et al. Therapeutic efficacy and safety of repetitive transcranial magnetic stimulation in depressions of the elderly: a review. Encephale, 2010, 36(Suppl 2): D105-118.
7. Lefaucheur JP, André-Obadia N, Antal A, et al. Evidence-based guidelines on the therapeutic use of repetitive transcranial magnetic stimulation (rTMS). Clin Neurophysiol, 2014, 125(11): 2150-2206
8. Greenberg BD, George MS, Martin JD, et al. Effect of prefrontal repetitive transcranial magnetic stimulation in obsessive-compulsive disorder: a preliminary study. Am J Psychiatry, 1997, 154(6): 867-869.
9. Sachdev PS, Loo CK, Mitchell PB, et al. Repetitive transcranial magnetic stimulation for the treatment of obsessive compulsive disorder: a double-blind controlled investigation. Psychol Med, 2007, 37(11): 1645-1649.
10. Sarkhel S, Sinha VK, Praharaj SK. Adjunctive high-frequency right prefrontal repetitive transcranial magnetic stimulation (rTMS) was not effective in obsessive-compulsive disorder but improved secondary depression. J Anxiety Disord, 2010, 24(5): 535-539.
11. Berlim MT, Neufeld NH, Van den Eynde F. Repetitive transcranial magnetic stimulation (rTMS) for obsessive-compulsive disorder (OCD): an exploratory meta-analysis of randomized and sham-controlled trials. J Psychiatr Res, 2013, 47(8): 999-1006.
12. Brand EJ, Tiwari AK, Zhou X, et al. Influence of CYP2D6 and CYP2C19 gene variants on antidepressant response in obsessive-compulsive disorder. Pharmacogenomics J, 2014, 14(2): 176-181.
13. Shin DJ, Jung WH, He Y, et al. The effects of pharmacological treatment on functional brain connectome in obsessive-compulsive disorder. Biol Psychiatry,

2014 , 75(8): 606-614.

14. Storch EA, Goddard AW, Grant JE, et al. Double-blind, placebo-controlled, pilot trial of paliperidone augmentation in serotonin reuptake inhibitor-resistantobsessive-compulsivedisorder. J Clin Psychiatry, 2013, 74(6):527-532.

15. Arora T, Bhowmik M, Khanam R, et al. Oxcarbazepine and fluoxetine protect against mouse models of obsessive compulsive disorder through modulation of corticalserotoninand CREB pathway. Behav Brain Res, 2013 , 24(7): 146-152.

16. Hoexter MQ1, de Souza Duran FL, D'Alcante CC, et al. Gray matter volumes in obsessive-compulsive disorder before and after fluoxetine or cognitive-behavior therapy: a randomized clinical trial. Neuropsychopharmacology, 2012, 37(3): 734-745

17. Shanahan NA1, Velez LP, Masten VL, et al. Essential role for orbitofrontal serotonin 1B receptors in obsessive-compulsive disorder-like behavior and serotonin reuptake inhibitor response in mice. Biol Psychiatry, 2011, 70(11): 1039-1048.

18. Hoexter MQ1, Dougherty DD, Shavitt RG, et al. Differential prefrontal gray matter correlates of treatment response to fluoxetine or cognitive-behavioral therapy in obsessive-compulsive disorder. Eur Neuropsychopharmacol, 2013, 23(7): 569-580.

19. Foa EB, Simpson HB, Liebowitz MR, et al. Six-month follow-up of a randomized controlled trial augmenting serotonin reuptake inhibitor treatment with exposure and ritual preventionor obsessive-compulsive disorder. J Clin Psychiatry, 2013, 74(5): 464-469.

20. Fineberg NA, Reghunandanan S, Brown A, et al. Pharmacotherapy of obsessive-compulsive disorder: evidence-based treatment and beyond. Aust N Z J Psychiatry, 2013, 47(2): 121-141.

21. Van Balkom AJ1, Emmelkamp PM, Eikelenboom M, et al. Cognitive therapy versus fluvoxamine as a second-step treatment in obsessive-compulsive disorder nonresponsive to first-step behavior therapy. Psychother Psychosom, 2012, 81(6): 366-374.

22. Sayyah M, Sayyah M, Boostani H, et al. Effects of aripiprazole augmentation in treatment-resistant obsessive-compulsive disorder (a double blind clinical trial). Depress Anxiety, 2012, 29(10): 850-854.

23. Fineberg NA1, Brown A, Reghunandanan S, et al. Evidence-based pharmacotherapy of obsessive-compulsive disorder. Int J Neuropsychopharmacol, 2012, 15(8): 1173-1191.

24. Singh AB, Bousman CA, Ng CH, et al. ABCB1 polymorphism predicts escitalopram dose needed for remission in major depression. Transl Psychiatry, 2012, 2(11): e198.

25. Berlin HA, Koran LM, Jenike MA, et al. Double-blind, placebo-controlled trial of

topiramate augmentation in treatment-resistant obsessive-compulsive disorder. J Clin Psychiatry, 2011, 72(5): 716-721.

26. Komossa K, Depping AM, Meyer M, et al. Second-generation antipsychotics for obsessive compulsive disorder. New York: John Wiley and Sons, 2010.

27. Sanematsu H, Nakao T, Yoshiura T, et al. Predictors of treatment response to fluvoxamine in obsessive-compulsive disorder: an fMRI study. J Psychiatr Res, 2010, 44(4): 193-200.

28. Bech P1, Lönn SL, Overø KF. Relapse prevention and residual symptoms: a closer analysis of placebo-controlled continuation studies with escitalopram in major depressive disorder, generalized anxiety disorder, social anxiety disorder, and obsessive-compulsive disorder. J Clin Psychiatry, 2010, 71(2): 121-129.

29. Pallanti S, Bernardi S, Antonini S, et al. Ondansetron augmentation in treatment-resistant obsessive-compulsive disorder: a preliminary, single-blind, prospective study. CNS Drugs, 2009, 23(12): 1047-1055.

30. Zitterl W1, Stompe T, Aigner M, et al. Diencephalic serotonin transporter availability predicts both transporter occupancy and treatment response to sertraline in obsessive-compulsive checkers. Biol Psychiatry, 2009, 66(12): 1115-1122.

31. Matsunaga H, Nagata T, Hayashida K, et al. A long-term trial of the effectiveness and safety of atypical antipsychotic agents in augmenting SSRI-refractory obsessive-compulsive disorder. J Clin Psychiatry, 2009, 70(6): 863-868.

32. Soomro GM1, Altman D, Rajagopal S, et al. Selective serotonin re-uptake inhibitors (SSRIs) versus placebo for obsessive compulsive disorder (OCD). New York: John Wiley and Sons, 2009.

33. Andrade C. Augmenting selective serotonin reuptake inhibitors with clomipramine in obsessive-compulsive disorder: benefits and risks. J Clin Psychiatry. 2013, 74(12): 1128-1133.

34. Haghighi M, Jahangard L, Mohammad-Beigi H, et al. In a double-blind, randomized and placebo-controlled trial, adjuvant memantine improved symptoms in inpatients suffering from refractory obsessive-compulsive disorders(OCD). Psychopharmacology(Berl), 2013, 228(4): 633-640.

35. Dold M, Aigner M, Lanzenberger R, et al. Antipsychotic augmentation of serotonin reuptake inhibitors in treatment-resistant obsessive-compulsive disorder: a meta-analysis of double-blind, randomized, placebo-controlled trials. Int J Neuropsychopharmacol, 2013, 16(3): 557-574.

36. Askari N, Moin M, Sanati M, et al. Granisetron adjunct to fluvoxamine for moderate to severe obsessive-compulsive disorder: a randomized, double-blind, placebo-controlled trial. CNS Drugs, 2012, 26(10): 8838-8892.

37. De Carolis L1, Schepisi C, Milella MS. Clomipramine, but not haloperidol or

aripiprazole, inhibits quinpirole-induced water contrafreeloading, a putative animal model of compulsive behavior. Psychopharmacology (Berl), 2011, 218(4): 749-759.

38. Koran LM, Aboujaoude E, Gamel NN. Double-blind study of dextroamphetamine versus caffeine augmentation for treatment-resistant obsessive-compulsive disorder. J Clin Psychiatry, 2009, 70(11): 1530-1535.

39. Javad Alaghband-Rad, Mitra Hakimshooshtary. A randomized controlled clinical trial of Citalopram versus Fluoxetine in children and adolescents with obsessive-compulsive disorder (OCD). European Child & Adolescent Psychiatry, 2009, 18(3): 131-135.

40. Pampaloni I, Sivakumaran T, Hawley CJ, et al. High-dose selective serotonin reuptake inhibitors in OCD: a systematic retrospective case notes survey. J Psychopharmacol, 2010, 24(10): 1439-1445.

41. Bloch MH1, McGuire J, Landeros-Weisenberger A, et al. Meta-analysis of the dose-response relationship of SSRI in obsessive-compulsive disorder. Mol Psychiatry, 2010, 15(8): 850-855.

42. Marazziti D1, Consoli G, Baroni S, et al. Past, present and future drugs for the treatment of obsessive-compulsive disorder. Curr Med Chem, 2010, 17(29): 3410-3421.

43. Savas HA, Yumru M, Ozen ME. Quetiapine and ziprasidone as adjuncts in treatment-resistant obsessive-compulsive disorder: a retrospective comparative study. Clin Drug Investig, 2008, 28(7): 439-442.

44. Nobuaki Egashira, Moe Abe, Atsunori Shirakawa, et al. Effects of mood stabilizers on marble-burying behavior in mice involvement of GABAergic system. Psychopharmacology, 2013, 226: 295-305.

45. David Veale. Obsessive-compulsive disorder. BMJ, 2014, 348: g2183[2014-04-07]. doi: 10.1136/bmj. g2183.

46. Metin O, Yazici K, Tot S, et al. Amisulpiride augmentation in treatment resistant obsessive–compulsive disorder: an open trial. Hum Psychopharmacol Clin Exp, 2003, 18: 463-467.

47. Hollander E, Bienstock CA, Koran LM, et al. Refractory obsessive compulsive disorder: state-of-the-art treatment. J Clin Psychiatry, 2002, 63 (suppl 6): 20-29.

48. Aronson R, Offman HJ, Joffe T, et al. Triodothyronine augmentation in the treatment of the refractory depression: a meta-analysis. Arch Gen Psychiatry, 1996, 53: 842-848.

49. Fallon BA, Liebowitz MR, Campeas R, et al. Intravenous clomipramine for obsessive-compulsive disorder refractory to oral clomipramine: a placebo controlled study. Arch Gen Psychiatry, 1998, 55: 918-924.

50. Dougherty DD, Baer L, Cosgrove GR, et al. Prospective long-term follow-up of 44

patients who received cingulotomy for treatment-refractory obsessive-compulsive disorder. Am J Psychiatry, 2002, 159(2): 269-275.

51. Price BH, Baral I, Cosgrove GR, et al. Improvement in severe self-mutilation following limbic leucotomy: a series of 5 consecutive cases. J Clin Psychiatry, 2001, 62(12): 925-932.

52. Pallanti S, Quercioli L, Koran LM. Citalopram intravenous infusion in resistant obsessive-compulsive disorder: an open trial. J Clin Psychiatry, 2002, 63(9): 796.

53. Denys D, vail Megen H, Westenberg H. Quetiapine addition to serotonin reputake inhibitor treatment in patients with treatment-refractory obsessive compulsive disorder: an open-label study. J Clin Psychiatry, 2002, 63(8): 700.

54. Fallon BA, Liebowitz MR, Campeas R, et al. Intravenous clomipramine for obsessive-compulsive disorder refractory to oral clomipramine: a placebo-controlled study. Arch GenPsychiatry, 1998, 55(10): 918-924.

55. Kaplan A, Hollander E. A review of pharmacologic treatmentsfor obsessive-compulsive disorder. Psychiatr Serv, 2003, 54(8): 1111-1118.

56. Schindler F, Anghelescu I, Regen F, et al. Improvement in refractory obsessive compulsive disorder with dronabinol. Am J Psychiatry, 2008, 165(4): 536-537.

57. Kane JM, Leacht S, Carpenter D, et al. The expert consensus guideline series, optimizing pharmacologic treatment of psychotic disorders. J Clin Psychia, 2003, 64(Suppl 12): S21-S22.

58. Eisen JL, Rasmussen SA. Obsessive compulsive disorder with psychotic festures. J Clin Psychiatry, 1993, 54(10):373-379.

59. Baer L, Jenike M. Personality disorders in obsessive-compulsive disorder. Psychiatr Clin N Am, 1992, 15: 803.

60. Sobin C, Blundell ML, Weiller F, et al. Evidence of a schizotypy subtype in OCD. J Psychiatr Res, 2000, 34(1): 15-24.

61. McElroy SL, Phillips KA, Keck PE Jr. Obsessive compulsive spectrum disorders. J Clin Psychiatry, 1994, 55(suppl 10): 33-51.

62. Hollander E, Wong CM. Introduction: obsessive-compulsive spectrum disorder. J Clin Psychiatry, 1995, 56(suppl 4): 3-6.

63. Hollander E, Kwon JH, Stein DJ, et al. Obsessive-compulsive and spectrum disorders: overview and quality of life issues. J Clin Psychiatry, 1996, 57(suppl 8): 3-6.

64. Hollander E, Managing aggressive behavior in parents with obsessive-compulsive disorder and borderline personality disorder. J Clin Psychiatry, 1999, 60(suppl 15): 38-44.

65. McDongle CJ, Coodman WK, Price LH. Dopamine antagonists in ticielated and psychotic spectrum obsessive compulsive disorder. J Clin Psychiatry, 1994,

55(suppl 3): 24-28.

66. Stein DJ. Neurobiology of the obsessive-compulsive spectrum disorders. Biol Psychiatry, 2000, 47: 296-304.

67. Hollander E. Treatment of obsessive-compulsive spectrum disorders with SSRIs. Br J Psychiatry, 1998, 35:7-12.

68. Mckay D. Two-year follow-up of behavioral treatment and maintenance for body dysmorphic disorder. Behav Modif, 1999, 23(4): 620-629.

69. Pauls DL, Raymond CL, Stevenson JM, et al. A family study of Gilles de la Tourette's syndrome. Hum Genet, 1991, 48: 154-163.

70. Garyfallos G, Katsigiannopoulos K, Adamopoulou A, et al. Co-morbidity of obsessive-compulsive disorder with obsessive-compulsive personality disorder: does it imply a specific subtype of obsessive-compulsive disorder. Psychiatry Res, 2010, 177(1-2): 156-160.

71. Nestadt G, Addington A, Samuels J, et al. The identification of OCD-related subgroups based on comorbidity. Biol Psychiatry, 2003, 53(10): 914-920.

72. Black DW. Anxiety and the spectrum of obsessive-compulsive disorder: introduction. CNS Spectr, 2008, 13(Suppl 14): 4-5.

73. Besiroglu L, Uguz F, Saglam M, et al. Factors associated with major depressive disorder occurring after the onset of obsessive-compulsive disorder. J Affect Disord, 2007, 102(1-3): 73-79.

74. Hasler G, Lasalle-Ricci VH, Ronquillo JG, et al. Obsessive-compulsive disorder symptom dimensions show specific relationships to psychiatric comorbidity. Psychiatry Res, 2005, 135(2): 121-132.

75. Thoren P, Asberg M, Bertilsson I, et al. Clomipramine treatment of obsessive-compulsive disorder II: biochemical aspects. Arch Gen Psychiatry, 1980, 7: 1289-1294.

76. Barr LC, Goodman WC, Price LH, et al. The serotonin hypothesis of obsessive compulsive disorder: implications of pharmacologic challenge studies. J Clin Psychiatry, 1992, 55: 18-23.

77. Zohar J, Insel TR. Obsessive-compulsive disorder: psychobiological approaches to diagnosis treatment and pathophysiology. Biol Psychiatry, 1987, 22: 667-687.

78. 世界卫生组织. ICD-10 精神与行为障碍分类. 范肖冬, 汪向东, 于欣, 等, 译. 北京: 人民出版社, 1993: 116-118.

79. 张伯全, 崔玉华, 沈渔邨. 强迫症与分裂型障碍的共病研究. 山东精神医学, 2006(1): 1-4.

80. 张伯全, 崔玉华, 韩永华, 等. 强迫症患者眼球运动异常研究. 中国心理卫生杂志, 2005, 12(19): 825-827.

81. 郭颜红, 张伯全, 唐济生. 强迫症患者的自知力研究. 中国神经与精神疾病杂志,

2007, 6: 222-228.

82. 沈渔邨. 精神病学. 5版. 北京: 人民卫生出版社, 2009.

83. 肖泽萍. 强迫症发病机制的研究现状. 上海交通大学学报(医学版), 2006, 26(4): 331-334.

84. 唐立岩, 褚福昶, 李耀东等. 重复经颅磁刺激联合帕罗西汀治疗强迫症的对照研究. 中华行为医学与脑科学杂志, 2010, 19(7): 604-606.

85. 郭蓄芳, 屈英, 刘丹等. 结构式家庭疗法治疗难治性强迫症患者7例. 中国临床康复, 2005, 9(28): 36.

86. 王继军, 张明岛. 精神分裂症的DUP. 上海精神医学, 2005, 17(6): 356-359.

87. Jenike MA. 难治性强迫症的处理. 王蔚, 译. 国外医学: 精神病学分册, 1990, 17(4): 217.

88. 俞柏润. 强迫谱系障碍. 健康心理学, 1997, 5(1):16.

89. 王振, 肖泽萍, 张海音, 等. 强迫症的临床特征及其与人格障碍的共病情况分析. 诊断学理论与实践, 2004, 3(2): 106-107.

9o. 卢宁, 居丽晶, 李功迎. 强迫症与人格障碍共病状况研究. 中国行为医学科学, 2004, 13 (5): 519-521.

91. 张岚, 扬彦春, 刘协和. 强迫症合并现象的临床研究. 中国临床心理学杂志, 1998, 6(2): 71-75.

92. 袁勇贵, 李永宏, 周娟. 焦虑症和强迫症的发病背景和共病现象研究. 现代康复, 2001, 5(2): 126-127.

93. 陆峥. 抑郁障碍和焦虑障碍共病专家研讨会会议纪要. 中华精神科杂志, 2003, 36(4): 246-248.

94. 陶林. 共存疾病的理论与实践. 中华精神科杂志, 1999, 32(1): 60-61.

95. 苏中华. 强迫谱系障碍. 国外医学精神病学分册, 2003, 30(2): 113-116.

96. 李斌, 杨彦春, 刘志中. 强迫谱系障碍的神经生物学研究. West China Medical Journal, 2004, 19(1): 160-162.

97. 张伯全, 崔玉华, 沈渔邨. 强迫症与分裂型障碍共病的临床研究. 山东精神医学, 2006, 19(1): 1-5.

98. 沈渔邨. 精神病学. 3版. 北京: 人民卫生出版社, 1994: 665-703.

99. 金岳龙, 姚应水, 文育锋, 等. 农村居民抑郁、焦虑情绪与负性生活事件的相关分析. 现代预防医学, 2009, 36(23): 4474-4476.

100. 张迎黎, 张红梅, 张建宏. 强迫症共病抑郁的临床特征研究. 现代预防医学, 2012, 39(8): 2110-2112.

101. 段蓝, 陈胜美, 何雪珍, 等. 精神科护理概论. 北京: 科学技术出版社, 2000.